増刊 レジデントノート
Vol.20-No.11

救急・ICUの頻用薬を使いこなせ！

薬の実践的な選び方や調整・投与方法がわかり、
現場で迷わず処方できる

志馬伸朗／編

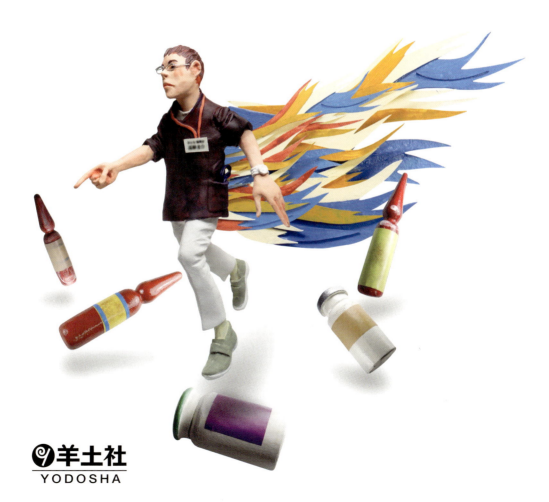

羊土社
YODOSHA

謹告

　本書に記載されている診断法・治療法に関しては，発行時点における最新の情報に基づき，正確を期するよう，著者ならびに出版社はそれぞれ最善の努力を払っております．しかし，医学，医療の進歩により，記載された内容が正確かつ完全ではなくなる場合もございます．

　したがって，実際の診断法・治療法で，熟知していない，あるいは汎用されていない新薬をはじめとする医薬品の使用，検査の実施および判読にあたっては，まず医薬品添付文書や機器および試薬の説明書で確認され，また診療技術に関しては十分考慮されたうえで，常に細心の注意を払われるようお願いいたします．

　本書記載の診断法・治療法・医薬品・検査法・疾患への適応などが，その後の医学研究ならびに医療の進歩により本書発行後に変更された場合，その診断法・治療法・医薬品・検査法・疾患への適応などによる不測の事故に対して，著者ならびに出版社はその責を負いかねますのでご了承ください．

序

　基本をおさえることは何よりもまして重要である．そのことを，医師30年目を迎えてあらためて痛感している．これから医師の道を進むべく，その入り口にいる若者達には，些か陳腐で，夢のない言葉であるかもしれない．

　しかし，やがて気づくことになる．どんな高度な医療機器を用いても，どんな高価な薬剤を用いても，どんな難しい論文を読んでも，その結果が応用でき，かつよい転帰を生む介入というものは，極めて限られている．さまざまな経験を積めば積むほど，そのことがより明瞭になる．

　夢は追い続けなければならない．新しい，よりよいものは，探し続けなければならない．しかしその根底に，しっかりとした基本がないといけない．

　本書は，レジデントノート2017年11月号の特集を元に，項目を増やし，増刊号として企画した．内容としては，救急/ICU領域で，研修医が自ら使用する頻用薬剤に対象を絞り，その基本的な使い方を記した．これだけでは足りないが，少なくともこれだけはしっかりと研修医時代に押さえておいてほしい，そんな意図で，項目や，薬剤が選択されている．

　内容は，完璧ではない．詳細や応用は，成書や，あるいは最新の文献により補完されなければならない．しかし，ここには，押さえるべき基本がある．

　内容に，多少の偏りや不足があるとの批判もあろう．個々の施設における上級医の指導と異なるところがあるかもしれない．しかしそれもまた現実であり，臨床というものである．意見が多様なところほど，解決すべき問題があることにむしろ興味と喜びを感じ，それを手がかりにして学習や研究を進めていただければ，企画者としてこんなに有り難いことはない．

2018年9月

秋の気配を感じる，元安川のほとりにて

志馬伸朗

増刊 レジデントノート
Vol.20-No.11

救急・ICUの頻用薬を使いこなせ！
薬の実践的な選び方や調整・投与方法がわかり、現場で迷わず処方できる

序 ……………………………………………………………… 志馬伸朗　3（1781）
Color Atlas …………………………………………………………………… 8（1786）

第1章　循環

1. 心肺蘇生に使用する薬剤 ……………………………………… 大下慎一郎　11（1789）
1. 心肺蘇生時に使用が推奨されている薬剤　● Advanced Lecture　2. 心肺蘇生時に使用する可能性のある薬剤

2. 循環作動薬 ……………………………………………………… 青景聡之　18（1796）
1. ドパミン　2. ドブタミン　3. ノルアドレナリン　4. アドレナリン　5. バソプレシン　6. ニトログリセリン　7. ニカルジピン　8. ミルリノン　9. フェニレフリン　10. エフェドリン

3. 抗不整脈薬
頻脈性不整脈の診療アルゴリズム ………………………………… 西山　慶　27（1805）
1. 総論　2. 不整脈診療のアルゴリズムと薬物治療　● Advanced Lecture：ICU での新規発症の心房細動：抗凝固療法を行うべきか？

第2章　神経・麻酔・鎮静

1. 鎮痛・鎮静・筋弛緩薬 ………………………………………… 太田浩平　35（1813）
1. 鎮痛薬　● Advanced Lecture：ICU での鎮痛や解熱を目的としたアセトアミノフェンと NSAIDs
2. 鎮静薬　3. 筋弛緩薬

2. 抗痙攣薬 ……………………………………………山賀聡之, 志馬伸朗 45 (1823)
1. 痙攣の評価と原因検索 2. 抗痙攣薬の適応と選び方 ● Advanced Lecture 3. 副作用, 投与の際の注意点 4. 超具体的な投与方法 5. 類似薬と使い分け ● Advanced Lecture 6. 子癇 ● Advanced Lecture

3. 局所麻酔薬 ……………………………………………………矢田部智昭 54 (1832)
1. リドカイン（局所浸潤麻酔, 硬膜外麻酔, 伝達麻酔） 2. リドカイン（表面麻酔） 3. ロピバカイン（局所浸潤麻酔, 硬膜外麻酔, 伝達麻酔） 4. レボブピバカイン（硬膜外麻酔, 伝達麻酔） 5. 局所麻酔薬中毒 ● Advanced Lecture：1. ICUにおけるガイドライン 2. 誤注入に注意しよう

4. 抗精神病薬・睡眠薬 ……………………………藤井菜緒, 古賀靖卓, 鶴田良介 61 (1839)
1. せん妄とは 2. せん妄治療 3. せん妄予防

5. 中枢神経系に作用する薬剤 ……………………岩﨑祐亮, 細川康二, 志馬伸朗 67 (1845)
1. 浸透圧利尿薬（脳圧降下薬） 2. 脳梗塞急性期の治療（血栓溶解薬と脳保護薬） 3. くも膜下出血後の遅発性脳障害予防で使用される薬剤

第3章　腎／電解質

1. 利尿薬
フロセミドを中心に ……………………………………大木伸吾, 志馬伸朗 75 (1853)
1. 救急・ICUでのフロセミドの使い方 2. 類似薬と使い分け

2. 電解質補正 ……………………………………………京　道人, 志馬伸朗 82 (1860)
1. 低カリウム血症 2. 低ナトリウム血症 3. 高カリウム血症 4. 低リン血症

3. 輸液製剤
輸液選び, まずはここから ……………………………小林靖孟, 志馬伸朗 90 (1868)
1. 輸液の基本 2. 生理食塩水と5％ブドウ糖液 3. 輸液製剤の種類と特徴 4. 血漿増量剤, アルブミン製剤

第4章　抗血栓薬／拮抗薬・輸血

1. 抗血栓薬・拮抗薬の使い方 ……………………………小川　覚, 佐和貞治 100 (1878)
1. 抗血小板薬 2. 抗凝固薬

2. 輸血 ……………………………………………下戸　学, 堤　貴彦, 大鶴　繁 109 (1887)
1. 血液製剤総論 2. 輸血の適応 3. 輸血の副作用 4. 外傷時の超緊急輸血の考え方 5. PC, FFPの使い方

第5章　内分泌

1. ステロイド ……石井潤貴，志馬伸朗　116 (1894)
1. 総論：救急・ICUでのステロイドの概観　2. ステロイドの適応　3. 副作用，投与の際の注意点　4. 超具体的な投与方法　5. 類似薬と使い分け　● Advanced Lecture：パルス療法

2. その他の内分泌系の薬剤 ……江木盛時　124 (1902)
1. インスリン製剤　2. 甲状腺ホルモン　3. バソプレシン

第6章　基本的な抗菌薬

1. ペニシリン系薬剤 ……小林敦子　130 (1908)
1. ペニシリン系薬剤の特徴　2. 適応　3. 副作用，投与の際の注意点　4. 超具体的な投与方法　5. コストも考えよう

2. セフェム系薬剤 ……笠原　敬　135 (1913)
1. セフェム系薬剤の特徴　2. セファゾリン，セファレキシン　3. セフォチアム　4. セフメタゾール，フロモキセフ　5. セフトリアキソン，セフォタキシム　6. セフカペン，セフジトレン，セフジニル　7. セフタジジム　8. セフェピム　● Advanced Lecture

3. 抗MRSA薬 ……川村英樹　142 (1920)
1. 総論　2. バンコマイシン（VCM）　3. テイコプラニン（TEIC）　4. リネゾリド（LZD）　5. ダプトマイシン（DAP）　6. アルベカシン（ABK）

第7章　その他

1. 気管支喘息に用いる薬剤
超訳！喘息予防・管理ガイドライン2018の薬物療法 ……緒方嘉隆　149 (1927)
1. 注意！"気管支喘息の疑い"を安易に信ずるべからず！　2. 気管支喘息発作時の治療　3. 超具体的な使用法

2. 消化器用薬 ……遠藤文司　154 (1932)
1. 消化性潰瘍治療薬 〜プロトンポンプ阻害薬（PPI）を中心に　2. 制吐薬・蠕動促進薬　3. 下剤　4. 止痢薬・プロバイオティクス　5. 肝性脳症治療薬

3. 経腸栄養剤 ……鈴木　慶，志馬伸朗　166 (1944)
1. 救急・ICUにおける栄養療法　2. 救急・ICUでよく使用する経腸栄養剤　3. 適応　4. 副作用，投与の際の注意点　5. 超具体的な投与方法　6. 類似薬と使い分け　7. 研修医からよく聞かれる質問

4. 小児における処方・投与量設定の考え方とコツ ……………黒澤寛史　173（1951）
　　1. 心肺蘇生に使用する薬剤，抗不整脈薬　2. 鎮痛・鎮静・筋弛緩薬　3. 抗痙攣薬

5. 救急・ICUでの使用に議論のある薬剤…岸原悠貴，山本良平，安田英人　179（1957）
　　1. シベレスタットナトリウム　2. ガベキサートメシル酸塩　3. ウリナスタチン　4. ドパミン
　　5. グリチルリチン・グリシン・システイン配合剤　6. グルタミン・ファイバー・オリゴ糖配合飲料

● 索引 ……………………………………………………………………………… 188（1966）

● 執筆者一覧 ……………………………………………………………………… 194（1972）

Column

| ODSの概要 …………………………… 85 | ダビガトランの特異的拮抗薬 …………………… 106 |

Color Atlas

第2章3 (❶, ❷)

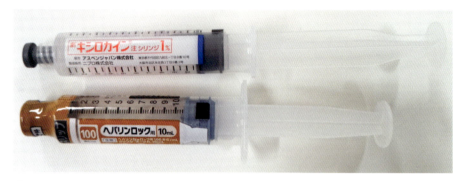

❶ キシロカインシリンジとヘパロックシリンジ
　色が違うので間違える訳がないと思いがちだが，急いでいるときなどには注意が必要である．
　(p.56，図1参照)

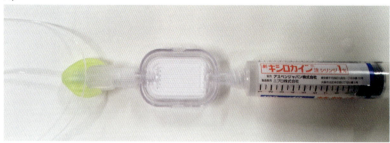

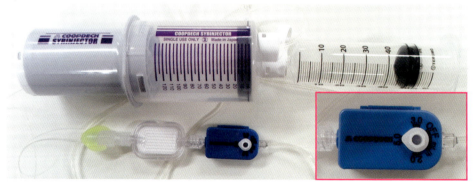

❷ 硬膜外（持続伝達麻酔）カテーテルへの局所麻酔薬の注入
　A）ワンショットをするにはフィルターに局所麻酔薬を接続して行う．
　B）シリンジェクターへの薬液の注入のしかたを示す．流量可変装置（右下）を調整することで速度を調整できる．
　静脈に誤接続，誤注入しないように注意する．(p.58，図2参照)

増刊 レジデントノート

救急・ICUの頻用薬を使いこなせ！

薬の実践的な選び方や調整・投与方法がわかり、現場で迷わず処方できる

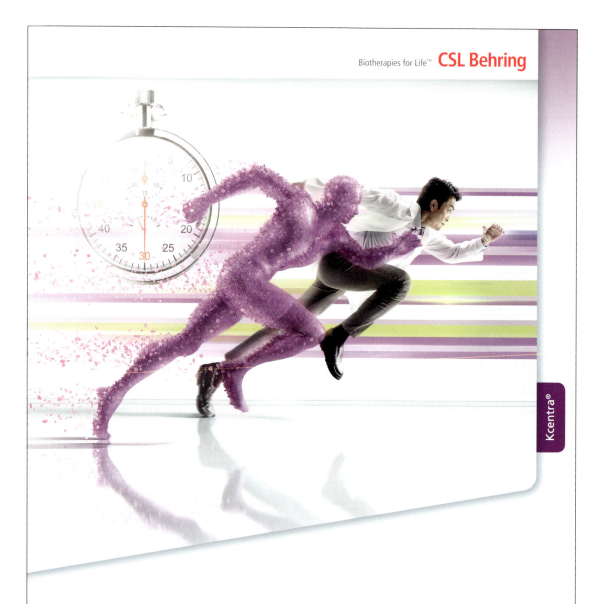
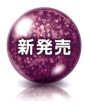

第1章　循環

1. 心肺蘇生に使用する薬剤

大下慎一郎

● Point ●

- AHAガイドライン2015から，心肺蘇生に推奨される薬剤はアドレナリン，アミオダロン，リドカインの3種類だけになった
- バソプレシン，硫酸マグネシウムは除外された
- ニフェカラントは，心室細動・無脈性心室頻拍の治療薬として有効性が期待される
- 心肺蘇生時の薬剤投与は緊急性が高いため，使用法を十分に熟知しておくことが重要である

1. 心肺蘇生時に使用が推奨されている薬剤

　アメリカ心臓協会（American Heart Association：AHA）の心肺蘇生ガイドライン2015[1]（以下AHAガイドライン2015）における大きな改訂ポイントの1つは，**心肺蘇生に推奨される薬剤がアドレナリン，アミオダロン，リドカインの3種類だけ**というシンプルな構成になったことである．以前のガイドラインで採用されていた**バソプレシン，硫酸マグネシウムは除外された**．

　各薬剤の適応，副作用・投与の際の注意点，超具体的な投与方法などまとめたものを表1に示す．また，使用のタイミングは図に示す．各薬剤の使用におけるピットフォールなどの詳細は以下に解説していく．

1 アドレナリン（アドレナリン，エピネフリン，ボスミン®）

1）誰にいつ使うか？

　すべての心肺停止患者に使用する．**心肺停止からのアドレナリン投与までの時間が長いほど有効性が低下するため，可能な限り迅速に使用する．**

2）研修医がよくする失敗・ピットフォール

　心肺停止時には末梢静脈が虚脱して，静脈路確保が困難な場合がある．この場合は骨髄路からの投与が有効であるため，骨髄路確保の手技をしっかり練習しておく必要がある．

3）研修医からよく聞かれる質問

- 「上級医から，アドレナリンを気管内や心腔内に投与してもよいと聞いたのですが？」
  　── かつて，このような投与法が行われていた時代があったが，AHAガイドライン2015では，**アドレナリンの気管内投与や心腔内投与は推奨されていない**
- 「小児ではどのくらい投与するのですか？」── 0.01 mg/kgを3〜5分ごとに投与する

表1 心肺蘇生に使用する可能性のある薬剤

	アドレナリン	アミオダロン	リドカイン	（ニフェカラント）※
適応	心停止時の補助治療	電気的除細動で停止しない心室細動・無脈性心室頻拍	電気的除細動で停止しない心室細動・無脈性心室頻拍	電気的除細動で停止しない心室細動・無脈性心室頻拍
規格	1 mg（1 mL）/A	150 mg（3 mL）/A	100 mg（5 mL）/A	50 mg/V
投与量	1 mg/回	初回：300 mg 追加投与：150 mg	初回：50〜75 mg 追加投与：50〜75 mg 緩徐に静脈注射（最大300 mgまで）	loading：0.3 mg/kgを5分で静注 維持量：0.4 mg/kg/時で持続静注 効果不十分の場合：0.1 mg/kg/時ずつ漸増
超具体的な投与方法	1Aを**原液のまま**3〜5分ごとに静注 例）アドレナリン（エピネフリン®）1A静注	例1）アミオダロン（アンカロン®）2A＋5％ブドウ糖液20 mL静注 例2）アミオダロン（アンカロン®）1A＋5％ブドウ糖液10 mL静注	例）リドカイン（2％リドカイン®）2.5〜3.5 mL静注	例）ニフェカラント（シンビット®）＋生食または5％ブドウ糖液50 mLに溶解（＝1 mg/mLに調整）して静注
効果発現までの時間	1分未満	1分未満	1分未満	1分未満
効果持続時間	3〜5分	20時間	2時間	1.5時間
副作用	心肺蘇生時に問題となるような副作用はない.	**血圧低下，既存不整脈の増悪（torsade de pointesを含む），間質性肺炎，肝機能障害**.	刺激伝導系抑制（PQ延長・QRS幅増大）・痙攣を誘発するリスクがある.	**QT延長によるtorsade de pointes**を誘発するリスクがある．このため，半量程度から徐々に開始するのがよい．
禁忌	心肺蘇生時に問題となるような禁忌はない.	**重篤な刺激伝導障害**のある患者．**ヨードアレルギー**のある患者．	**重篤な刺激伝導障害**のある患者．	**QT延長症候群**のある患者．**アミオダロン注射剤使用中**の患者（torsade de pointesを起こすリスクが高いため）．
投与の際の注意点	心肺停止からアドレナリン投与までの時間が長くなると，心拍再開率・生存退院率が低下するため，**一刻も早い投与が重要**である．	**生理食塩水に溶解すると沈殿を生じるため，5％ブドウ糖液に溶解**する．	リドカインはさまざまな濃度の製剤が販売されているが，上記の不整脈に適応があるのは**2％製剤のみ**である．	QT時間が500ミリ秒，または補正QT（QTc＝QT/√RR間隔）が550ミリ秒に達した場合は**増量を中止**する．
類似薬との使い分け	心肺蘇生においてアドレナリンの効果を上回る薬剤はないため，**第一選択の薬剤**である．	上記の不整脈には，リドカイン・ニフェカラント（シンビット®）も有効．しかし，ALIVE研究[2]によって，**リドカインよりもアミオダロンの方が有効**であることが明らかになっている．	局所麻酔として使用されるリドカインのバイアル製剤は，メチルパラベンなどの防腐剤が含まれている．**メチルパラベンはアナフィラキシーを起こす危険性が高い**ため，静脈注射してはならない．ポリアンプに入っているリドカイン製剤であれば防腐剤を含まないため，静脈注射してもよい．	ニフェカラントは本邦のみで使用可能な薬剤であるため，エビデンスが乏しい．院外心停止患者の心室細動におけるアミオダロンとの比較研究[3]では，両者の有効性は同等であった．
商品名	アドレナリン注0.1％シリンジ	アンカロン®注150	リドカイン静注用2％シリンジ（100 mg/5 mL）	シンビット®静注用50 mg

※AHAガイドライン2015では，上記薬剤のうちニフェカラントのみ使用を推奨されていない．

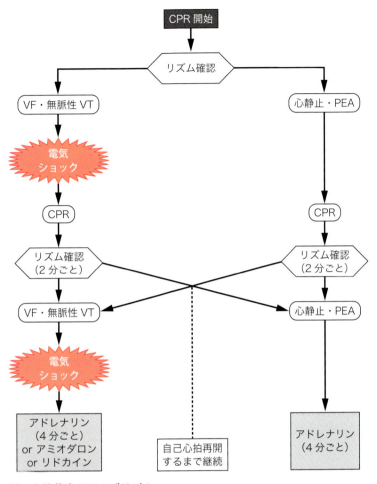

図 心肺蘇生のアルゴリズム
AHAガイドライン2015で示されている心肺蘇生のアルゴリズムを示す．グレーの部分が薬剤投与のタイミングである．
CPR：cardiopulmonary resuscitation（心肺蘇生），VF：ventricular fibrillation（心室細動），VT：ventricular tachycardia（心室頻拍），PEA：pulseless electrical activity（無脈性電気活動）
文献1より作成．

・「体格に関係なく，成人ではいつも1 mg投与するのですか？」——高用量アドレナリンが標準用量を上回るメリットは明らかでないため，体格に関係なく1 mgを使用する

4）上級医の「コツ」

心肺蘇生では2分ごとに脈拍確認を行うため，4分ごとにアドレナリン静脈注射を行うと，時間の計測が簡便である．

Advanced Lecture

心静止・無脈性電気活動に対するアドレナリン投与は早いほど有効であるが，**電気的除細動適応の不整脈（心室細動・心室頻拍）に対するアドレナリン投与は必ずしもそうではない**．AHAガイドライン2015の推奨では，初期心電図波形が心室細動・心室頻拍であった場合，1回目の電気

的除細動を行った後すぐにアドレナリンを投与するのではなく，その2分後の波形チェックでなお心室細動・心室頻拍であれば，**2回目の電気的除細動を行い，その後にアドレナリン投与**となっている．

しかし，米国の300以上の病院を調査した結果[4]では，AHAガイドライン2015の推奨に反して，心室細動・心室頻拍患者の51％において，電気的除細動直後にアドレナリンが投与されていた．そして，これらの患者では，**生存退院率・自己心拍再開率・機能予後が不良**であることがわかった．ヨーロッパ蘇生協議会（European Resuscitation Council：ERC）ガイドライン2015の推奨では，アドレナリン投与はさらに遅く**3回目の電気的除細動後**となっており，心室細動・心室頻拍におけるアドレナリン投与の適切なタイミングは，今後検証が必要な課題である．

2 アミオダロン（アンカロン®）

1）誰にいつ使うか？

電気的除細動で停止しない心室細動・心室頻拍の患者に使用する．AHAガイドライン2015では，何回目の電気的除細動後に使用するかについては，明確な指標はない．ERCガイドライン2015では，3回目の電気的除細動後に使用することが推奨されている．

2）研修医からよく聞かれる質問

・「小児ではどのくらい投与するのですか？」—2.5〜5.0 mg/kg（最大300 mg）を投与する
・「間質性肺炎の副作用は大丈夫ですか？」—長期内服では重要な課題だが，心肺蘇生時の静脈注射ではほぼ問題にならない

3）上級医の「コツ」

本邦で使用可能なアミオダロンは脂溶性が高い薬剤であるため，持続静注で使用する場合には，**血中濃度が安定しにくい**．また，後述のニフェカラントにおけるQT時間のように心電図変化で薬理効果を**モニタリング**することもできないため，用量調整が困難である点に注意を要する．

Advanced Lecture

ALIVE研究[2]では院外発症の心室細動において，リドカインよりもアミオダロン使用群で生存入院率が高いことが示されたが，その後の研究で，アミオダロンもリドカインも生存率や神経学的予後を改善しないことが報告された[5]．また，メタ解析の結果でも，**アミオダロンはコントロール群に比べ生存率を改善しない**ことが示された[6]．アミオダロンの有効性については検証が必要である．

3 リドカイン（リドカイン，キシロカイン®）

1）誰にいつ使うか？

アミオダロンと同様に，電気的除細動で停止しない心室細動・心室頻拍の患者に使用する．しかし，使用順位はアミオダロンを優先し，リドカイン使用は，**アミオダロンが使用できない場合のみに限定**する．

2）研修医がよくする失敗・ピットフォール

局所麻酔用リドカインには**エピネフリンが混ぜてある製剤**がある（ラベルに「E」という印字がある）．この製剤は静脈注射に使用してはならない．

3）研修医からよく聞かれる質問
- 「小児ではどのくらい投与するのですか？」―1〜1.5 mg/kgを投与する

4）上級医の「コツ」
有効性はアミオダロンより劣る[2]ため，本剤の使用はアミオダロンが使用できない場合のみの使用に留める．

2. 心肺蘇生時に使用する可能性のある薬剤

1 ニフェカラント（シンビット®）

ニフェカラント（シンビット®）は，アミオダロンと並び心室細動・心室頻拍に有効なⅢ群抗不整脈薬である．欧米では心室細動・心室頻拍に対する第一選択薬はアミオダロンであるが，本邦ではアミオダロン静注の導入が遅れたため，本邦で開発されたニフェカラントが代替薬として使用されてきた．ニフェカラントは純粋なKチャンネル遮断薬であり，重症心室不整脈に対する高い抑制効果を示すほか，**心機能抑制が少なく心室細動の除細動閾値を低下させる利点もある**．しかしその一方で，**QT延長によるtorsade de pointesを誘発するリスクもあるため注意を要する**．少量から開始し，治療開始後はQT時間をモニタリングする．QT時間が500ミリ秒を超えた場合は，ニフェカラントの使用を中止すべきである．

ニフェカラントは肝・腎で代謝されるため，肝・腎機能障害がある場合は通常量の1/2〜1/4で開始する．通常，血中濃度測定は行わず，QT時間を指標にして投与量を調整する．

メタ解析[6]の結果では，**ニフェカラントはコントロール群と比較し生存率を改善する**ことが示された．アミオダロンとの直接比較では，生存率改善において有意差は示されなかった．

2 ステロイド（メチルプレドニゾロン：ソル・メドロール®，ヒドロコルチゾン：ソル・コーテフ®，サクシゾン®）

有効性が期待できるのはステロイド単独治療ではなく，**VSE療法（バソプレシン＋ステロイド＋アドレナリン併用）＋ヒドロコルチゾン（蘇生後にショックが持続する場合のみ）という複雑なプロトコル（下記）である**[7]．

- 初回：メチルプレドニゾロン40 mg＋バソプレシン20単位＋アドレナリン1 mg静注
- 2〜5回目：同量のバソプレシン＋アドレナリン
- 6回目以降：通常の心肺蘇生を行う
- ※蘇生後にショックが持続する場合はヒドロコルチゾン300 mg（最大7日まで，以後漸減）を投与

VSE療法の有効性を報告した研究では，**プラセボ群の生存率が通常よりも不良である**ため，さらなる検証が必要である．また，**院外心停止症例におけるVSE療法の有用性は，明らかになっていない**．

表2 各薬剤の薬価

商品名	薬価（円/筒）	薬価（円/回）
アドレナリン注0.1％シリンジ	152	152
アンカロン®注150	3,154	6,308
リドカイン静注用2％シリンジ（100 mg/5 mL）	151	151
シンビット®静注用50 mg	4,673	46,730（24時間使用時）
ソル・メドロール®静注用40 mg	375	375
ソル・コーテフ®注射用100 mg	308	924
ピトレシン®注射液20	679	679
メイロン®静注7％ 20 mL	94	94
メイロン®静注7％ 250 mL	226	226

3 バソプレシン（ピトレシン®）

現時点では，バソプレシン単独治療もアドレナリン＋バソプレシン併用治療も，アドレナリン単独治療を上回る効果を認めていない．前述のVSE療法のみ，院内発症心停止に有効である可能性がある．

4 重炭酸ナトリウム（メイロン®）

心肺蘇生における重炭酸ナトリウムの有用性については，一定の見解が得られていない．しかし，**アシデミアの際はカテコラミン反応性が低下する**ため，重炭酸ナトリウムによるアシデミア補正は，妥当な治療と考えてよいであろう．急速なアシデミア補正により，低カリウム，低カルシウム，高ナトリウム血症を起こす可能性があるため注意が必要である．

おわりに

本稿では心肺蘇生に使用する薬剤について解説をした．各薬剤の薬価比較を表2に示す．いずれの薬剤も緊急性の高い状況で使用されることが多いため，使用法を十分に熟知しておくことが重要である．

文献

1) American Heart Association：Guidelines for CPR & ECC. 2015
2) Dorian P, et al：Amiodarone as compared with lidocaine for shock-resistant ventricular fibrillation. N Engl J Med, 346：884-890, 2002
   ↑電気的除細動抵抗性の心室細動に対して，リドカインよりもアミオダロンが優れていることを示した研究．
3) Tagami T, et al：Amiodarone or nifekalant upon hospital arrival for refractory ventricular fibrillation after out-of-hospital cardiac arrest. Resuscitation, 109：127-132, 2016
   ↑院外心停止患者の心室細動におけるアミオダロンとニフェカラントの有効性を比較した研究．
4) Andersen LW, et al：Early administration of epinephrine (adrenaline) in patients with cardiac arrest with initial shockable rhythm in hospital：propensity score matched analysis. BMJ, 353：i1577, 2016
   ↑電気的除細動適応の不整脈に対して，電気ショック後のアドレナリン投与が早すぎると，予後不良となることを示した研究．

5) Kudenchuk PJ, et al：Amiodarone, Lidocaine, or Placebo in Out-of-Hospital Cardiac Arrest. N Engl J Med, 374：1711-1722, 2016
　↑院外発症の心室細動・無脈性心室頻拍に対して，アミオダロンもリドカインも生存率を改善しないことを示した研究．
6) Sato S, et al：Meta-analysis of the efficacies of amiodarone and nifekalant in shock-resistant ventricular fibrillation and pulseless ventricular tachycardia. Sci Rep, 7：12683, 2017
　↑心室細動・無脈性心室頻拍に対するアミオダロン・ニフェカラントの有効性を調べたメタ解析．
7) Mentzelopoulos SD, et al：Vasopressin, steroids, and epinephrine and neurologically favorable survival after in-hospital cardiac arrest：a randomized clinical trial. JAMA, 310：270-279, 2013
　↑心肺蘇生におけるステロイドの有効性を示した研究．

参考文献・もっと学びたい人のために

1) 「JRC蘇生ガイドライン2015」（日本蘇生協議会/監），医学書院，2016

プロフィール

大下慎一郎（Shinichiro Ohshimo）
広島大学大学院医歯薬保健学研究科 救急集中治療医学 准教授
専門：救急医学，集中治療医学，重症呼吸不全，間質性肺炎
臨床で感じた小さな疑問や課題を大切にし，それを研究によって科学的レベルに高めることを心がけています．ECMOの有効活用に取り組んでいます．

第1章 循環

2. 循環作動薬

青景聡之

> **Point**
> ・カテコラミン類の種類によって，$α_1$，$β_1$，$β_2$受容体への反応が異なる
> ・ドパミンは時間あたりの投与量によって受容体への作用の反応が異なる
> ・循環動態の安定化には，薬剤の選択だけではなく，血管内水分量の適正化が重要である

はじめに

　循環作動薬は，心拍出量の増加や末梢血管の拡張・収縮を通して，血圧の維持や末梢循環不全の改善を目的としている．よって，それぞれの循環作動薬がどのように機能するかを理解することは，循環管理を行ううえで非常に重要である．例えばカテコラミン類（ドパミン・ドブタミン・ノルアドレナリン・アドレナリン）の効果を知るには，それぞれの薬剤がどのカテコラミン受容体に働くかを理解する必要がある（表1）．
　本稿では，ドパミン，ドブタミン，ノルアドレナリン，アドレナリン，バソプレシン，ニトログリセリン，ニカルジピン，ミルリノン，フェニレフリン，エフェドリンの特徴と適応，具体的な使用方法について述べていく．なお，使用方法については成人例を対象にした薬剤調整方法の代表例を記載している．

1. ドパミン

　ドパミンは生体内では，ノルアドレナリンの前駆体である．薬理作用は，低〜中用量（10 μg/kg/分未満）で$β_1$受容体刺激作用があるほか，高用量（10 μg/kg/分以上）で$α_1$受容体刺激作用をも併せもつ．その他，ドパミン特有の受容体（D_1・D_2受容体）にも作用し，腎動脈，冠動脈，腸間膜動脈の拡張作用をもち，潜在的な利尿作用があるが，**利尿を目的とした低用量ドパミンの使用は，腎障害のリスクを増加させる可能性**がある[1]．「第7章-5．救急・ICUでの使用に議論のある薬剤」に示す通り，近年使用されなくなりつつある薬剤である．

1 主な適応

　現時点で適応となる病態は少ないが，除脈を合併した低心拍出症候群など（第7章-5で述べるように，心原性あるいは敗血症性ショックに対する適応は乏しい）．

表1　カテコラミンの特徴

		$α_1$受容体	$β_1$受容体	$β_2$受容体	心拍数増加	使用目的
ドパミン	低用量 3 μg/kg/分未満	−	++	なし	++	心拍出量・腎血流増加
	中等量 10 μg/kg/分未満	+	++	なし	++	血圧上昇・心拍出量増加
	高用量 10 μg/kg/分以上	++	++	なし	++	血圧上昇
ドブタミン		−	+++	+	+	心拍出量・末梢循環不全改善
ノルアドレナリン		+++	+	−	++	血圧上昇
アドレナリン		++	+++	+++	+++	きわめて強い血圧上昇作用

$α_1$受容体…血管壁に存在し,毛細血管の収縮に影響を与えて,血圧上昇を引き起こす.
$β_1$受容体…心臓に存在し,心収縮力の増大を引き起こす.
$β_2$受容体…気管支,血管壁に影響を与え,気管支拡張作用・末梢循環改善作用がある.
文献1より作成.

2 副作用,投与の際の注意点

カテコラミン類のなかでは,心拍数増加作用が高いため,不整脈が出現しやすい患者に対しては注意して使用する.

3 超具体的な投与方法

イノバン®注[100 mg/5 mL]　体重(kg)×0.15 mLに生理食塩水(NS)または5%ブドウ糖液(5% TZ)を加えて合計50 mLとすると,1 mL/時で投与することで1 μg/kg/分の投与量となる.1〜3 μg/kg/分(前述の希釈にて1〜3 mL/時)から開始し,20 μg/kg/分(20 mL/時)まで増量可能である.

●処方例(体重50 kg時)
イノバン®注[100 mg/5 mL]7.5 mLにNSまたは5% TZを42.5 mL加えて,合計50 mLとして,1〜3 mL/時より開始.

4 類似薬と使い分け

ドパミンは,ドブタミン,ノルアドレナリンやアドレナリンと同様に$α_1$,$β_1$受容体刺激作用がある.ただし,ドパミン受容体を介した**腎動脈血流改善効果**は,ドパミンのみが有している.

2. ドブタミン

ドブタミンは潜在的な$β_1$受容体刺激作用を有しており,心収縮力を強化して,心拍出量を増加させる.しかし,心拍数の増加作用はドパミンよりも少ない.ドブタミンは敗血症においても酸素運搬を増加させ,臓器血流を改善させる[1].

1 主な適応

① 急性心不全,② 低心拍出症候群.

2 副作用,投与の際の注意点

心収縮力が増加するため,心筋酸素消費量は増加する.そのため,重症な冠動脈疾患を有している場合,心筋虚血を悪化させうる.

3 超具体的な投与方法

ドブトレックス®注[100 mg/5 mL] 体重(kg)×0.15 mLにNSまたは5%TZを加えて合計50 mLとすると1 mL/時で投与することで1 μg/kg/分の投与量となる.1 μg/kg/分(前述の希釈にて1 mL/時)から開始し,10 μg/kg/分(10 mL/時)まで増量可能である.

> ●処方例(体重50 kg時)
> ドブトレックス®注[100 mg/5 mL]7.5 mLにNSまたは5%TZを42.5 mL加えて,合計50 mLとして,1 mL/時より開始.

4 類似薬と使い分け

ドブタミンは,ノルアドレナリンやアドレナリンと同様にα_1,β_1,β_2受容体刺激作用がある.ただし,ほかのカテコラミン類と異なりα_1受容体刺激作用は弱く,血圧の上昇作用は少ない.

3. ノルアドレナリン

ノルアドレナリンは,β_1受容体刺激作用だけではなく,α_1受容体刺激作用もある.低用量では,β_1受容体刺激作用が優位であるが,高用量になるとα_1受容体刺激作用が強く現れる.末梢血管抵抗を増加させることで血圧上昇効果を発揮する[1].

1 主な適応

① 敗血症に伴う循環不全,② 急性心不全.

2 副作用,投与の際の注意点

末梢血管が収縮されるため,**末梢循環不全**を悪化させうる.

3 超具体的な投与方法

ノルアドリナリン®注[1 mg/1 mL] 体重(kg)×0.15 mLにNSまたは5%TZを加えて合計50 mLとすると1 mL/時で投与することで0.05 μg/kg/分の投与量となる.0.05 μg/kg/分(前述の希釈にて1 mL/時)から開始し,1 μg/kg/分(20 mL/時)まで増量可能である.

> ●処方例(体重50 kg時)
> ノルアドリナリン®注[1 mg/1 mL]7.5 mLにNSまたは5%TZを合計42.5 mL加えて,合計50 mLとして,1 mL/時より開始.

4 類似薬と使い分け

ノルアドレナリンは,ドブタミンやアドレナリンと同様にα_1,β_1,β_2受容体刺激作用があ

る．ただし，ほかのカテコラミン類と比較して**α₁受容体刺激作用**が強いため，心不全に使用する場合には，病態を悪化させることがある．敗血症など**末梢血管が拡張している**病態には，適している．

4. アドレナリン

アドレナリンは，β₁，β₂，α₁受容体刺激作用があり，投与量に応じて心拍出量を増加させることで血圧上昇効果を発揮する[1]．

1 主な適応

① 低心拍出症候群，② 敗血症に伴う循環不全．

2 副作用，投与の際の注意点

心筋酸素消費量を増加させる，乳酸値や血糖値を上昇させる，腹部の臓器虚血を引き起こす，など患者管理上重大な有害事象を認めるため，アドレナリンは低心拍出症候群や敗血症の選択薬としては**推奨されない**．

3 超具体的な投与方法

ボスミン®注 [1 mg/1 mL] 体重 (kg) × 0.15 mL に NS または5％TZを加えて合計 50 mL とすると1 mL/時で投与することで 0.05 μg/kg/分の投与量となる．開始時は 0.01〜0.03 μg/kg/分（前述の希釈にて 0.2〜0.6 mL/時）より開始し，0.3 μg/kg/分（6 mL/時）まで増量可能である．

> ●処方例（体重50 kg時）
> ボスミン®注 [1 mg/1 mL] 7.5 mL に NS または5％TZ を合計 42.5 mL 加えて，合計 50 mL として，0.2〜0.6 mL/時より開始．

4 類似薬と使い分け

アドレナリンは，ドブタミンやノルアドレナリンと同様にα₁，β₁，β₂受容体刺激作用がある．ただし，その効果はカテコラミン内で最も強力であり，有害事象も出やすい．ほかのカテコラミン，血管作動薬で状況改善が得られない場合に，併用で使用する．

5. バソプレシン

バソプレシンは，生体内で産生される内分泌物質である．生体内では血管内水分量の減少，血漿浸透圧の上昇が刺激となり，分泌される．バソプレシンは，血管平滑筋にあるバソプレシン−1（V₁）受容体を直接刺激して，末梢血管を収縮させ，血圧を上昇させる．

1 主な適応
① 敗血症に伴う循環不全．

2 副作用，投与の際の注意点
低ナトリウム血症や無尿などがある．

3 超具体的な投与方法
ピトレシン®注射液［20単位/1 mL］1 mLにNSまたは5％TZを19 mL加えて合計20 mLとすると，1 mL＝1単位となる．成人敗血症例の場合の昇圧には，0.01単位/分（前述の希釈にて0.6 mL/時）より開始して，0.03単位/分（1.8 mL/時）まで増量可能である．

> ●処方例
> ピトレシン®注射液［20単位/1 mL］1 mLにNSまたは5％TZを19 mL加えて合計20 mLとする．0.6 mL/時より開始．

4 類似薬と使い分け
バソプレシンは，カテコラミンとは異なる受容体に作用するため，カテコラミン類への相互作用は少ない．心臓への影響が少ないため，不整脈の出現などが心配され，ドパミンやノルアドレナリンが使用しにくい場合に使用を検討する．

6. ニトログリセリン

硝酸薬の一種．血管内で一酸化窒素（NO）を遊離する．NOは血管平滑筋に作用し，血管拡張作用を示す．

1 主な適応
① 高血圧を伴う急性心不全，② 高血圧緊急症，③ 急性冠症候群．

2 副作用，投与の際の注意点
脱水状態で使用した場合に，**急激に血圧が低下**することがある．

3 超具体的な投与方法
ミリスロール®注［5 mg/10 mL］を原液で使用する場合，$1 \mu g/kg/分＝0.12×体重（kg）$ mL/時となる．$0.3〜0.5 \mu g/kg/分$で開始し，血圧を見ながら徐々に増量する．最大$3 \mu g/kg/分$まで増量可能である．血圧高値のため早期の降圧を行う場合には，$10〜20 \mu g/kg$程度を静注する．

> ●処方例（体重50 kg時）
> ミリスロール®注［5 mg/10 mL］を原液で使用する［$1 \mu g/kg/分＝6$ mL/時］．1.8〜3 mL/時で開始する．血圧高値のため早期の降圧を行う場合には，1〜2 mL静注を行う．

4 類似薬と使い分け

急性心不全の場合，ニトログリセリンと硝酸イソソルビド（ニトロール®）との効果に大きな差はない．高血圧緊急症に対する第一選択薬はニカルジピンであるが，単剤で効果が不十分の場合にニトログリセリンを併用する．

7. ニカルジピン

カルシウム受容体拮抗薬（CCB）の一種．ほかのCCBと比較して血管拡張作用が強く，心筋の陰性変力作用・陰性変時作用は弱い．

1 主な適応

① 高血圧緊急症，② 急性大動脈解離時の緊急の降圧，③ その他出血性疾患時の緊急の降圧．

2 副作用，投与の際の注意点

急性大動脈解離の緊急的な降圧時にニカルジピンを使用する場合，血圧低下に伴って心拍数が増加する場合があり，対応としてβ遮断薬の併用を考慮する．

3 超具体的な投与方法

ペルジピン®注射液［10 mg/10 mL］を原液で使用する場合，1 μg/kg/分＝0.06×体重（kg）mL/時となる．0.6〜1 μg/kg/分で開始し，血圧を見ながら徐々に増量する．最大6 μg/kg/分まで増量可能である．血圧高値のため早期の降圧を行う場合には，20〜40 μg/kg程度を静注する．

> ●処方例（体重50 kg時）
> ペルジピン®注射液［10 mg/10 mL］原液で使用する［1 μg/kg/分＝3 mL/時］．1.8〜3 mL/時より開始する．血圧高値のため早期の降圧を行う場合には，1〜2 mL静注を行う．

4 類似薬と使い分け

急性心不全，急性冠症候群に伴う高血圧の場合には，ニトログリセリンが第一選択である．高血圧緊急症に対する第一選択薬はニカルジピンであるが，単剤で効果が不十分の場合にニトログリセリンを併用する．

8. ミルリノン

ミルリノンはβ受容体を介さずに心筋細胞内あるいは細胞膜内に存在するホスホジエステラーゼ（PDE）Ⅲを阻害することで，細胞内cAMPを蓄積し，細胞内カルシウム濃度を上昇させて心収縮能，心拍出量を増加させる．さらに，末梢血管平滑筋に存在する受容体を介して，血管拡張作用を惹起する．

1 主な適応

急性心不全．

2 副作用，投与の際の注意点

主な副作用は，血圧低下，催不整脈作用，血小板の減少である．**半減期が約50分と長いため**，過量投与で副作用が出現した場合，すぐに排出できない．慢性腎不全や透析症例では血中濃度が高くなる．

3 超具体的な投与方法

ミルリーラ® 注射液［10 mg/10 mL］体重×0.3 mL にNSまたは5％TZを加えて合計50 mL とすると，1 mL/時＝0.1 μg/kg/分となる．0.1 μg/kg/分（1 mL/時）より開始し，最大で0.75 μg/kg/分（7.5 mL/時）まで増量可能である．

●処方例（体重50 kg時）
　ミルリーラ® 注射液［10 mg/10 mL］15 mLに，NSまたは5％TZを35 mL加えて，合計50 mLとする．1 mL/時より開始．

4 類似薬と使い分け

ミルリノンがドブタミンより優れている点は，β受容体を介さずに効果を発揮するため，**β遮断薬を高用量内服**している場合でも効果を示すことである．血管拡張作用と強心作用を併せてもっているため，ドブタミンよりも**心筋酸素消費量の増加は軽度**である．また，血管拡張薬としては，硝酸薬よりも耐性が生じにくい．

ほかのPDE Ⅲ阻害薬として，オルプリノン（コアテック®）がある．投与量は異なるが，効果に大きな差はない．オルプリノンは0.05 μg/kg/分から開始し，0.3 μg/kg/分まで増量できる．

9. フェニレフリン

フェニレフリンは，α1受容体を選択的に刺激し，末梢血管を収縮させることにより，血圧上昇作用を発揮する．この薬剤の特徴は，β受容体の刺激作用がないため，心拍数や心収縮力の増加，気管拡張作用は認めず，むしろ血圧上昇に対する**反応性徐脈**を生じる．また，カテコラミン類と比較して反応時間が長く，10～15分ほど効果は持続する．

1 主な適応

末梢血管拡張に伴う血圧低下．

2 副作用，投与の際の注意点

血管収縮作用により**末梢循環不全が増悪**する．また，心機能が悪い患者の場合には，後負荷増強作用により心不全が悪化する．徐脈を認めることがある．

3 超具体的な投与方法

1）単回投与の場合
ネオシネジンコーワ注［1 mg/1 mL］にNSまたは5％TZを9 mL加えて合計10 mL（1 mL＝0.1 mg）とする．うち，1〜2 mL（0.1〜0.2 mg）ずつを静注する．患者の病状によっても異なるが，1回の投与にて収縮期血圧が約10〜20 mmHgほど上昇する．

2）持続投与の場合
ネオシネジンコーワ注［1 mg/1 mL］ 体重（kg）×0.15 mLにNSまたは5％TZで合計50 mLとすると1 mL/時にて0.05 μg/kg/分の投与量となる．0.05 μg/kg/分（前述の希釈にて1 mL/時）から開始し，0.3 μg/kg/分（6 mL/時）まで増量可能である．

●処方例（体重50 kg時）
ネオシネジンコーワ注［1 mg/1 mL］7.5 mLにNSまたは5％TZを42.5 mL加えて，合計50 mLとして，1 mL/時より開始する．

4 類似薬と使い分け
フェニレフリンは，カテコラミン類と比較しても半減期が3時間と長いため，**一時的な血圧低下に対して，単回投与で血圧上昇を行いたい場合**に使用される．また，β受容体刺激作用がないため，不整脈や閉塞性肥大型心筋症に対しても安全に使用できる．

10. エフェドリン

エフェドリンは，漢方薬で使用される麻黄から抽出された薬剤で，α_1，β_1，β_2受容体を刺激し，血圧上昇，心拍数増加，気管支拡張作用を認める．内服薬としては，感冒薬の一成分として使用される．静脈注射としての使用は，血圧低下時の血圧維持を目的とする．以前は気管支喘息に対して，吸入や皮下注射による投与がなされていたが，現在ではほとんど使用されない．血圧上昇目的の静注の場合，その効果は15分程度持続する．

1 主な適応
鎮静や麻酔に伴う血圧低下．

2 副作用，投与の際の注意点
β_1受容体刺激の副作用として，心拍数の増加や不整脈を生じる可能性がある．また，稀に興奮，不眠など精神面の副作用が生じる．大動脈弁狭窄症や閉塞性肥大型心筋症を患っている場合には病状を悪化させる．

3 超具体的な投与方法
エフェドリン「ナガヰ」注射液［40 mg/1 mL］にNSまたは5％TZを9 mL加えて合計10 mL（1 mL＝4 mg）とする．うち，1〜2 mL（4〜8 mg）ずつを静注する．

表2　循環作動薬の薬価

一般名	先発品商品名	基本製剤（1A/1Vあたり）	薬価（円，1A/1Vあたり）
ドパミン	イノバン®注	100 mg/5 mL	391
ドブタミン	ドブトレックス®注射液	100 mg/5 mL	630
ノルアドレナリン	ノルアドリナリン注	1 mg/1 mL	92
アドレナリン	ボスミン®注	1 mg/1 mL	92
バソプレシン	ピトレシン®注射液	20単位/1 mL	629
ミルリノン	ミルリーラ®注射液	10 mg/10 mL	4,235
ニトログリセリン	ミリスロール®注	5 mg/10 mL	427
ニカルジピン	ペルジピン®注射液	10 mg/10 mL	383
フェニレフリン	ネオシネジンコーワ®注	1 mg/1 mL	58
エフェドリン	エフェドリン「ナガヰ」注射液	40 mg/1 mL	92

4 類似薬と使い分け

　フェニレフリン，エフェドリンともに，作用時間が長いため，ほかのカテコラミンと比較して，単回投与による血圧上昇目的で使用しやすい．エフェドリンはα₁とβ₁受容体を刺激し，ともに血圧上昇に関与するため，**原因がはっきりしない場合や徐脈を伴う場合**に使用される．一方で，フェニレフリンはα₁受容体を選択的に刺激するため，心収縮や心拍数に影響しないので，大動脈弁狭窄症，閉塞型肥大型心筋症を認める場合に適応となるが，徐脈の場合にはエフェドリンの方が使用しやすい．

おわりに

　循環作動薬を適切に使用することで，重症患者の循環動態を安全に管理できる．また循環作動薬の使用において，患者の心機能評価と水分ステータスの把握（脱水なのか，溢水なのか）は非常に重要なポイントとなる．

　最後に，薬剤のコストを考えた治療が重要視されてきている．先発品の1バイアル・アンプルあたりの費用を表2にまとめた．覚える必要はないが，どの薬剤が高いか，または安いか，についてイメージをもつことは重要である．

文献・参考文献

1) McDermott G & Neligan PJ：Chapter 31 – What Vasopressor Agent Should Be Used in the Septic Patient?「Evidence-Based Practice of Critical Care」（Deutschman CS & Neligan PJ），pp206-211，ELSEVIER，2010

プロフィール

青景聡之（Toshiyuki Aokage）
岡山大学大学院医歯薬学総合研究科 救命救急・災害医学
循環作動薬をいかに使うかはとても重要なポイントです．血圧の数値合わせの管理ではなく，水分バランス，心エコー上の心機能，尿量を確認し，そして手足の温かさ・冷たさを肌で感じて必要な薬剤を使用しうまく調整しましょう．

第1章 循環

3. 抗不整脈薬
頻脈性不整脈の診療アルゴリズム

西山 慶

●Point●

- 頻脈性不整脈には先天的な副伝導が原因のタイプと,心疾患や全身状態の増悪を反映した異常心筋が原因となっているタイプがあり,治療の考え方が全く異なる
- 抗不整脈薬にはチャネル(Na・K・Ca)をブロックする薬剤と,「総合感冒薬」のごとく包括的な作用をもつ薬剤(β遮断薬,アミオダロンなど)がある
- 本稿では,特に頻脈性不整脈に関して薬剤投与を含めた救急・ICUでの診療アルゴリズムを理解する

はじめに

抗不整脈の分類として,Vaughan-Williams分類を学生時代に勉強された方も多いと思うが,なかなか理解しにくいのではないだろうか? また,抗不整脈薬は何となく使うのが怖いし,上級医や専門医を呼ぶタイミングもどうしたらよいのか? という話をよく聞く.本稿では,不整脈や抗不整脈薬の定義分類を見直し,特に頻脈性不整脈に関して薬剤投与を含めた救急・ICUでの現実的な診療アルゴリズムを呈示する.

1. 総論

1 頻脈性不整脈の定義を考えてみよう

頻脈性不整脈は,まず「異常パルスのスピード」で分類する.すなわち,

```
120〜250/分:頻拍
250〜350/分:粗動
350〜/分:細動
```

と定義する.

次に,異常パルスの発生場所を「心房」もしくは「心室」と示す.例えば,心室で160/分の異常パルスが生じていれば「心室頻拍」となり,心房で350/分の異常パルスが生じていれば「心房細動」となる.

ただし,房室結節を含むリエントリー性頻拍の場合,房室結節は心房と心室の接合部にあたるので,「上室」の「頻拍」ということで,「上室性頻拍」と定義する.

表1　Naチャネル遮断薬

チャネルとの結合力が強いslow kineticな薬剤	
Vaughan-Williams 分類 Ⅰa型	・キニジン ・プロカインアミド（アミサリン®） ・ジソピラミド（リスモダン®） ・シベンゾリン（シベノール®）
Vaughan-Williams 分類 Ⅰc型	・プロパフェノン（プロノン®） ・フレカイニド（タンボコール®） ・ピルシカイニド（サンリズム®）
チャネルとの結合力が弱いfast kineticな薬剤	
Vaughan-Williams 分類 Ⅰb型	・リドカイン（キシロカイン®） ・メキシレチン（メキシチール®） ・アプリンジン（アスペノン®）

2 頻脈性不整脈の原因は大きく分けて2つのタイプがある

　頻脈性不整脈には，ケント束や房室結節のslow pathwayのような**先天的な副伝導**が原因のタイプと，心筋梗塞などの心疾患や敗血症などの全身状態の増悪を反映した**異常心筋**が原因となっているタイプがあり，治療の考え方が全く異なる．実際の診療においても，患者がこの2つのタイプのいずれなのかを強く意識して診療する．

3 木を見て森を見ずではダメ，by systemによる評価を！

　ICUで遭遇する頻脈性不整脈の多くは，**異常心筋が原因**となっているタイプである．すなわち，不整脈は異常心筋や全身状態悪化の表現型であるにすぎず，単に不整脈を治療するのみではなかなか改善を認めない．心エコーによる心筋評価やby systemによる全身評価が必須である[1]．

4 チャネルと抗不整脈薬の話

　不整脈とそれに対する薬剤への理解を進めるのにチャネルの話は避けて通れない．ここでは，代表的な3つのチャネルと抗不整脈薬のおおまかなイメージを述べる．

1）ナトリウム（Na）チャネル

　Naチャネルは多くの頻脈性不整脈の持続の中心をなし，それをブロックすることで，**頻脈の停止効果**がある．

　Naチャネル遮断薬には，チャネルとの結合力が強いslow kineticなものと，チャネルとの結合力が弱いfast kineticなものがある（表1）．fast kineticなものは，チャネルとの結合力が弱いため早い不整脈には対応が困難であり，上室性頻拍や心房細動には効果が低い傾向がある．逆にslow kineticなものは結合力が強く早い不整脈にも対応可能であるが，Naチャネルへの抑止力が強いため，**心筋抑制・催不整脈作用が強い**という負の側面があり，使用には十分注意する．

2）カリウム（K）チャネル

　きわめて多くの種類のチャネルが存在し，その作用も多彩である．Kチャネルが上手く働かないと，Naチャネルもその作用が停止し，刺激伝導自体が破綻する．

　ニフェカラント（シンビット®）は純粋なKチャネル遮断薬であり，Kチャネルをブロックすることにより，**頻拍の再発予防効果**がある．

3）カルシウム（Ca）チャネル

洞結節・房室結節ではCaチャネルが伝導の首座となっており，伝導性が低い．脈拍数は洞結節・房室結節の状況により決定されるため，Caチャネル遮断薬〔ベラパミル（ワソラン®），ジルチアゼム（ヘルベッサー®）など〕は脈拍数コントロールに有用である．

4）アミオダロン・β遮断薬

これらの薬剤は上記の3つのチャネルをブロックするほかに多彩な作用が報告されており，いわゆる「総合感冒薬」のような包括的な作用が特徴的である．心筋がダメージを受けやすい救急・ICUでは，むしろ純粋なチャネル遮断薬より包括的な使用機序をもつアミオダロン・β遮断薬の方が有用であろう．

5 抗不整脈薬を使ってはいけないタイミング

抗不整脈は正しく使えばきわめて有効な薬剤であるが，すべての薬剤に**催不整脈作用**（さらなる重症不整脈の呼び水となる）および**陰性変力作用**（心不全を増悪させる）作用があり，ATP（アデホス-Lコーワ注）・ランジオロール（オノアクト®）のような一部の薬剤を除き半減期も比較的長い，という負の側面がある．すなわち，**副作用がいったん生じてしまった場合は回復が困難である**ことは把握したうえで使用する．

頻脈性不整脈に接した場合，まず重要なことは血行動態が破綻していないか，ショックや心不全を呈していないか，という判断である．**特にショックの場合は抗不整脈薬の投与を第一に行うべきではなく，すみやかに応援を呼び蘇生の準備を行いつつ除細動を行う．また，心不全併発の頻脈性不整脈における抗不整脈薬の作用はきわめて複雑であり，可能な限り専門医と合同で診療を行う．**

難治性の心室性不整脈に対しては，**経皮的体外循環（VA-ECMO）**が有用な可能性があり，すみやかにECMOチームを起動する．

2. 不整脈診療のアルゴリズムと薬物治療[2, 3]

不整脈診療のポイントは下記の2点である．

> ① 血行動態が破綻している場合は除細動をすみやかに実施する．
> ② 血行動態が破綻していない場合は全身の評価をし，改善を行う．その後，不整脈のタイプ，全身状態，心機能などを加味しながら薬剤投与を行う．

図1～3に頻脈性不整脈の具体的な診療アルゴリズムを示し，その詳細を解説する．

1 上室性頻拍の診療アルゴリズムと薬物治療（図2）

上室性頻拍（paroxysmal supraventricular tachycardia：PSVT）は先天的な副伝導が原因のタイプの不整脈である．大きく分けていわゆるケント束が原因の心房心室リエントリー性頻拍（atrioventricular reentrant tachycardia：AVRT）と，房室結節のslow pathwayが原因の房室結節リエントリー性頻拍（atrioventricular nodal reentrant tachycardia：AVNRT）がある．過去にNaチャネル遮断薬が有効であった既往がある，デルタ波が指摘されていた場合など，AVRT，AVNRTと事前にわかっているような状況ではNaチャネル遮断薬が有効なことがある．

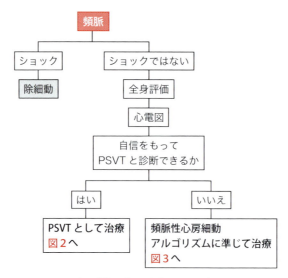

図1　頻脈性不整脈診療のアルゴリズム

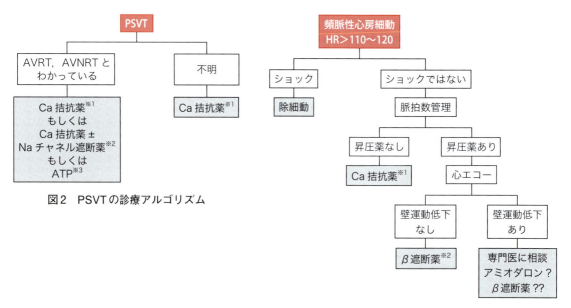

図2　PSVTの診療アルゴリズム

図3　心房細動の診療アルゴリズム

1）Ca拮抗薬単独での治療（図2-※1）

具体的な診療の流れの一例を下記にあげる．

- AVRTとAVNRTの双方によい適応
- 診断のついていない上室性頻拍に実施しやすい，ただし心房頻拍には無効なことが多い
- 心電図モニター監視および静脈路確保
- 投与前に12誘導心電図を撮影
- ベラパミル（ワソラン®静注）1A（5 mg）＋生食100 mLを30分で投与
  投与中に頻拍が停止した場合はすみやかに投与を中止

- 投与終了後に必ず12誘導心電図を撮影し，バイタルサインを確認
- **【重要】低血圧，心不全，心電図異常（特に洞性徐脈）に留意**
- **【重要】半減期が2時間以上とやや長いことに留意**

2）Ca拮抗薬±Naチャネル遮断薬での治療（図2-※2）

具体的な診療の流れの一例を下記にあげる．

- AVRT，AVNRTと事前にわかっていて，心機能低下・腎不全がない場合がよい適応
- 心電図モニター監視および静脈路確保
- **【重要】必ず除細動器と蘇生の準備をしておく**
- 投与前に12誘導心電図を撮影
- ベラパミル（ワソラン®静注）1A（5 mg）＋生食100 mLを30分で投与
  ベラパミルで頻拍が停止しなければピルシニカイド（サンリズム®注射液）1A（50 mg）＋生食100 mLを10分で投与
  投与中に頻拍が停止した場合はすみやかに投与を中止
- 投与終了後に必ず12誘導心電図を撮影し，バイタルサインを確認する
- **【重要】低血圧，心不全，心電図異常（特に洞性徐脈，QT延長）に留意**
- **【重要】サンリズム®は半減期が4時間以上と長く，特に腎不全患者では中毒を励起しやすいので注意を要する**

3）ATPでの治療（図2-※3）

具体的な診療の流れの一例を下記にあげる．

- AVRTとAVNRTの双方によい適応
- 診断のついていない上室性頻拍に実施しやすい，ただし心房頻拍には無効なことが多い
- 心機能低下・腎不全がない場合がよい適応
- 心電図モニター監視および静脈路確保
- **【重要】必ず除細動器と蘇生の準備をしておく**
- 投与前に12誘導心電図を撮影
- 患者に薬剤投与時に嘔気が出る等の注意喚起
- ATP（アデホス-Lコーワ注）1A（10 mg）を急速静注
- **【重要】徐脈時に心室細動に移行する症例があるため，慎重に観察**
- 投与終了後に必ず12誘導心電図を撮影し，バイタルサインを確認

2 心房頻拍への対応

心房頻拍（AT）はPSVTとは異なり，主として心房内での異常パルス（異常自動能もしくは局所リエントリー）が原因の不整脈である．頻度は低いが，**心電図上ではPSVTとの鑑別が困難な**ことと，房室結節を介さないので**Ca拮抗薬が効きにくい**，という厄介な特性がある．臨床の現場では，**洞性頻脈と誤認され**，心不全を呈してしまうこともある．**頻脈が止まっても，すぐに再発することが多いのが特徴で**（期外収縮の連発，と考えれば理解しやすい），薬剤にも抵抗性であることが多いので，心房頻拍を疑った場合には専門医に相談しながら診療を進めていく．

表2 薬剤の心臓・全身への影響

	血管透過性亢進	内因性カテコラミンへの反応	血管拡張	心不全
β遮断薬	関与せず	調整	関与せず	増悪
ベラパミル	関与せず	増悪	増悪	関与せず
アミオダロン	関与せず	調整	関与せず	関与せず

脈拍数で評価　昇圧薬の併用の有無で評価　心エコーのEFにて評価

3 心房細動の診療アルゴリズムと薬物治療（図3）

　心房細動はPSVTと異なり，病的な心筋や全身状態が原因となる不整脈である．前述したように，Na・Kチャネルは心筋の根幹をなすきわめて重要なチャネルであり，これらを特異的にブロックする薬剤は心筋の障害をさらに進め，重篤な病態を招きかねないので，使用には細心の注意が必要である．

　実際には，脈拍数のコントロールを目的としたCa拮抗薬・β遮断薬，マルチチャネル遮断薬としてのアミオダロンなどが使用されることが多い（注意：アミオダロンは本邦では心房細動に対して適応外）．脈拍数の目標値としては，心機能低下がない限りは120/分程度でよい．

　それぞれの薬剤の心臓・全身への影響を表2に示す．

1）Ca拮抗薬での治療（図3-※1）

　心機能抑制は比較的少ないが，血管拡張性は高い．そのため，ノルアドレナリンを投与しているような敗血症合併例の場合は使用しにくい．

　具体的な診療の流れの一例を下記にあげる．

- ベラパミル（ワソラン®静注）1A（5 mg）＋生食100 mLを30分で投与
　投与中に頻拍が停止した場合はすみやかに投与を中止
- **投与終了後に必ず12誘導心電図を撮影し，バイタルサインを確認**
- 脈拍数の目標値は120/分以下とする

2）β遮断薬での治療（図3-※2）

　Ca拮抗薬とは逆に，血管拡張性は比較的少ないが，心機能抑制性は高い．近年，敗血症のような全身状態の悪化自体が心機能を抑制することが報告されており，β遮断薬を使用する前には心不全の既往がなかったとしても，心エコーにて現状の心機能評価を行う．

- 動脈圧ライン，心電図モニターなど集中治療管理下での使用が望ましい
- ランジオロール（オノアクト®点滴静注用）3V（50 mg×3＝150 mg）＋生食50 mL（1 mL＝3 mg，体重50 kgであれば1 mL/時＝1γ）とし，心機能低下例でなければ3〜5γ（体重50 kgであれば上記組成で3〜5 mL/時），低下例では1γ（体重50 kgであれば上記組成で1 mL/時）から開始（筆者注：心機能低下例でなければ添付文書上の最大投与量は40γだが，個人的には10γを上限としている）
　投与中に頻拍が停止した場合はすみやかに投与を中止

- 投与終了後に必ず12誘導心電図を撮影し，バイタルサインを確認
- 脈拍数の目標値は120/分以下とする

4 心室細動・心室頻拍（脈なし）の診療アルゴリズムと薬物治療

当然，血行動態が破綻しているので除細動を行う．除細動後は，再発予防のため，アミオダロン・ニフェカラントなどを用いる．くり返す心室細動・心室頻拍（脈なし）はVT/VF stormといい，経皮的人工心肺（VA-ECMO）の適応となる．

具体的な診療の流れの一例を下記にあげる．

1) アミオダロン（アンカロン®注）急速投与

- 体重60 kg以上であればアミオダロン（アンカロン®注）2A（150 mg×2＝300 mg）を，60 kg以下であれば5 mg/kgを5％ブドウ糖液20 mLに溶かしてボーラス投与
- 投与後も心室性不整脈が持続する場合は，体重60 kg以上であればアミオダロン（アンカロン®注）1A（150 mg×1＝150 mg）を，60 kg以下であれば2.5 mg/kgを5％ブドウ糖液10 mLに溶かしてボーラス投与
- 【重要】必ず5％ブドウ糖液に希釈（生食に溶解すると溶液中に沈殿が生じるため）

2) ニフェカラント（シンビット®静注用）急速投与

- ニフェカラント（シンビット®静注用）1V（50 mg）を，生食50 mLに溶かし（1 mL＝1 mgとなる），0.10～0.30 mg/kg（体重50 kgで5 mg～15 mg，上記組成で5～15 mL）を5分間かけて投与
- 以後の投与量は定期的に心電図を撮影し，QT延長の程度を見ながら調節

Advanced Lecture

■ ICUでの新規発症の心房細動：抗凝固療法を行うべきか？

全米20％ほどの病院をカバーする保険データベースを用いた観察研究[4]では，入院加療を行った敗血症患者のうち，21％に心房細動が発症した．この報告が示すように，心疾患ではない急性疾患における心房細動への対応は大きな問題となっている．しかし残念ながら，これら非心疾患に併発する心房細動患者への診療プロトコルを示したガイドラインはほとんどなく，記載内容もきわめて限定的である．前述の論文でのプロペンシティ・スコア・マッチングを用いた解析では，特に昇圧薬を使用している症例におけるβ遮断薬の有用性が示されているが，エビデンスレベルの高い研究が待たれる．

同様のデータベースを用いた別の研究[5]では，心房細動を合併した敗血症患者への抗凝固療法について解析を行っている．心房細動に対して治療を行った敗血症患者では，心疾患や静脈血栓症などの抗凝固療法の適応がなくとも，約半数に抗凝固療法（18％が経口，29％が非経口）が実施されていたが，プロペンシティ・スコア・マッチングを用いた解析では，非経口の抗凝固療法の使用を行っても脳梗塞の発生率は変化がなく，有意に出血性合併症の頻度が高かった．この

表3 本稿で紹介した抗不整脈薬の薬価一覧

成分名（商品名）	VW分類	容量	薬価	半減期
ベラパミル（ワソラン® 静注）	Ⅳ	5 mg	250円	2.1時間
ピルシカイニド（サンリズム® 注射液）	Ⅰc	50 mg	613円	4〜5時間
ATP（アデホス-Lコーワ注）	N/A	10 mg	59円	10〜20秒
ランジオロール（オノアクト® 点滴静注用）	Ⅱ	50 mg	4,823円	4分
アミオダロン（アンカロン® 注）	Ⅲ	150 mg	3,154円	14.6日（6.8〜32.8日）
ニフェカラント（シンビット® 静注用）	Ⅲ	50 mg	4,673円	90分

　論文からは，少なくとも現時点では敗血症に合併した心房細動において一律の抗凝固療法の実施は推奨されないと考えられるが，脳梗塞発生リスクの層別化も含めて，さらなる研究が待たれる．

　最後に本稿で扱った抗不整脈注射薬の半減期などを**表3**にまとめたので参考にしてほしい．

文献・参考文献

1) Masson SC, et al：Validity Evidence for FASTHUG-MAIDENS, a Mnemonic for Identifying Drug-Related Problems in the Intensive Care Unit. Can J Hosp Pharm, 66：157-162, 2013
2) January CT, et al：2014 AHA/ACC/HRS guideline for the management of patients with atrial fibrillation：executive summary：a report of the American College of Cardiology/American Heart Association Task Force on practice guidelines and the Heart Rhythm Society. Circulation, 130：2071-2104, 2014
3) Callaway CW, et al：Part 4：Advanced Life Support：2015 International Consensus on Cardiopulmonary Resuscitation and Emergency Cardiovascular Care Science With Treatment Recommendations. Circulation, 132：S84-145, 2015
4) Walkey AJ, et al：Practice Patterns and Outcomes of Treatments for Atrial Fibrillation During Sepsis：A Propensity-Matched Cohort Study. Chest, 149：74-83, 2016
5) Walkey AJ, et al：Practice Patterns and Outcomes Associated With Use of Anticoagulation Among Patients With Atrial Fibrillation During Sepsis. JAMA Cardiol, 1：682-690, 2016

プロフィール

西山 慶（Kei Nishiyama）
国立病院機構 京都医療センター 救命救急センター長／京都大学・京都府立医科大学臨床教授／福井大学客員准教授
救急指導医，集中治療専門医，循環器専門医
ショック，敗血症，蘇生後症候群などに強い救命救急センターをめざしています．内科医や外科医，麻酔科医など多くの領域の先生方が短期間で集中治療のエッセンスを学ぶことができるコースも設立しています．

1. 鎮痛・鎮静・筋弛緩薬

太田浩平

● Point ●
- まずは鎮痛を第一に考える
- 気管挿管時は「フェンタニル＋（ミダゾラム or ケタミン）＋ロクロニウム」
- 副作用を十分に理解する

はじめに

　痛みや不安，興奮をコントロールして治療に必要な安静を確保することは，救急・ICU領域では必須である．多くの鎮静薬・鎮痛薬が存在するが，実際の診療場面ではすべてを使いこなすよりもいくつかの組合わせから選ぶ方が安全である．この稿では頻用される薬剤を中心に使い方や注意すべき副作用について概説する．

　※以下，処方例は体重50 kgの場合を想定している．

症例1：気管挿管するとき
　交通事故で搬送された28歳男性．既往はなし．ショック状態のため気管挿管する方針とした．
　→フェンタニル100 μg＋ケタミン50 mg＋ロクロニウム50 mgを静注

症例2：処置のため鎮痛鎮静をするとき
　変形性股関節症に対して全人工股関節置換された55歳の女性．転倒し股関節痛があり搬送，X線で人工股関節脱臼と診断した．入院し鎮静下で整復することとした．
　→フェンタニル50 μg＋ミダゾラム5 mgを静注

症例3：ICUで人工呼吸患者の鎮痛鎮静をするとき
　下部消化管穿孔術後，気管挿管されたままICU入室した50歳の男性．腎機能低下があるが，呼吸や循環は安定している．深夜の入室で，朝以降に抜管することとなった．
　→フェンタニル50 μg/時（1 μg/kg/時）＋プロポフォール100 mg/時（2 mg/kg/時）

表1 本稿で紹介する主な鎮痛薬一覧

	フェンタニル	モルヒネ	ペンタゾシン	ブプレノルフィン
静注での投与量	1～2 μg/kg	0.1～0.2 mg/kg	15～30 mg	0.1～0.2 mg
効果発現までの時間	1分未満	1～2分	2～3分	1分未満
効果持続時間	0.5～1時間	1～2時間	2～3時間	4～10時間
腎機能低下時の排泄遅延	なし	あり	なし	なし
持続静注量	0.5～2 μg/kg/時	1～10 mg/時	一般に行わない	一般に行わない
天井効果[※1]	なし	なし	あり	あり
特徴的な注意点	筋強直	ヒスタミン遊離作用	交感神経刺激作用	ナロキソンで拮抗されにくい
1Aあたりの薬価[※2]	202円	299円	98円	76円
商品名（例）	フェンタニル注射液 0.1 mg	モルヒネ塩酸塩注射液 10 mg	トスパリール注 30 mg	ブプレノルフィン注 0.2 mg

※1 天井効果：投与量を増量しても，一定量以上からは効果が増強されなくなること．
※2 薬価についてはジェネリック医薬品があるものはジェネリックの薬価を参照した．

1. 鎮痛薬（表1）

　十分な鎮痛は，安全に手技や治療を行うために必要で，患者の満足も得られる．また，ICUでの不十分な鎮痛は退室後のPTSD（心的外傷後ストレス障害）に関連する．本稿では，迅速かつ十分な鎮痛効果が期待できるフェンタニルを中心に説明する．

1 フェンタニル（フェンタニル）

1）適応

　麻酔時の鎮痛や激しい疼痛に対する鎮痛が適応である．天井効果がないため増量するほど鎮痛効果は強まるが副作用も起こりやすい．

2）副作用，投与の際の注意点

　呼吸抑制，血圧低下，悪心嘔吐，腸管蠕動低下があり，**高齢者**では副作用が出やすいので，半量へ減量する．

　また，5 μg/kgを超える量〔体重50 kgで原液（0.1 mg/2 mL）5 mL〕の静注で胸郭の筋強直を起こすことがあるため，数分かけて緩徐に投与する．強直時は筋弛緩薬で解除して気管挿管するが，実際はほとんど経験しない．

3）具体的な投与方法

　①気管挿管や処置時の鎮痛時：1～2 μg/kgを静注

　　フェンタニル〔フェンタニル注射液（0.1 mg/2 mL）〕を原液で1～2 mL静注．効果不十分であれば数分ごとに1 mL追加投与する．

　②ICUで持続静注するとき：0.5～2 μg/kg/時

　　フェンタニル〔フェンタニル注射液（0.1 mg/2 mL）〕50 mLを原液で0.5～2 mL/時で投与．

4）類似薬との使い分け

・モルヒネ（モルヒネ）

　救急外来やICUではモルヒネがフェンタニルに優っている点はないが，鎮痛を持続静注ではなく間欠投与にしたいときにはモルヒネの作用時間の長さを利用することがある．以前は血管拡張作用，抗不安作用などを期待して心不全への投与が推奨されていたが，むしろ心筋梗

塞では死亡率を上げる報告もある[1]．

> ※モルヒネを使用しにくい理由
> ・ヒスタミン遊離作用があるため，血管拡張による血圧低下が起こりやすい
> ・半減期が長く，代謝物が腎排泄のため作用が遷延しやすい
> ・消化器症状が出やすい

5）拮抗薬：ナロキソン（ナロキソン塩酸塩静注（0.2 mg/1 mL）薬価：912円）

麻薬中毒が少ない日本では，主に呼吸抑制や血圧低下などの副作用出現時に用いられる．0.2 mgを静注し，効果不十分であれば追加投与するが，麻薬中毒の多い米国では離脱症候群のリスクがあるため必要最小限の量（0.04〜0.4 mg）の投与が推奨される．投与後2分程度で効果があるが効果持続時間は約30分のため，投与後も経過観察が必要である．副作用に交感神経刺激や肺水腫などがあるため，心血管疾患の患者には注意する．

2 ペンタゾシン（トスパリール）/ブプレノルフィン（レペタン®）

一番の利点は**麻薬ではない**ことで，取り扱いが容易なため頻用される．しかし**天井効果がある**ため持続静注に向かない．

ペンタゾシンは交感神経刺激作用があるので，心血管疾患の患者には投与しない方がよい．

● 具体的な投与方法
・気管挿管や処置時の鎮痛時：0.1〜0.2 mgを静注
ブプレノルフィン〔レペタン®注（0.2 mg/1 mL）〕を原液で0.5〜1 mL静注．
力価はブプレノルフィン0.2 mg＝フェンタニル0.1 mg（例：レペタン®注0.2 mg/1Aとフェンタニル注射液0.1 mg/1Aは同じ力価）．

3 トラマドール（トラマール® OD錠（25 mg）薬価：36.5円）

1）適応

トラマドールは非麻薬性オピオイドに分類され，癌性疼痛以外の疼痛にも処方できる．ノルアドレナリンとセロトニンの再取り込み阻害の作用ももっているため，神経障害性疼痛にも効果がある．

2）副作用，投与の際の注意点

稀だがセロトニン症候群が特徴的な副作用で，ほかは麻薬鎮痛薬と似て呼吸抑制や消化器症状がある．またチトクロムP450を介した代謝のため，ワルファリンなどとの相互作用には注意する．

3）具体的な投与方法

トラマドール〔トラマール® OD錠（25 mg）〕1回1〜4錠 1日4回（100〜400 mg）内服．筋注用製剤もあるが，あまり使用されていない．

4）類似薬との使い分け

複数の作用機序で鎮痛効果を得るため麻薬の副作用を減らすと期待されるが，麻薬指定でないため米国では乱用が広がっており，日本でも安易な長期使用は慎む必要がある．まずはアセトアミノフェンやNSAIDs（nonsteroidal antiinflammatory drugs）での鎮痛を図る．

トラマドールとアセトアミノフェンの合剤であるトラムセット®配合錠（トラマドール37.5 mg/アセトアミノフェン325 mg）も使用されるが，他薬剤と比較して鎮痛効果や副作用発現頻度での優位性は明らかでない．

4 アセトアミノフェン（薬価：7.2円（内服1g），19.3円（坐剤100 mg），323円（点滴静注1g））

1）適応
広く疼痛時に使用されており，剤形も豊富で妊婦や小児にも使用できる．作用機序は不明な点も多いが，中枢性鎮痛薬で抗炎症作用はないとされる．

2）副作用，投与の際の注意点
肝障害は有名で長期連用例では肝不全のリスクがあるが，鎮静作用がなく循環への影響もほとんどないため使用しやすい．経口吸収率はほぼ100％であり静注薬や坐剤と比較して低薬価のため，可能なら内服がよい．迅速かつ強力な鎮痛を要す場合には他薬剤を検討する．

3）具体的な投与方法
アセトアミノフェン〔アセトアミノフェン錠（200 mg）〕1回1.5〜5錠（300〜1,000 mg）内服，1日4,000mgまで投与する．
静注薬は15分かけて投与する．

4）類似薬との使い分け
頻用される鎮痛薬としてNSAIDsがあるが，心腎への悪影響や血小板凝集，消化管潰瘍のリスクがあるため，これらの懸念がある患者にはアセトアミノフェンの適用を検討する．

Advanced Lecture

■ ICUでの鎮痛や解熱を目的としたアセトアミノフェンとNSAIDs

アセトアミノフェンは，麻薬系鎮痛薬のみで術後鎮痛が不十分な場合に追加することで，鎮痛効果を増強でき人工呼吸期間を短縮できる．
しかし感染症患者の解熱目的での使用に際しては，両薬剤投与による血圧低下はよく経験され，予後改善効果がないばかりか解熱効果もほとんどない[2]．

2. 鎮静薬 (表2)

フェンタニルがほとんどの場合で第一選択であった鎮痛薬と違い，それぞれの特徴を生かした薬剤の使い分けを行うことでよりよい鎮静管理をめざしたい．

1 ミダゾラム（ドルミカム®）

1）適応
効果発現は比較的早く，プロポフォールと比べると循環動態への影響も緩やかで使いやすい．健忘作用や抗不安作用があるのも，処置の助けになる．

2）副作用，投与の際の注意点
高齢者やショック状態の患者では，血圧低下や呼吸抑制を起こしやすいので減量する．また，代謝物も活性があり，腎傷害時は効果が遷延する．
ICUではミダゾラムはせん妄の主たる原因薬剤の1つで，急な中断で離脱症状（不穏，発熱，

表2 本稿で紹介する主な鎮静薬一覧

		ミダゾラム	ケタミン	プロポフォール	デクスメデトミジン
静注での投与量	深い鎮静	0.1〜0.3 mg/kg	1〜2 mg/kg	1〜2 mg/kg	静注で使用しない
	浅い鎮静	0.02〜0.04 mg/kg	1 mg/kg	0.5〜1 mg/kg	静注で使用しない
効果発現までの時間		1〜3分	1分未満	1分未満	持続静注のみだと30分以上
効果持続時間		1〜3時間	15〜30分	5〜10分	ー
腎機能低下時の排泄遅延		あり	なし	なし	あり
持続静注量		0.04〜0.2 mg/kg/時	0.05〜0.4 mg/kg/時	0.3〜3 mg/kg/時	0.2〜0.7 μg/kg/時
鎮痛効果		なし	あり	なし	不明
呼吸抑制		あり	なし	あり	比較的少ない
循環動態への影響		プロポフォールと比べて少ない	交感神経刺激で頻脈,血圧上昇	徐脈,血圧低下	徐脈,血圧低下
特徴的な注意点		せん妄のリスク,離脱症状	唾液分泌過多,喉頭痙攣,覚醒時反応(悪夢,幻覚,錯乱)	プロポフォール注入症候群(小児の人工呼吸中の持続鎮静としては使用しない),卵・大豆アレルギーでは使用しない	ローディングすると徐脈や血圧低下が起こりやすい
1A(またはV)あたりの薬価※		65円	287円	555円(20 mL)/1,343円(100 mL)	5,098円
商品名(例)		ミダゾラム注射液 10 mg	ケタラール®静注用 50 mg	プロポフォール1%静注	プレセデックス®静注液200 μg

※ 薬価についてはジェネリック医薬品があるものはジェネリックの薬価を参照した.

頻脈,痙攣)が出現する.ベンゾジアゼピン系薬剤がアルコールと同じGABA受容体に働くことを考えると想像しやすい.また,アルコール多飲の患者では鎮静効果が得られにくい.

3)具体的な投与方法

①気管挿管や処置時の鎮静時:1〜10 mgを静注
- ミダゾラム〔ドルミカム®注射液(10 mg/2 mL)〕を原液で0.5〜2 mL静注
- ミダゾラム〔ドルミカム®注射液(10 mg/2 mL)〕2 mLを生理食塩水8 mLで希釈(10 mg/10 mL)して,1〜10 mL静注

②ICUで持続静注するとき:0.04〜0.2 mg/kg/時
- ミダゾラム〔ドルミカム®注射液(10 mg/2 mL)〕10 mLを生理食塩水40 mLで希釈(50 mg/50 mL)して,2〜10 mL/時で投与
- ミダゾラム〔ドルミカム®注射液(10 mg/2 mL)〕50 mLを原液で0.4〜2 mL/時で投与

4)類似薬との使い分け

同系薬剤にジアゼパム(セルシン®)があるが,効果発現は早いものの半減期が長いので短時間の鎮静には向かない.また,溶解液のプロピレングリコールが血管痛や中毒の原因となるため,持続静注には使用しない.

5)拮抗薬:フルマゼニル(フルマゼニル静注液(0.2 mg/2 mL)薬価:601円)

0.2 mg静注し,効果不十分であれば0.1 mgずつ追加投与する.総投与量は1 mg,ICUでは2 mgまでとされる.内視鏡など処置時の鎮静後に使用されることが多く,投与数分で効果がある

が持続時間も短いため，投与後の再鎮静には注意が必要である．また投与により痙攣誘発のリスクがある．ICUではミダゾラムの使用が減少しており，また浅い鎮静管理のため使用機会はほとんどない．変わった効能として，肝性脳症の症状改善が期待できるとされる[3]．

2 ケタミン（ケタラール®）

1）適応

鎮痛効果もあり，呼吸や反射の抑制が少ないことが利点である．また，交感神経刺激により血圧や脈拍はむしろ増加するため，ショック患者に対しては優先使用される．気管支拡張作用が有利に働く場面もある．

2）副作用，投与の際の注意点

日本では麻薬として扱われるため，取り扱いは注意する．交感神経刺激が心血管疾患の患者には負担になる．また，唾液分泌過多や少ないながら喉頭痙攣もあるため，**気道管理は必要**である．

古典的には，ケタミンは脳圧亢進作用があるとされ，頭蓋内疾患の患者には積極的には投与されてこなかった．しかし，近年の報告では，臨床的投与量では脳圧亢進は起こらず，血圧が下がらないので他鎮静薬より脳灌流圧が保たれるとされる．

特徴的な副作用として，悪夢や性的な夢・幻覚・錯乱といった精神症状が出ることがあるので，小児や女性の患者には配慮する．統合失調症の患者には使用しない方がよい．

3）具体的な投与方法

静注用製剤は1 mLあたりケタミンとして10 mg含まれる．より高濃度の筋注用製剤（500 mg/10 mL）と間違えないようにする．

①**気管挿管や処置時の鎮静時**：1～2 mg/kgを静注

ケタミン（ケタラール® 静注用200 mg）を原液で5～10 mL（ケタミンとして50～100 mg）静注する．

②**ICUで持続静注するとき**：0.05～0.4 mg/kg/時

ケタミン〔ケタラール® 静注用（50 mg/5 mL）〕50 mLを原液で0.3～2 mL/時で投与．精神症状の問題もありICUでの持続静注として使用されることは稀である．

4）類似薬との使い分け

呼吸抑制や血圧低下の副作用がほとんどみられず，救急の現場では使いやすい．精神症状の予防にミダゾラムの先行併用投与（0.03 mg/kg）が有用とされる．

3 プロポフォール（プロポフォール）

1）適応

すみやかな効果発現と短い持続時間のため，"キレ味のよい"鎮静薬の代表格である．下記の重篤な合併症（プロポフォール注入症候群）のリスクが高いため小児の人工呼吸管理中の持続鎮静には使用できない．

2）副作用，投与の際の注意点

血圧低下が起こりやすいため，高齢者や脱水の患者には他薬剤での鎮静を検討してもよい．ほかに，**プロポフォール注入症候群**（propofol-related infusion syndrome：PRIS）という死亡率の高い合併症があり，**高用量（＞5 mg/kg/時）・長時間（＞48時間）の場合**に生じやすい．

添加物として卵黄レシチンとダイズ油を使用しており，卵・大豆アレルギーの患者には使えない．

3）具体的な投与方法

1％製剤の場合，1 mL あたりプロポフォールとして10 mg 含まれる．

①**気管挿管や処置時の鎮静時：0.5〜2 mg/kg を静注**

プロポフォール（プロポフォール1％静注 20 mL）を原液で 2.5〜10 mL（プロポフォールとして 25〜100 mg）を静注する．効果が不十分であれば数分ごとに 0.5 mg/kg ずつ追加投与する．

②**ICU で持続静注するとき：0.3〜3 mg/kg/時**

プロポフォール〔プロポフォール1％静注（200 mg/20 mL）〕を原液で 1.5〜15 mL/時で投与．

4）類似薬との使い分け

ICU での持続鎮静薬を比較した研究で，ミダゾラムはデクスメデトミジンと比べて人工呼吸期間やせん妄の発生率が増えたが，プロポフォールにこれらの悪影響はみられなかった[4]．循環が安定しており比較的短い期間の使用ではプロポフォールが第一選択である．

4 デクスメデトミジン（プレセデックス®）

1）適応

浅い鎮静に便利で，呼吸や循環への影響が少なく，多少の鎮痛効果も期待される．非気管挿管下の処置時の鎮静として適応はあるが，導入までの遅さやローディングしたときの副作用の出やすさから一般的ではない．

2）副作用，投与の際の注意点

徐脈や血圧低下，呼吸抑制があるが，ローディングや高用量での投与を行わなければ起こりにくい．「6μg/kg/時の投与速度で10分間静脈内へ持続静注」する**ローディングは行わずに維持量（下記）での投与を行う**．この投与法では導入までに時間を要し，早く鎮静効果を得たい場合には不向きである．

3）具体的な投与方法

・**ICU で持続静注するとき：ローディングは行わずに 0.2〜0.7μg/kg/時**

デクスメデトミジン〔プレセデックス® 静注用（200μg/2 mL）〕2 mL を生理食塩水 48 mL で希釈（200μg/50 mL）して，2.5〜8.75 mL/時で投与．

4）類似薬との使い分け

副作用を考慮する必要があり迅速な鎮静には不向きで，薬価が1Vあたり約5,000円と高価である．

3. 筋弛緩薬

■ ロクロニウム（エスラックス®）

1）適応

気管挿管や麻酔時の筋弛緩に使用する．

2）副作用，投与の際の注意点

呼吸が止まってしまうので，気管挿管時に使用して挿管できなかった場合はバッグバルブマスクで換気できないと致死的となる．拮抗薬にスガマデクス（ブリディオン®）があり，通常の拮

表3 【小児】急変・気管挿管時薬剤投与表[※1]

薬剤	希釈法	kg当量	体重別の投与量		
			5 kg	10 kg	15 kg
アドレナリン[※2] 1 mg/1 mL	1A＋生食9 mL ＝0.1 mg/mL	0.01 mg/kg ＝0.1 mL/kg	0.5 mL	1 mL	1.5 mL
硫酸アトロピン 0.5 mg/1 mL	1A＋生食4 mL ＝0.1 mg/mL	0.02 mg/kg ＝0.2 mL/kg	1 mL	2 mL	3 mL
ミダゾラム 10 mg/2 mL	1A＋生食8 mL ＝1 mg/mL	0.15 mg/kg ＝0.15 mL/kg	0.75 mL	1.5 mL	2.25 mL
フェンタニル 100 μg/2 mL	1A＋生食8 mL ＝10 μg/mL	2 μg/kg ＝0.2 mL/kg	1 mL	2 mL	3 mL
ケタミン 50 mg/5 mL	希釈せず ＝10 mg/mL	1 mg/kg ＝0.1 mL/kg	0.5 mL	1 mL	1.5 mL
リドカイン 100 mg/5 mL	0.2A＋生食9 mL ＝2 mg/mL	1 mg/kg ＝0.5 mL/kg	2.5 mL	5 mL	7.5 mL
ロクロニウム 50 mg/5 mL	希釈せず ＝10 mg/mL	1 mg/kg ＝0.1 mL/kg	0.5 mL	1 mL	1.5 mL
スガマデクス[※3] 200 mg/2 mL	1A＋生食3 mL ＝40 mg/mL	4 mg/kg ＝0.1 mL/kg	0.5 mL	1 mL	1.5 mL

※1 フラッシュ用に生食20 mLを用意する
※2 蘇生時（アナフィラキシー時は筋注）
※3 緊急時は4倍量

抗では2〜4 mg/kgを，急速な拮抗を要する際には16 mg/kgを使用する．拮抗効果まで時間がかかるため，これに頼ることは最小限にすべきである．

なお，スガマデクスの薬価は8,836円/200 mg，21,089円/500 mgときわめて高価である．

3）具体的な投与方法
・気管挿管時：0.6 mg/kgを静注し適宜追加（挿管時の上限は0.9 mg/kg）
ロクロニウム〔エスラックス® 静注（50 mg/5 mL）〕3 mLを原液で静注する．効果発現までの時間を短くするために上限量を投与することも多い．

4）類似薬との使い分け
筋弛緩薬については，基本的にはロクロニウムだけ使えるようになればよいと思われる．

サクシニルコリン（スキサメトニウム注）は非常に作用時間が短く自発呼吸のすみやかな回復が期待できるうえ，100 mgのアンプルが92円と安価な利点もある．しかし使用に際して注意すべき状況が多く，使い慣れていない限りは使わない方が無難である．

おわりに

鎮痛・鎮静薬や筋弛緩薬は重症患者に緊急で使用することが多いため，自分だけの「使い慣れた処方」をつくっておくだけでなく，看護師や薬剤師にも共通認識をもってもらっておく．気管挿管時の薬剤や，小児では特に希釈方法や投与量を統一しておく（表3）．また，モニターと気道管理セットを準備にしておいて（表4），安全な鎮痛鎮静を行うことが重要である．

表4 【成人】気管挿管・準備物品

A. 補助換気備品
- 酸素マスク
- 人工鼻
- 呼気 CO_2 モニター
- ジャクソンリース
- 吸引（14 Fr./ヤンカー）
- 動脈ライン

B. 挿管備品
- 喉頭鏡（ブレード4・3）
- エアウェイスコープ McGRATH™（4・3）
- 気管チューブ（カフ上吸引つき）
  男性：φ7.5 mm，女性：φ7.0/6.5 mm

・スタイレット	・聴診器
・ゼリー	・固定用テープ
・カフ用シリンジ	・キシロカインスプレー

- 胃管（男性：16 Fr. 女性：14/12 Fr.）
- バイトブロック
- 困難気道セット

C. 挿管薬剤（1〜4のうちどれかを選択）
① ミダゾラム ＋ ブプレノルフィン
　（1A＋生食8 mL【10 mLシリンジ】）（原液1A【2.5 mLシリンジ】）
② ミダゾラム ＋ フェンタニル
　（1A＋生食8 mL【10 mLシリンジ】）（原液1A【2.5 mLシリンジ】）
③ プロポフォール ＋ フェンタニル
　（原液【20 mLシリンジ】）（原液1A【2.5 mLシリンジ】）
④ ケタミン ＋ フェンタニル
　（原液1A【5 mLシリンジ】）（原液1A【2.5 mLシリンジ】）

＋ロクロニウム〔原液1A（5 mL）【5 mLシリンジ】〕
＋ノルアドレナリン（1A＋生食19 mL【20 mLシリンジ】）

D. 人工呼吸開始前準備
- 初期動作確認
- 事前設定
- 閉鎖式吸引
- 人工鼻を使わない場合は，加温加湿回路＋インライン CO_2 モニター

文献

1) Meine TJ, et al：Association of intravenous morphine use and outcomes in acute coronary syndromes：results from the CRUSADE Quality Improvement Initiative. Am Heart J, 149：1043-1049, 2005
2) Young P, et al：Acetaminophen for Fever in Critically Ill Patients with Suspected Infection. N Engl J Med, 373：2215-2224, 2015
3) Goh ET, et al：Flumazenil versus placebo or no intervention for people with cirrhosis and hepatic encephalopathy. Cochrane Database Syst Rev, 8：CD002798, 2017
4) Jakob SM, et al：Dexmedetomidine vs midazolam or propofol for sedation during prolonged mechanical ventilation：two randomized controlled trials. JAMA, 307：1151-1160, 2012

参考文献・もっと学びたい人のために

1) 「必勝！気道管理術 ABCははずさない」（志賀 隆，林 寛之/監，則末泰博，他/編），学研メディカル秀潤社，2015
2) 「処置時の鎮静・鎮痛ガイド」（乗井達守/編），医学書院，2016
3) 「Tintinalli's Emergency Medicine：A Comprehensive Study Guide, 8th edition」（Tintinalli JE, et al/eds），McGraw-Hill Education, 2015
4) 日本集中治療医学会J-PADガイドライン作成委員会：日本版・集中治療室における成人重症患者に対する痛み・不穏・せん妄管理のための臨床ガイドライン．日本集中治療医学会雑誌，21：539-579, 2014
   https://www.jstage.jst.go.jp/article/jsicm/21/5/21_539/_pdf

プロフィール

太田浩平（Kohei Ota）
広島大学大学院医歯薬保健学研究科医学講座 救急集中治療医学
集中治療専門医・救急専門医
「神は細部に宿る」集中治療をめざして日々患者さんに向き合っています．
救急集中治療の新しいスタンダードは広島にあります．ぜひ一緒に勉強しましょう！

第2章　神経・麻酔・鎮静

2. 抗痙攣薬

山賀聡之，志馬伸朗

● Point ●

- 痙攣患者の診察は，ABCDの評価から！
- 痙攣重積は早く止める！
- 第一，第二選択薬で止まらなければ全身麻酔
- 非痙攣性てんかん重積状態は，治療の遅れが予後を悪化させる

1. 痙攣の評価と原因検索

1 まずはABCD！

　痙攣患者に対してはまず，**気道（A），呼吸（B），循環（C），意識（D）という生理学的評価**を行う．痙攣が持続，反復している場合には，用手気道確保，補助換気を行う．**心原性ショックや不整脈による失神を除外**するため，心電図モニタリングのほか，必要に応じ12誘導心電図や心臓超音波検査をベッドサイドで行う．低血糖の評価と補正はこの段階で行う（患者背景からWernicke脳症を疑った場合，塩酸チアミン100 mgの投与も行う）．

2 痙攣の原因は？

　痙攣発作には，全身疾患が原因となる急性症候性発作（表1）と非誘発発作がある．2回以上の非誘発発作，または1回の非誘発発作と高い再発リスクを伴う場合，てんかんと診断とされる[2]．急性症候性発作の場合，抗痙攣薬の投与と基礎疾患の治療が必要である．

2. 抗痙攣薬の適応と選び方

1 痙攣は早期に止める！

　てんかん活動が5分以上持続，再発する場合をてんかん重積状態（status epilepticus：SE）といい，痙攣を伴う場合，痙攣性てんかん重積状態（convulsive status epilepticus：CSE）という[3]．てんかん重積は，神経予後を悪くするため[4]，ただちに治療を開始する．
　以下，ガイドライン[1,5,6]に沿って治療を解説する．具体的な用量と用法は表2に示す．

表1　急性症候性発作を起こす疾患・病態

脳血管障害	脳血管障害から7日以内に起こる発作
中枢神経感染症	中枢神経感染症の活動期に起こる発作
急性自己免疫性脳炎	抗NMDA受容体抗体脳炎などによる発作
頭部外傷	頭部外傷から7日以内に起こる発作
代謝性・全身性疾患	電解質異常，低血糖，非ケトン性高血糖，尿毒症，低酸素脳症，肝性脳症，高血圧性脳症，子癇，posterior reversible encephalopathy syndrome（PRES），全身性エリテマトーデス（SLE），ミトコンドリア脳症など全身疾患に関連して起こる発作
中毒	麻薬（コカインなど），処方薬（アミノフィリン，イミプラミンなど），危険ドラッグ，薬剤過剰摂取，環境からの曝露（一酸化炭素，鉛，樟脳，有機リンなど），アルコール（急性アルコール中毒など）に曝露している間に起こる発作
離脱	アルコール，薬剤（バルビツレート，ベンゾジアゼピンなど）の依存があり，中止後1〜3日以内に起こる発作
頭蓋内手術後	頭蓋内脳外科手術の直後に起こる発作
脱髄性疾患	急性散在性脳脊髄炎，多発性硬化症の急性期に起こる発作
重複要因	同時に起きたいくつかの状況と関連した発作

文献1より転載．

2 痙攣性てんかん重積状態（CSE）

1）第一選択薬（てんかん活動：〜10分）

ジアゼパムの静脈内投与である．ジアゼパム単回投与で効果がなかった場合，ジアゼパムの追加の静脈内投与，あるいはミダゾラムの静脈内（ボーラス）投与を行う．静脈路確保が不可の場合，ミダゾラムの筋注や頬粘膜・鼻腔内投与も有効である．

2）第二選択薬（てんかん活動：10〜30分）

ホスフェニトイン，フェニトイン，フェノバルビタールの静脈内投与を行う．ジアゼパムなどのベンゾジアゼピン系に比べ即効性は劣るが，作用時間が長いことが特徴である．また，**レベチラセタムの静脈内投与**も日本の最新のガイドラインにおいて推奨されるようになった[1]．

3）第三選択薬（てんかん活動：30〜60分）

第一，第二選択薬による加療後も発作が持続する場合を難治性てんかん重積（refractory SE：RSE）という．この場合はICUで呼吸，循環の監視下にミダゾラム，プロポフォール（**小児においては，人工呼吸中の持続的投与は禁忌とされる**），バルビツレート（チオペンタール，チアミラール）の持続静注による全身麻酔を行う（ミダゾラム持続静注は成人のガイドラインでは第二選択薬としても推奨されているが[1]，小児では第二選択薬として推奨されていない[6]．また，痙攣が消失した後も，後述する非痙攣性てんかん重積状態として発作が持続している可能性があり，その判断には持続脳波モニタリングが必要である．国内外のガイドラインでも持続脳波モニタリングによる監視が推奨されているが[1,6,7]，すべての施設で実施が可能なわけではない．バルビツレートは痙攣消失率が高いとされているが[8]，低血圧[8]や長期の人工呼吸管理を要する[9]といったデメリットがある．

Advanced Lecture

海外のガイドライン[7]におけるてんかん重積に対する第一選択薬は，ロラゼパム，ジアゼパム，ミダゾラムであり，ロラゼパムとジアゼパムは静注，ミダゾラムは筋注が推奨されている．シス

表2 痙攣重積の各種治療薬の投与量

薬剤名	用量および用法（成人）	用量および用法（小児）	維持療法（成人，小児）	副作用
第一選択薬				
ジアゼパム（セルシン®，ホリゾン®）	5〜10 mgを5 mg/分で静注，5分後に10 mg静注追加可	0.3〜0.5 mg/kgを緩徐に静注，5分後に同量の静注追加可 静脈路不可の場合：直腸内投与（0.3〜0.5 mg/kg）	−	低血圧，呼吸抑制
ミダゾラムのボーラス投与（ドルミカム®，ミダゾラム，ミダフレッサ®）*1	0.15 mg/kg（0.1〜0.3 mg/kg）を1 mg/分で静注 静脈路不可の場合：10 mg筋注	0.15 mg/kg（0.1〜0.3 mg/kg）を1 mg/分で静注，5分後に同量の静注追加可 静脈路不可の場合：筋注（0.2〜0.5 mg/kg），頬粘膜投与（0.2〜0.5 mg/kg），鼻腔内投与（0.2 mg/kg）		低血圧，呼吸抑制
第二選択薬				
ホスフェニトイン（ホストイン®）	22.5 mg/kgを3 mg/kg/分または150 mg/分のいずれか低い方を超えない速度で静注，追加投与は不可	成人と同様（2歳以上）	5〜7.5 mg/kg/日 1回または分割で静注	低血圧，不整脈
フェニトイン（アレビアチン®）	5〜20 mg/kgを50 mg/分以下の速度で静注	15〜20 mg/kgを1 mg/kg/分または50 mg/分以下の速度で静注	5〜8 mg/kg/日を2回に分けて静注	低血圧，不整脈，purple glove syndrome
フェノバルビタール（ノーベルバール®）	15〜20 mg/kgを50〜75 mg/分で静注	15〜20 mg/kgを10分以上かけて緩徐に静注（1日1回）（新生児は20 mg/kg）	2.5〜5 mg/kg/日 1回静注	低血圧，呼吸抑制
レベチラセタム（イーケプラ®）*2	1日に1,000 mgを2回に分け，15分以上かけて静注	1日に20 mg/kgを2回に分け，15分以上かけて静注 小児は4歳以上から適応があり，体重50 kg以上では成人と同様	成人：〜3,000 mg/日，小児：〜60 mg/kg/日まで増量可．2週間以上あけ成人≦1,000 mg/日，小児≦20 mg/kg/日の範囲で増量する	
第三選択薬/全身麻酔				
ミダゾラムの持続静注（ドルミカム®，ミダフレッサ®）*3	0.1〜0.3 mg/kgを静注後，0.05〜0.4 mg/kg/時で持続静注，痙攣消失時の投与量を24時間持続静注後，漸減・中止	0.2 mg/kgを静注後，0.05〜0.5 mg/kg/時で持続静注．脳波モニタリング下に0.05 mg/kgずつ増量（最大2 mg/kg/時まで増量可）．発作消失後24〜48時間持続静注を維持．	−	低血圧，呼吸抑制
チオペンタール（ラボナール®）	3〜5 mg/kgを静注後，2〜5 mg/kg/時で持続静注	1 mg/kg/分以下で2〜7 mg/kg，または3 mg/kgを2分間隔で2回静注後，1 mg/kg/時で開始，脳波モニタリング下に1 mg/kg/時ずつ増量（最大15 mg/kg/時まで増量可）．バーストサプレッションを12〜48時間維持．	−	低血圧，呼吸抑制，心抑制
チアミラール（イソゾール®）	3〜5 mg/kgを静注後，2〜5 mg/kg/時で持続静注	4〜5 mg/kgを緩徐に静注後，1 mg/kg/時で開始，脳波モニタリング下に増量（最大10 mg/kg/時まで増量可）．バーストサプレッションを12〜48時間維持．	−	低血圧，呼吸抑制，心抑制
プロポフォール（ディプリバン®）	1〜2 mg/kgを静注後，2〜5 mg/kg/時で持続静注	小児人工呼吸中の持続鎮静は禁忌	−	低血圧，呼吸抑制，心抑制，高トリグリセリド血症，プロポフォール注入症候群

＊1 ミダフレッサ®は静注用としてのみ使用する
＊2 日本のガイドラインに用量および用法の記載があるのは小児のみ
＊3 成人では第二選択薬としても推奨されている
文献1，5，6を参考に作成

テマティックレビューでは，ロラゼパム静注はジアゼパム静注よりも痙攣が持続する患者の割合が有意に低い〔リスク比 0.64，95％信頼区間（confidential interval：CI）0.45-0.90〕ことが示されている[10]．このように，ロラゼパムはてんかん重積に対する第一選択薬として主要な薬剤となっているが，**注射用製剤は日本では未承認**である．第二選択薬は，ホスフェニトイン/フェニトイン，フェノバルビタール，レベチラセタムの静注のほかに，バルプロ酸の静注が推奨されている[7]．このバルプロ酸の注射用製剤も**日本では未承認**である．

●ここがポイント

てんかん重積に対する第二選択薬は，第一選択薬により痙攣が止まった後，再発を抑える目的で投与することが多い．痙攣を頻回にくり返す場合や持続する場合には，第二選択薬を投与すると同時に（あるいは第二選択薬を飛ばして），全身麻酔（第三選択薬の投与）の開始が必要となることも少なくない．第一〜第三選択薬の開始時間はあくまで目安であり，目の前で起きている痙攣はできるだけ早く止めなければならない．

3 非痙攣性てんかん重積状態（NCSE）

痙攣を伴わないてんかん重積を非痙攣性てんかん重積状態（non-convulsive status epilepticus：NCSE）という．頭部外傷や敗血症，心停止後症候群，中枢神経系感染症などの重症疾患でみられ，治療の遅れは予後を悪化させる[3]．診断のためには脳波モニタリングが有用であり，CSEに準じた治療を行う[3]．

Advanced Lecture

CSEの患者164名に脳波モニタリングを行った研究では，14％の患者がNCSEに移行したと報告されている[11]．また，ICU入室中の意識障害を呈した患者の5〜14％にNCSEが認められたとの報告がある[12〜14]．NCSEに対する治療の遅れは予後悪化につながるため，CSEの発作抑制後や原因不明の意識障害患者の診療において脳波モニタリングおよびNCSEの早期診断は重要な位置づけとなる．

4 外傷性てんかん

頭部外傷後のてんかんは，早期（受傷後〜7日）と晩期（受傷後8日〜）に分類される．早期てんかんに対し再発軽減目的にフェニトインの投与が推奨される（晩期てんかんに対してはガイドラインの推奨なし）[15]．

5 軽症胃腸炎関連痙攣

軽症胃腸炎関連痙攣は，乳幼児に好発し，胃腸炎症状を伴う主に無熱性の予後良好な痙攣である[16]．群発することがあるが間欠期は意識清明である点が特徴である．ジアゼパムやミダゾラムが無効なことが多く，自然軽快しない場合，カルバマゼピンやフェノバルビタールを投与する．

3. 副作用，投与の際の注意点

1 ベンゾジアゼピン系薬剤

ジアゼパム，ミダゾラムは**呼吸・循環の監視下**に投与し，必要に応じバッグバルブマスクや気管挿管の準備を行う．ジアゼパムは，希釈により液が混濁するため原液で投与する．ミダゾラムもリンゲル液と配合変化を起こすので，輸液は生理食塩水やブドウ糖液などを用いる．

2 ホスフェニトイン，フェニトイン，フェノバルビタール

フェニトインは強アルカリ性で血管痛や血管外漏出時の皮膚障害（purple glove syndrome）に注意する必要がある．ホスフェニトインはフェニトインのプロドラッグで静注後に体内でフェニトインに分解される．

ホスフェニトインは，組織障害性が軽減されており，フェニトインの3倍の速度で投与可能である（表2）．ホスフェニトイン，フェニトイン，フェノバルビタールは，血中濃度測定による投与量の調整が必要である（フェニトイン：$7〜20\mu g/mL$，フェノバルビタール：$15〜25\mu g/mL$）[1]．また，フェニトインはリンゲル液やブドウ糖液で配合変化を起こすので，生理食塩水で薬剤投与の前後に点滴ルート内をフラッシュする．

3 プロポフォール

プロポフォールは，長期/大量投与に関連して，高トリグリセリド血症と致死的合併症であるプロポフォール注入症候群（心不全，代謝性アシドーシス，横紋筋融解症など）に注意する[17]．

4. 超具体的な投与方法

> **症例**
>
> 患者：10歳代後半，男性，体重50 kg
>
> 生来健康，痙攣を主訴に救急搬送．用手気道確保，補助換気を行い，SpO$_2$と心電図のモニタリング開始，血圧150/88 mmHg，脈拍110回/分，血液ガス検査で低血糖は否定された．**ジアゼパム10 mg**（セルシン®注射液2 mL原液）を緩徐に静脈内投与，いったん痙攣消失後も再発，**ホスフェニトイン1,125 mg**（ホストイン®静注15 mLを生理食塩水100 mLに混注）を10分かけて静脈内投与した．痙攣は治らず，**ミダゾラム5 mg**（ドルミカム®注射液1 mL原液），**フェンタニル0.1 mg**（フェンタニル注射液2 mL原液）投与後に気管挿管，人工呼吸管理，**ミダゾラム5 mg/時**（ドルミカム®注射液10 mLを生理食塩水40 mLで希釈し5 mL/時）を投与して全身麻酔を行い痙攣は消失した．
>
> 血液検査，髄液検査，頭部CT検査で原因となりうる異常はなく，翌日ミダゾラムを中止し抜管した．神経学的異常はなかったが脳波検査で異常を認め，初発のてんかんの疑いのため脳神経内科で精査となった．

5. 類似薬と使い分け

1 ベンゾジアゼピン系薬剤

非静脈内投与の経路として，ミダゾラムは鼻腔・口腔内投与，筋肉内投与があり，ジアゼパムは直腸内投与が可能である．

ミダゾラム製剤には，ドルミカム®，ミダゾラム（10 mg/2 mL）とミダフレッサ®（10 mg/10 mL）があるが，てんかん重積に適応があるのは**ミダフレッサ®（静脈内投与）のみ**である．また，ミダゾラムの投与方法として承認されているのは，静脈内投与と筋肉内投与のみである．しかし，ミダゾラムの非静脈内投与は，有効で安全性が高く，特に小児において静脈路確保が困難な場合に推奨されている[6]．なお，ミダゾラムの非静脈内投与を行う場合は，投与量の観点からドルミカム®，ミダゾラムを使用する．ジアゼパムの直腸内投与は，日本には注腸用製剤がないため，注射用製剤（原液）を直腸内に注入する（保険適用外）．ジアゼパム坐剤は効果発現までに時間を要し**救急外来やICUでの使用には向かない**．

Advanced Lecture

てんかん重積に対する病院前でのミダゾラム筋注とロラゼパム静注を比較したRCT（非劣性試験）では，救急外来到着時に痙攣が消失した患者の割合がミダゾラム群においてロラゼパム群よりも有意に高く，ミダゾラム筋注の非劣性のみならず優越性も示されている〔ミダゾラム群73.4％ vs. ロラゼパム群63.4％，p＜0.001（非劣勢，優越性ともに）〕[18]．また，てんかん重積に対するミダゾラムの非静脈内投与（筋肉内，鼻腔内，頬粘膜投与）とジアゼパムの投与（静脈内，直腸内投与）を比較したメタアナリシスでは，ミダゾラムの優越性が報告されている（相対リスク1.52, 95％CI 1.27–1.82）[19]．

2 ホスフェニトイン，フェノバルビタール

ホスフェニトインは，フェノバルビタールに比べ鎮静作用が少なく，痙攣消失後の意識確認を優先する場合に有効である．ホスフェニトインの適応は成人と2歳以上の小児にのみあり，2歳未満の場合にはフェノバルビタールを用いる．

3 レベチラセタム

レベチラセタムは，主にシナプス小胞膜に存在するシナプス小胞2Aに結合し抗てんかん作用を示す[20]．そのほかの薬剤との相互作用が少ないことが特徴で，複数の薬剤を服用する高齢者にも投与しやすい．また，錠剤，ドライシロップ，静注用製剤があり，個々の患者の状態に応じた剤形を選択できる．適応は，4歳以上の小児，成人における部分発作（二次性全般化発作を含む）で，痙攣重積に対する適応はない．

6. 子癇

　子癇は，妊娠20週以降にはじめて痙攣発作を起こし，てんかんや二次性痙攣が否定されるもの，と定義される．子癇に対して推奨される第一選択薬は，硫酸マグネシウムである．硫酸マグネシウム4g（マグセント®あるいはマグネゾール®40 mL）を20分以上かけて静脈内投与（負荷投与）後に，1～2 g/時（マグセント®10～20 mL/時）の静脈内投与（維持投与）を行う．

　硫酸マグネシウム投与中は，呼吸抑制や降圧薬併用による低血圧などの副作用に注意する．マグネシウムは腎排泄であるため，腎障害を有する患者には維持投与量の減量と血清マグネシウム値のモニタリング（有効血中濃度：4～7 mEq/L）が必要である[21]．硫酸マグネシウムの静脈内投与後も痙攣が再発，持続する場合，CSEの治療に準じジアゼパムやミダゾラム，ホスフェニトインなどの静脈内投与を行う．

Advanced Lecture

　妊婦・褥婦の痙攣に対応する場合，子癇のほかにてんかんや急性症候性発作（表1）を鑑別する必要がある．具体的にはABCDの生理学的評価および介入とともに血液検査を実施し，母体の状態が安定した後に脳卒中の除外目的に頭部CT検査を行う．また，子癇では高頻度にHELLP（Hemolysis, Elevated Liver enzymes, Low Platelet count）症候群を合併することに注意する．ただし，初期介入においては，子癇として硫酸マグネシウムや抗痙攣薬の投与を行うことに変わりはない．

●ここがポイント

　子癇の原因は，血圧上昇に対する脳血流自動調節能の破綻が起こり，結果として脳血流の過還流による脳浮腫が生じるためと考えられており，妊娠中，分娩中，産褥期のいずれの時期にも発症する[21]．子癇の管理では，胎児の低酸素を防ぐため，母体の気道と呼吸の評価と介入が重要であり，必要に応じ気道確保や酸素投与を行う．また，分娩前の場合，母体の呼吸心拍モニタリングに加えて，胎児心拍数モニタリングを行う．

　重症妊娠高血圧（≧160/110 mmHg）を呈する場合，降圧治療を行う．ニカルジピンやヒドララジンの持続静脈内投与により収縮期血圧140～159 mmHg，拡張期血圧90～109 mmHgを目標に調節する．

　母体の状態が安定した後，帝王切開を含めた早期の胎児娩出を図る．

　最後に，本稿で紹介した薬剤についての薬価を表3にまとめたので参考にしてほしい．

文献・参考文献

1) 「てんかん診療ガイドライン2018」（日本神経学会/監），医学書院，2018
2) Fisher RS, et al：ILAE official report：a practical clinical definition of epilepsy. Epilepsia, 55：475-482, 2014
3) Brophy GM, et al：Guidelines for the evaluation and management of status epilepticus. Neurocrit Care, 17：3-23, 2012
4) Betjemann JP & Lowenstein DH：Status epilepticus in adults. Lancet Neurol, 14：615-624, 2015
5) 「JRC蘇生ガイドライン2015」（日本蘇生協議会/監），医学書院，2016
6) 「小児けいれん重積治療ガイドライン2017」（日本小児神経学会/監），診断と治療社，2017

表3　薬価

薬剤名	1アンプル，1バイアルあたり		1日あたり（初日，体重50 kgの場合）＊1	
	容量（mg）	薬価（円）	容量（mg）	薬価（円）
セルシン®，ホリゾン®	10	88	－	－
ドルミカム®	10	116	65〜495	812〜5,800
ミダフレッサ®	10	3,336	65〜495	23,352〜166,800
ホストイン®	750	6,361	1,125	12,722
アレビアチン®	250	125	750〜1,000	375〜500
ノーベルバール®	250	2,119	750〜1,000	6,357〜8,476
イーケプラ®	500	1,972	1,000	3,944
ラボナール®	500	1,028	2,550〜6,250	6,168〜13,364
イソゾール®	500	463	2,550〜6,250	2,778〜6,019
ディプリバン®	1,000	1,660	2,450〜6,100	4,980〜11,620
マグセント®	10（g）＊2	2,117	28〜52（g）	6,351〜12,702

＊1 24時間投与する場合，ただし状況により変わりうる
＊2 硫酸マグネシウムとして10 g/100 mL

7) Krumholz A, et al：Evidence-based guideline：Management of an unprovoked first seizure in adults：Report of the Guideline Development Subcommittee of the American Academy of Neurology and the American Epilepsy Society. Neurology, 84：1705-1713, 2015

8) Claassen J, et al：Treatment of refractory status epilepticus with pentobarbital, propofol, or midazolam：a systematic review. Epilepsia, 43：146-153, 2002

9) Rossetti AO, et al：A randomized trial for the treatment of refractory status epilepticus. Neurocrit Care, 14：4-10, 2011

10) Prasad M, et al：Anticonvulsant therapy for status epilepticus. Cochrane Database Syst Rev, (9)：CD003723, 2014

11) DeLorenzo RJ, et al：Persistent nonconvulsive status epilepticus after the control of convulsive status epilepticus. Epilepsia, 39：833-840, 1998

12) Kurtz P, et al：Continuous electroencephalography in a surgical intensive care unit. Intensive Care Med, 40：228-234, 2014

13) Laccheo I, et al：Non-convulsive status epilepticus and non-convulsive seizures in neurological ICU patients. Neurocrit Care, 22：202-211, 2015

14) Towne AR, et al：Prevalence of nonconvulsive status epilepticus in comatose patients. Neurology, 54：340-345, 2000

15) Carney N, et al：Guidelines for the Management of Severe Traumatic Brain Injury, Fourth Edition. Neurosurgery, 80：6-15, 2017

16) Verrotti A, et al：Afebrile benign convulsions with mild gastroenteritis：a new entity? Acta Neurol Scand, 120：73-79, 2009

17) Patel SB & Kress JP：Sedation and analgesia in the mechanically ventilated patient. Am J Respir Crit Care Med, 185：486-497, 2012

18) Silbergleit R, et al：Intramuscular versus intravenous therapy for prehospital status epilepticus. N Engl J Med, 366：591-600, 2012

19) McMullan J, et al：Midazolam versus diazepam for the treatment of status epilepticus in children and young adults：a meta-analysis. Acad Emerg Med, 17：575-582, 2010

20) Lynch BA, et al：The synaptic vesicle protein SV2A is the binding site for the antiepileptic drug levetiracetam. Proc Natl Acad Sci U S A, 101：9861-9866, 2004

21)「妊娠高血圧症候群の診療指針2015 Best Practice Guide」（日本妊娠高血圧学会/編），メジカルビュー社，2015

プロフィール

山賀聡之（Satoshi Yamaga）
広島大学大学院医歯薬保健学研究科医学講座 救急集中治療医学
重症の患者さんをどうすれば救うことができるかを学ぶためにこの道に入って数年，もうアラフォーです．今は若手の救急医や研修医の先生と楽しく日々の診療を行っています．ぜひ一緒に働きましょう！

志馬伸朗（Nobuaki Shime）
広島大学大学院医歯薬保健学研究科医学講座 救急集中治療医学

第2章 神経・麻酔・鎮静

3. 局所麻酔薬

矢田部智昭

> ● Point ●
> ・局所麻酔薬は処置時鎮痛や術後鎮痛に用いる
> ・種類や濃度がさまざまあるので使用用途によって選択する
> ・重篤な合併症である局所麻酔薬中毒に注意する

はじめに

　ICUや救急外来では，患者に苦痛を伴う処置が必要となることもある．また，術後にICUへ入室する患者には術後創部鎮痛が必要となる．その際に使用する薬剤の1つに，局所麻酔薬がある．本稿では，リドカイン，ロピバカイン，レボブピバカインについて具体的な使用方法を述べ，最後にすべての局所麻酔薬に共通の合併症である局所麻酔薬中毒について述べる．

　なお，2％リドカインには静注用があり，不整脈の治療に用いることもあるが，詳細については他稿（第1章-3．抗不整脈薬）を参照いただきたい．

1. リドカイン（局所浸潤麻酔，硬膜外麻酔，伝達麻酔）

1 適応

　処置時の鎮痛や術後鎮痛を目的に用いる．ICUや救急における局所浸潤麻酔を必要とする処置として，カテーテルやドレーンの挿入，切開などの外科的処置などがある．また，術後ICU患者で硬膜外麻酔や持続伝達麻酔（大腿神経，坐骨神経，腕神経叢などのブロック）用のカテーテルが留置されている場合，術後鎮痛目的に使用できる．もちろんICUや救急での処置時に伝達麻酔を行うこともできる．

2 投与の際の注意点

① 局所浸潤麻酔，硬膜外麻酔，伝達麻酔用のリドカインには0.5％，1％，2％製剤がある（表1）．また，血管を収縮させ，局所からの吸収を緩やかにすることで，作用時間の延長，局所麻酔薬中毒の予防を目的にアドレナリンが含有されているものがある（いわゆる「E入りキシロカイン®」）．0.5％，1％製剤では10万倍希釈アドレナリン，2％製剤では8万倍希釈アドレナリンがそれぞれ含有されている．濃度，E入りの有無を十分に確認して使用する必要がある．

表1　リドカインの種類と適応，薬価

適応	0.5%	1%	2%	4%	8%	貼布剤	2%ゼリー
局所浸潤	○ 200 mg	○ 200 mg	○ 200 mg	×	×	×	×
硬膜外	○ 150 mg	○ 200 mg	○ 200 mg	×	×	×	×
伝達	○ 200 mg	○ 200 mg	○ 200 mg	×	×	×	×
表面	×	○ 適量	○ 適量	○ 200 mg	○ 1〜5噴霧	○ 1枚	○ 適量
E（アドレナリン）入り	10万倍	10万倍	8万倍	×	×	×	×
薬価	10 mL：92円 10 mLシリンジ：211円 E入り：10.0円/mL	10 mL：94円 10 mLシリンジ：201円 E入り：10.2円/mL	10 mL：133円 E入り：15.5円/mL	12.8円/mL	22.2円/g	42.8円	7.3円/mL

リドカインの種類ごとの適応と薬価を示す．適応の欄の数字は添付文書における投与量の上限を示すが，体格や年齢，状態によっては異なるため注意が必要である．
文献1，各薬剤の添付文書をもとに作成．

② 過去にリドカイン，ロピバカイン，レボブピバカインといったアミド型局所麻酔薬でアレルギー反応を起こした既往のある患者は**禁忌**となる．使用前に十分な病歴聴取を行う．
③ E入りキシロカイン®を用いて，耳，指趾または陰茎に局所浸潤麻酔を行った場合，**壊死する可能性があるため禁忌**となっている．
④ E入りキシロカイン®を血管内に誤注入した場合，頻脈，高血圧になるため，使用する際には注入前にシリンジを吸引して血液が引けないことを確認する，頻脈や高血圧になっていないかをモニターでよく観察するなどの注意が必要である．

3 超具体的な投与方法

1）中心静脈カテーテルの挿入

エコーで穿刺する静脈を確認し，キシロカイン®注シリンジ1%に針（24G程度）をつけて局所浸潤麻酔を行う．ガイドワイヤーを挿入後，ダイレーターを挿入する前にガイドワイヤーに沿って麻酔を追加する．最後に固定する際にも局所浸潤麻酔を追加する．

2）術後の創部痛に対する硬膜外麻酔の追加投与

例）硬膜外持続鎮痛を実施している膵頭十二指腸切除術の患者が創部痛を訴えている．アルコール綿を使って冷覚の消失を確認するとTh8〜10は硬膜外鎮痛が効いているが，Th6〜8は効いていない．血圧は120/60 mmHgと低血圧ではない．一刻も早く鎮痛をしたい…．
→このような場合には，キシロカイン®注射液2%を3〜5 mL程度，硬膜外カテーテルより単回ボーラス投与すると5〜10分程度で鎮痛効果が発現する．ただし，投与後の低血圧，下肢の麻痺（運動神経遮断）に注意が必要である．キシロカイン®注射液1%を用いれば，鎮痛効果は減弱するが，副作用も軽減できる．キシロカイン®の神経毒性の点からも**低濃度の方が好ましい**．

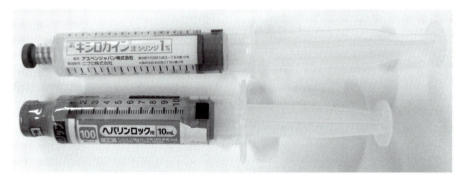

図1　キシロカインシリンジとヘパロックシリンジ
色が違うので間違える訳がないと思いがちだが，急いでいるときなどには注意が必要である．（Color Atlas①参照）

4 ピットフォール

　キシロカイン®注射液0.5％，キシロカイン®注射液1％にはプレフィルドシリンジ（あらかじめ薬剤がシリンジに充填された商品），キシロカイン®注シリンジがある．一方，回路の凝固予防目的でのヘパリンロックにヘパリンナトリウムを使用することがあり，この製剤にもプレフィルドシリンジ（ヘパリンNaロック用10単位/mLシリンジ）が存在する．中心静脈カテーテルの挿入時などには，清潔野にキシロカイン®注シリンジとヘパリンナトリウムシリンジが混在しうるので，誤認しないように注意が必要である（図1）．

2. リドカイン（表面麻酔）

1 適応

　気管挿管，気管支鏡検査，経鼻胃管・尿道カテーテルの挿入，シャント穿刺時の苦痛の軽減のために表面麻酔として用いる．

2 投与の際の注意点

　8％リドカイン噴霧剤（キシロカイン®ポンプスプレー8％など）は，気管チューブに噴霧することにより，気管チューブのカフ部分の破損（ピンホール）やマーキング消失がおきるので，気管チューブには噴霧しない[1]．

3 超具体的な投与方法

1）気管挿管時

　気管挿管時にキシロカイン®液「4％」を2〜3 mL程度，喉頭蓋や気管内に噴霧することで疼痛を緩和し，血圧上昇や頻脈を予防できる．咽頭や気管は局所麻酔薬の吸収が早いので，効果発現も早いが，キシロカイン®液「4％」5 mLを一度に噴霧するとリドカインとして上限の200 mgが投与されることになるので，投与量に注意が必要である．

2）経鼻胃管挿入時

　経鼻胃管を挿入する際に，キシロカイン®ゼリー2％を少量，鼻腔に投与するあるいは経鼻胃管によく塗布する．

表2 ロピバカインの種類と適応,薬価

適応	0.2%	0.75%	1%	0.2%バック
局所浸潤	○*	○*	×	×
硬膜外	×	○ 150 mg	○ 200 mg	×
伝達	○*	○ 300 mg	×	×
術後鎮痛	○ 8〜20 mg/時	−	−	○ 8〜20 mg/時
薬価	10 mL:295円	10 mL:504円 20 mL:889円	10 mL:557円 20 mL:925円	1袋100 mL 1,276円

ロピバカインの種類ごとの適応と薬価を示す.適応の欄の数字は添付文書における投与量の上限を示すが,体格や年齢,状態によっては異なるため注意が必要である.
*:添付文書では適応の記載はないが,厚生労働省保険局医療課長通知により保険請求が可能である[1].
文献1,各薬剤の添付文書をもとに作成.

3) 維持透析患者のシャント穿刺時

ペンレス®テープ18 mgはリドカイン18 mgを含んだ貼付型の局所麻酔薬.少なくとも穿刺の30分前に穿刺部位に貼付する.

3. ロピバカイン（局所浸潤麻酔,硬膜外麻酔,伝達麻酔）

1 適応

リドカインと同様,術後ICU患者で硬膜外麻酔や持続伝達麻酔用のカテーテルが留置されている場合の術後鎮痛目的,またはICUや救急外来での処置時の伝達麻酔に使用する.添付文書には適応の記載はないが,ICUや救急における局所浸潤麻酔を必要とする処置でも使用が可能である（保険請求できる[1], 表2）.

2 投与の際の注意点

リドカインに比べて作用発現時間は遅いが,効果持続時間は長い.

3 超具体的な投与方法

1）術後の創部痛に対する硬膜外麻酔の追加投与
例）食道癌手術術後2日目の患者.硬膜外持続鎮痛で良好な鎮痛が行われ,リハビリテーションも順調に進んでいる.持続硬膜外鎮痛の容器（シリンジェクター）の残量がなくなった….
→アナペイン®注2 mg/mL（0.2%）120 mLをシリンジェクターに充填し,3 mL/時で再開した（図2）.

2）救急外来での縫合時の局所浸潤麻酔
例）裂創で縫合が必要な救急外来の患者.効果発現はすみやかにしたいが,キシロカイン®よりも長く鎮痛効果をもたせてあげたい….
→E入りキシロカイン®注射液1% 10 mLとアナペイン®注7.5 mg/mL（0.75%）10 mLを混合して20 mLシリンジに充填し,局所浸潤麻酔を行った後に縫合をした.

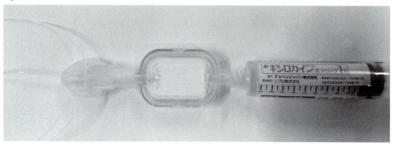

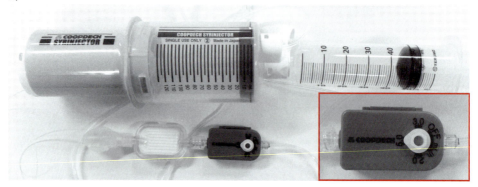

図2 硬膜外（持続伝達麻酔）カテーテルへの局所麻酔薬の注入
A）ワンショットをするにはフィルターに局所麻酔薬を接続して行う．
B）シリンジェクターへの薬液の注入のしかたを示す．流量可変装置（右下）を調整することで速度を調整できる．
静脈に誤接続，誤注入しないように注意する．（Color Atlas②参照）

4. レボブピバカイン（硬膜外麻酔，伝達麻酔）

1 適応
リドカイン，ロピバカインと同様，硬膜外麻酔や伝達麻酔に使用する（表3）．

2 投与の際の注意点
ロピバカインと同様に長時間作用型の局所麻酔薬で，知覚神経・運動神経遮断作用とも，ロピバカインよりも強い[1]．**局所浸潤麻酔には使用できない**．

3 超具体的な投与方法

● **術後の創部痛に対する硬膜外麻酔の追加投与**

例）腹部大動脈瘤に対するY型人工血管置換術後1日目の患者．朝は硬膜外持続鎮痛で良好な鎮痛であった．夕方になり疼痛が増強してきたので確認すると，シリンジェクターの残量がなくなっていた．血圧は140/72 mmHg，疼痛はNRS（numerical rating scale）で7/10であった…．
→ポプスカイン®0.25％注を3 mL単回ボーラス硬膜外注入し，シリンジェクターにポプスカイン®0.25％注60 mLと生理食塩水60 mLを充填し（0.125％ポプスカイン®120 mL），3 mL/時で再開した．20分程度してNRS 2/10まで改善し，血圧は125/62 mmHgと著明な血圧の低下はなかった．

表3　レボブピバカインの種類と適応，薬価

適応	0.25%	0.5%	0.75%	0.25%バッグ
硬膜外	×	×	○ 150 mg	×
伝達	○ 150 mg	○ 150 mg	×	×
術後鎮痛	○ 10〜20 mg/時	-	-	○ 10〜20 mg/時
薬価	10 mL：340円 10 mLシリンジ： 428円	10 mL：503円 10 mLシリンジ： 599円	20 mL：1,125円 10 mLシリンジ： 709円	1袋100 mL 1,606円

レボブピバカインの種類ごとの適応と薬価を示す．適応の欄の数字は添付文書における投与量の上限を示すが，体格や年齢，状態によっては異なるため注意が必要である．
文献1，各薬剤の添付文書をもとに作成．

5. 局所麻酔薬中毒[2]

リドカイン，ロピバカイン，レボブピバカインといったアミド型の局所麻酔薬はエステル型の局所麻酔薬（テトカインなど）よりもアレルギーが起こりにくい．そのため，注意すべき合併症として局所麻酔薬中毒について概説する．

1 局所麻酔薬中毒とは

血管への意図しない局所麻酔薬の投与，組織からの吸収によって局所麻酔薬の血中濃度が中毒域を超えた場合に発生する重篤な障害を引き起こす可能性のある合併症．

2 症状

中枢神経系の症状として，初期には舌・口唇のしびれ，金属様の味覚，多弁，呂律困難，興奮，視力・聴力障害，痙攣などが起き，その後，意識消失，呼吸停止などが続く．
また，心血管系の症状として，初期の神経症状に伴って，高血圧，頻脈，心室性期外収縮が生じ，その後，洞性徐脈，伝導障害，低血圧，循環虚脱，心静止などが生じる．

3 予防

局所麻酔薬中毒を起こさないように予防に努める．投与量を減らす，少量分割投与にするといった予防手段がある．例えば，硬膜外麻酔の追加投与として，同じポプスカイン®でも0.25%よりは0.125%の方が総投与量を減らすことができる．

4 治療

局所麻酔薬の投与をただちに中止し，応援を呼び，呼吸・循環管理に努める．必要に応じて気管挿管，人工呼吸管理，痙攣の治療を行う．重篤な低血圧や不整脈では，近年，脂肪乳剤の投与が推奨されている．
具体的には，イントラリポス®輸液20%を1.5 mL/kg，1分間で投与した後に，0.25 mL/kg/分

で持続投与を行う．5分後，循環の改善が得られなければ再度1.5 mL/kgを投与し，持続投与量を0.5 mL/kg/分にする．さらに5分後に再度1.5 mL/kgを投与する．

Advanced Lecture

1 ICUにおけるガイドライン

日本集中治療医学会が公表している「日本版・集中治療室における成人重症患者に対する痛み・不穏・せん妄管理のための臨床ガイドライン（J-PADガイドライン）」[3]では，鎮静よりも鎮痛を優先に行うことが提案されている．腹部大動脈手術を受けた患者での術後鎮痛，外傷性肋骨骨折患者での鎮痛の手段として，胸部硬膜外鎮痛を考慮することが推奨されている．

穿刺に伴う神経障害などの合併症があるため，ICUで新たに硬膜外麻酔を無理に施行する必要はないかもしれないが，手術中に硬膜外カテーテルや持続伝達麻酔用カテーテルが留置されていれば，血圧の低下や運動神経遮断の発現や程度に注意しながら使うことは有用ではないだろうか．

2 誤注入に注意しよう

プレフィルドシリンジは薬液がすでに充填されているため便利ではあるが，ピットフォールでも述べたように，局所麻酔薬を静脈に投与するリスクがある．また，現状，持続硬膜外・伝達麻酔用カテーテルの注入部分，持続鎮痛用の薬液注入器の注入部分の形状は血管用のものと同型である．そのため，シリンジェクターなどに注入使用した0.25％ポプスカイン®50 mLを，誤って静脈の三方活栓から投与したという事例も散見される．薬剤投与前には必ずダブルチェックをして薬品名と内容を確認する．

おわりに

痛みは患者にとって好ましくないものであり，ICUや救急外来においても，局所麻酔薬が使用可能な処置などでは，処置部位や作用時間にあわせて局所麻酔薬を選択する．

文献

1) 日本麻酔科学会：V 局所麻酔薬．麻酔薬および麻酔関連薬使用ガイドライン 第3版，2017
   http://www.anesth.or.jp/guide/pdf/publication4-5_20170227s.pdf
2) 日本麻酔科学会：局所麻酔薬中毒への対応プラクティカルガイド，2017
   http://www.anesth.or.jp/guide/pdf/practical_localanesthesia.pdf
3) 日本集中治療医学会J-PADガイドライン作成委員会：日本版・集中治療室における成人重症患者に対する痛み・不穏・せん妄管理のための臨床ガイドライン．日集中医誌，21：539-579，2014

プロフィール

矢田部智昭（Tomoaki Yatabe）
高知大学医学部麻酔科学・集中治療医学講座
集中治療は幅広い領域の患者さんを対象とするので，勉強も大変ですが，とてもやりがいがある分野です．ぜひ，皆さんも一緒に集中治療をしませんか？

第2章　神経・麻酔・鎮静

4. 抗精神病薬・睡眠薬

藤井菜緒，古賀靖卓，鶴田良介

Point

- せん妄予防・治療の中心は非薬理学的介入である
- せん妄予防・治療に対する薬理的介入のエビデンスは不十分である
- 抗精神病薬や睡眠薬は投与経路，合併症などを考慮して選択する

はじめに

本稿では救急・ICUで使用する抗精神病薬や睡眠薬について説明するが，ICUで抗精神病薬や睡眠薬を使用する場面としてはせん妄が多くを占めていると思われるため，**せん妄**に関する管理を含めて述べる．

1. せん妄とは

せん妄とはDSM-5で「身体疾患や中毒で惹起された急性に発症する変動のある意識障害，認知機能障害」と定義され，症状の日内変動があることが特徴である．
せん妄は過活動型，低活動型，活動水準混合型に分類され（表1），身体疾患の治療過程で過活動型が問題として注目されやすいが，実はICUせん妄においては**低活動型が大半を占める**[1]．また高齢者ではICUにおけるせん妄合併は，80%に至る[2]．
せん妄の発症は死亡率などの転帰を悪化させるため[3]，ICUにおけるせん妄の予防，早期発見，治療は重要である．

2. せん妄治療（図）

発症したせん妄に対して一般的に抗精神病薬が投与されるが，せん妄に対する抗精神病薬の有効性は確立されていない．抗精神病薬がせん妄期間の短縮，重症度の軽減に有効とするRCT[4, 5]が存在するが，小規模研究であり，プラセボを対照としていない．最近のRCTにおいては，緩和ケア領域のものではあるが，抗精神病薬（ハロペリドール，リスペリドン）がプラセボと比較してせん妄を悪化させ，生存期間を短縮した[6]．

表1　せん妄の分類

過活動型	低活動型	活動水準混合型
・運動活動量の増加 ・活動性の制御喪失 ・不穏 ・徘徊	・活動量，行動速度の低下 ・状況認識の低下 ・会話量，速度の低下 ・無気力 ・覚醒の低下	・過活動型，低活動型の両方が1日に混在

文献1を参考に作成

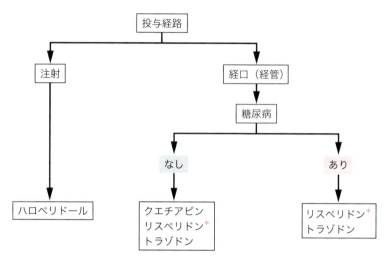

図　せん妄治療の薬剤選択フローチャート（例）
＊腎機能障害があるときは，禁忌ではないが，減量投与などの注意が必要

このように，せん妄治療における抗精神病薬の使用は一定の見解が得られておらず，PADガイドライン[7]，J-PADガイドライン[8]でも推奨はされていない．しかし，過活動型せん妄に伴う不穏は安全性の問題などから，非薬理学的介入が奏効しない場合には抗精神病薬による対応が必要である．

低活動型に対する薬理的介入は，小規模な研究があるものの[9]，過活動型と比較してさらにエビデンスは乏しい．

本邦のせん妄に対する薬物療法の疫学研究では，ハロペリドール，クエチアピン，リスペリドンの使用頻度が高く[10]，これらの3剤とペロスピロンについては，2011年9月にせん妄に対する適応外使用が認められている．具体的な処方例は表2を参照．

1 ハロペリドール

ブチロフェノン系の定型抗精神病薬で，せん妄治療薬としては最も使用実績がある薬剤である．強いドパミンD_2受容体遮断作用を有するが，セロトニン受容体遮断作用や抗ヒスタミン，抗コリン受容体遮断作用などは弱く，循環や呼吸に対する影響や，鎮静作用は強くない．経口投与のみではなく，経静脈・筋注など**投与ルートを選ばない**のも利点である．肝代謝であり，腎機能低下症例で減量を必要としない．

経験的にせん妄治療薬の第一選択薬であるが，プラセボを対照としたRCTはほとんどなく，PAD

表2 せん妄治療・予防のために使用される抗精神病薬，睡眠薬

薬剤（商品名）	規格	薬物動態	処方例	注意点	薬価
ハロペリドール（セレネース®）	静注：5 mg/A	・Tmax 6.0時間 ・T1/2 約80時間 ・腎排泄	【予防】 1～2 mg＋生食10 mL iv 【治療】 不眠・不穏時 ・0.5～1A＋生食20 mL iv ・0.5～1A＋生食100 mL div （就寝するまで投与） ・0.5～1 A筋注	・QTc延長 ・TdP ・パーキンソニズム	89円/A
クエチアピン（セロクエル®）	錠剤：25 mg・100 mg・200 mg 細粒：50%	・Tmax 1.3時間 ・T1/2 約3時間 ・腎排泄	【治療】 夕食後or眠前25 mg内服	糖尿病症例には投与禁忌	12.1円/錠（25 mg）
リスペリドン（リスパダール®）	錠剤：1 mg・2 mg・3 mg OD錠：0.5 mg・1 mg・2 mg 内用液：0.5 mg・1 mg・2 mg・3 mg 細粒：1%	・Tmax 1.2時間 ・T1/2 約3時間 ・肝代謝*	【治療】 夕食後or眠前0.5～3 mg内服 不眠・不穏時0.5 mgくり返し可	腎機能障害では減量投与	錠剤・OD錠：9.9円/錠（1 mg） 内用液：22.2円/包（1 mg） 細粒：231.1円/g
トラゾドン（レスリン®）	錠剤：25 mg・50 mg	・Tmax 1.8時間 ・T1/2 約6.5時間 ・肝・腎排泄	【治療】 夕食後or眠前，不眠時25 mg内服	・QTc延長 ・TdP	6.8円/錠（25 mg）
スボレキサント（ベルソムラ®）	錠剤：15 mg・20 mg	・Tmax 1.5時間 ・T1/2 約10時間 ・便排泄	【予防】 眠前20 mg（高齢者は15 mg）内服	肝機能障害	107.9円/錠（20 mg）
ラメルテオン（ロゼレム®）	錠剤：8 mg	・Tmax 0.8時間 ・T1/2 約1時間 ・腎排泄	【予防】 夕食後or眠前8 mg内服	なし	84.6円/錠（8 mg）

＊主活性代謝物である9OH-リスペリドンは腎排泄で，T1/2 約21時間

ガイドラインでもエビデンスなしとされている．前述のように，最近の緩和ケア領域におけるRCT[6] でプラセボと比較して逆にせん妄を悪化させたとの報告がある．

使用時の注意点として，非定型抗精神病薬と比較して**錐体外路症状**出現の頻度が高いことがあげられる．これは用量依存的に出現し，**4.5 mg/日以上**で頻度が高くなるため，パーキンソニズムのリスクがある症例への使用は避ける必要がある．また，QT延長から稀に**Torsades de pointes**が出現することがあり，心電図モニター下での使用が望ましい．QT延長もパーキンソニズムと同様に用量依存性であり，**35 mg/日以上**では，特にリスクが高くなる[11]．

2 クエチアピン

ドパミンD_2受容体・セロトニン（5-HT_{2A}）受容体をはじめとして複数の受容体に対する遮断作用をもつが，ドパミンD_2受容体遮断作用は弱いため，錐体外路症状は起こりにくい．その一方，ヒスタミンH_1受容体やアドレナリン$α_1$受容体の遮断作用が強いため，鎮静・催眠効果が強く出ることがあり，血圧低下を認める．肝代謝されるため腎機能障害でも用量調節を必要としないが，CYP3Aを中心に代謝されるため，その活性に影響を与える薬剤（スボレキサント，カルバマゼピン，テオフィリンなど）との併用では，血中濃度の上昇または低下が起こるため注意が必要である．比較的効果発現までの時間は短く，半減期も短いので，翌朝への持ち越しが少ない．また用量に幅があるため，用量調整が容易である．

クエチアピンの有効性を評価したのはプラセボを対照とした小規模RCT[12]に限られる．

高血糖や糖尿病発症の可能性があり，**糖尿病症例**においては糖尿病性ケトアシドーシスの懸念から**使用禁忌**である．

3 リスペリドン

非常に強いセロトニン（5-HT$_{2A}$）受容体遮断作用とドパミンD$_2$受容体遮断作用を併せもっている．錐体外路症状の頻度は低用量ハロペリドールと同程度で，パーキンソニズムのリスクが高い症例では避けた方がよい薬剤である．鎮静効果は弱めであるが，効果発現はすみやかである．

リスペリドンのICU入室患者におけるせん妄治療に関する報告はないが，一般病棟でのせん妄における低用量ハロペリドール（＜3 mg/日）との比較では，両群ともに改善がみられ，2群間で差は認められなかった[13]．しかし緩和ケア領域においてプラセボとの比較では，逆にせん妄を悪化させた[6]．

剤形としてOD（oral disintegration）錠と液剤があるため，拒薬がある患者でも使用できる．注射剤は持効性製剤のみであり，ICU領域では通常用いない．肝代謝の薬剤であるが，主に腎排泄される代謝産物にも薬理作用を認めることから，腎機能低下症例においては減量が必要である．QT延長はきたしにくい．

4 トラゾドン

抗うつ薬の1つで，セロトニン再取り込み阻害作用に加えて，5HT$_{2A}$受容体・α$_1$受容体の遮断作用をもち，鎮静効果や睡眠の改善作用がある．

不眠症や，せん妄発症高リスク症例や不穏のない軽症せん妄例に対して，睡眠覚醒リズムの改善を期待して用いられ，催眠効果は，抗うつ作用よりも低用量（25〜100 mg/日）で得られる．

3. せん妄予防

せん妄予防のためにまず原疾患の治療，疼痛コントロール，早期離床などの**非薬理学的治療が必須**である．

せん妄治療で用いられる抗精神病薬が予防的に用いられ，ハロペリドール，リスペリドン，オランザピンが術後のせん妄発症頻度を減少させたとの報告がある[14, 15]．一方で，ICU患者を対象とした研究では，ハロペリドールはせん妄発症を減少させなかったという報告[16, 17]もあり，せん妄治療と同様に一定の見解はなく，PADガイドライン，J-PADガイドラインでも薬理学的な予防は推奨されていない[7, 8]．

1 ハロペリドール

せん妄予防効果について複数のプラセボ対照試験があり，その結果はさまざまである（**表3**）．

それらをふまえると，せん妄予防におけるハロペリドール投与は，比較的軽症な外科術後の患者においてはせん妄の重症度の低下や期間を短縮させる可能性があるが，人工呼吸管理下にあるような比較的重症な患者においてはハロペリドールによるせん妄予防は期待できない．

表3 ハロペリドールのせん妄予防効果の研究

	背景	症例数	介入	主要評価項目	結果	その他
Wang（2012）[14]	非心臓手術術後	n＝457	1.7 mg 12時間持続投与	せん妄発症率	15.3％ vs 23.2％ p＝0.031 有意に発症を予防	せん妄発症までの期間・非せん妄期間が有意に短縮
Kalisvaart（2005）[15]	膝関節手術後	n＝430	1.5 mg/日 内服	せん妄発症率	15.1％ vs 16.5％ 有意差なし	せん妄期間・重症度が有意に改善
Page（2013）[16] HOPE-ICU study	人工呼吸患者のみ	n＝142	2.5 mg 8時間ごと	14日目の非せん妄・昏睡期間	中央値5日 vs 6日 p＝0.66 有意差なし	せん妄・昏睡期間に有意差なし
van den Boogaard（2018）[17] REDUCE study	70％が人工呼吸患者	n＝1,796	1 mg or 2 mg 8時間ごと	せん妄発症率	33.3％ vs 33.0％ 有意差なし	非せん妄・昏睡期間に有意差なし

2 スボレキサント

睡眠と覚醒を調整する神経伝達物質であるオレキシンの受容体拮抗薬であり，本邦では2014年に販売開始された新しい薬剤である．不眠症に対して用いられ，効果発現までは比較的短い一方で，ふらつきや翌日への効果遷延を認めるため，高齢者では減量投与が必要である．また食事によって吸収が抑えられるため空腹時に投与する．

本邦におけるRCT[18]が行われ，スボレキサントはプラセボ群と比較して有意にせん妄を予防したとされるが，経口摂取可能な患者を対象とした小規模研究である．

本剤はCYP3Aにより代謝され，その阻害・誘導が起きるため，ジルチアゼム，ボリコナゾール，クラリスロマイシン，抗HIV薬などは**併用禁忌**である．

3 ラメルテオン

概日リズムに関与するメラトニン受容体作動薬であり，日本で開発された薬剤である．

小規模・単一施設の研究ではあるが，ICU症例を含む複数のプラセボ対照RCTでラメルテオンのせん妄予防効果が示されており[19, 20]，今後は大規模多施設RCTの実施が期待される．眠前薬としては，効果発現まで時間を要し，催眠作用も比較的弱いため，ICU患者では効果が実感されにくいが，Hattaらの報告では睡眠に対する効果とは無関係にせん妄予防効果が得られている[19]．

スボレキサントと同様にCYP3Aにより代謝されるため，他剤との併用に注意が必要である．またプロラクチン上昇による乳汁分泌，月経異常などが起こる可能性がある．

おわりに

ICUにおけるせん妄の予防・治療で使用する薬剤について説明した．ただし，前述したようにせん妄の予防治療にはまずは原疾患の治療，早期離床や環境調整などの非薬理学的介入が重要になる．

薬物学的介入に関しては，現時点ではエビデンスが少なく一定の見解がないのが現状である．今後のさらなる検討が期待される．

文献・参考文献

1) Peterson JF, et al：Delirium and its motoric subtypes：a study of 614 critically ill patients. J Am Geriatr Soc, 54：479-484, 2006
2) Fricchione GL, et al：Postoperative delirium. Am J Psychiatry, 165：803-812, 2008
3) Witlox J, et al：Delirium in elderly patients and the risk of postdischarge mortality, institutionalization, and dementia：a meta-analysis. JAMA, 304：443-451, 2010
4) Kaneko T, et al：Prophylactic consecutive administration of haloperidol can reduce the occurrence of post-operative delirium in gastrointestinal surgery. Yonago Acta Med, 42：179-184, 1999
5) Campbell N, et al：Pharmacological management of delirium in hospitalized adults--a systematic evidence review. J Gen Intern Med, 24：848-853, 2009
6) Agar MR, et al：Efficacy of Oral Risperidone, Haloperidol, or Placebo for Symptoms of Delirium Among Patients in Palliative Care：A Randomized Clinical Trial. JAMA Intern Med, 177：34-42, 2017
7) Barr J, et al：Clinical practice guidelines for the management of pain, agitation, and delirium in adult patients in the intensive care unit. Crit Care Med, 41：263-306, 2013
8) 日本集中治療医学会J-PADガイドライン作成委員会：日本版・集中治療室における成人重症患者に対する痛み・不穏・せん妄管理のための臨床ガイドライン．日本集中治療医学会雑誌，21：539-579, 2014
9) Platt MM, et al：Efficacy of neuroleptics for hypoactive delirium. J Neuropsychiatry Clin Neurosci, 6：66-67, 1994
10) Hatta K, et al：Antipsychotics for delirium in the general hospital setting in consecutive 2453 inpatients：a prospective observational study. Int J Geriatr Psychiatry, 29：253-262, 2014
11) Sharma ND, et al：Torsades de Pointes associated with intravenous haloperidol in critically ill patients. Am J Cardiol, 81：238-240, 1998
12) Devlin JW, et al：Efficacy and safety of quetiapine in critically ill patients with delirium：a prospective, multicenter, randomized, double-blind, placebo-controlled pilot study. Crit Care Med, 38：419-427, 2010
13) Han CS & Kim YK：A double-blind trial of risperidone and haloperidol for the treatment of delirium. Psychosomatics, 45：297-301, 2004
14) Wang W, et al：Haloperidol prophylaxis decreases delirium incidence in elderly patients after noncardiac surgery：a randomized controlled trial＊. Crit Care Med, 40：731-739, 2012
15) Kalisvaart KJ, et al：Haloperidol prophylaxis for elderly hip-surgery patients at risk for delirium：a randomized placebo-controlled study. J Am Geriatr Soc, 53：1658-1666, 2005
16) Page VJ, et al：Effect of intravenous haloperidol on the duration of delirium and coma in critically ill patients (Hope-ICU)：a randomised, double-blind, placebo-controlled trial. Lancet Respir Med, 1：515-523, 2013
17) van den Boogaard M, et al：Effect of Haloperidol on Survival Among Critically Ill Adults With a High Risk of Delirium：The REDUCE Randomized Clinical Trial. JAMA, 319：680-690, 2018
18) Hatta K, et al：Preventive Effects of Suvorexant on Delirium：A Randomized Placebo-Controlled Trial. J Clin Psychiatry, 78：e970-e979, 2017
19) Hatta K, et al：Preventive effects of ramelteon on delirium：a randomized placebo-controlled trial. JAMA Psychiatry, 71：397-403, 2014
20) Nishikimi M, et al：Effect of Administration of Ramelteon, a Melatonin Receptor Agonist, on the Duration of Stay in the ICU：A Single-Center Randomized Placebo-Controlled Trial. Crit Care Med, 46：1099-1105, 2018

プロフィール

藤井菜緒（Nao Fujii）
山口大学医学部附属病院先進救急医療センター
当センター（通称 AMEC[3]）では山口県の最後の砦として，重症患者さんの初期診療からICUでの全身管理までを行っています．ドクターカーやドクターヘリに興味のある方，救急・集中治療を勉強したい方は，ぜひ一度見学に来てみてください．

古賀靖卓（Yasutaka Koga）
山口大学医学部附属病院先進救急医療センター

鶴田良介（Ryosuke Tsuruta）
山口大学医学部附属病院先進救急医療センター

第2章 神経・麻酔・鎮静

5. 中枢神経系に作用する薬剤

岩﨑祐亮，細川康二，志馬伸朗

● Point ●

- 神経救急疾患に緊急で使用する脳圧降下薬や血栓溶解薬の使い方を知る
- 二次性脳損傷を防ぐために，脳圧降下も重要である
- 血栓溶解療法の副作用・合併症も知っておこう

1. 浸透圧利尿薬（脳圧降下薬）

脳への直接的な損傷を一次性脳損傷と呼び，それに引き続き，脳虚血や脳代謝障害の悪化，形態的な頭蓋内環境の変化などにより生じる損傷を二次性脳損傷と呼ぶ．脳機能予後の改善には，**二次性脳損傷を抑えるか予防することが重要**である．脳損傷後の脳浮腫は頭蓋内圧（intracranial pressure：ICP）の上昇につながり，このため脳内血液灌流が低下し，脳虚血が起きる．それを防ぐために，脳圧を管理し，脳灌流圧（cerebral perfusion pressure：CPP）を適正に保つ必要がある．

脳灌流圧（CPP）＝平均動脈圧（MAP）－頭蓋内圧（ICP）
  脳灌流圧（cerebral perfusion pressure：CPP）：正常値60〜80 mmHg
  平均動脈圧（mean arterial pressure：MAP）
  頭蓋内圧（intracranial pressure：ICP）：正常値5〜15 mmHg

急激な頭蓋内圧亢進は，脳虚血・脳ヘルニアをきたし生命が脅かされる．脳圧降下目的の浸透圧療法は，浸透圧勾配を用いて脳組織内の水分を血管内へ引き込むことでICPを低下させる治療法である．米国では主として**マンニトール**と**高張食塩水**が用いられるが，本邦では**濃グリセリン**が多く使用される[1]．

1 マンニトール

1）適応

本邦ならびに米国のガイドラインにおいて，重症頭部外傷に対しては，マンニトールの使用が推奨されている．急性期脳梗塞後と脳出血後の脳浮腫管理でも使用を考慮される[2〜4]．

2）副作用，投与の際の注意点

急激な細胞外液量増加により頭痛，悪心・嘔吐が起こる．心機能が低下している場合は，うっ血性心不全や肺水腫をきたすことがある．ただし，浸透圧利尿の効果が次第に現れると循環血液

表1　浸透圧利尿薬の特徴

	濃グリセリン	マンニトール
頭蓋内圧降下作用	++	++
作用発現時間	2時間	40～50分
効果持続時間	6時間	3時間
利尿作用	+	++
電解質異常	+	+
腎・心不全悪化	±	+
禁忌	先天性グリセリン・果糖代謝異常症	
薬価	グリセオール®注 20 g/200 mL 237円	20％マンニトール注射液 60 g/300 mL 458円

文献6を参考に作成

量は減少してくるため，フロセミドなどのループ利尿薬とマンニトールの同時投与は，避けるか[5]，十分に血管内容量の評価を行って慎重に行う．

3）超具体的な投与方法

マンニトール（20％マンニトール注射液 60 g/300 mL）0.25～1 g/kg〔体重60 kgで15～60 g（1/4～1本）〕を30～60分かけて点滴静注．

4）類似薬との使い分け

浸透圧利尿薬にはマンニトールの他に濃グリセリン（グリセオール®）が使用される．マンニトールの方が作用発現までの時間が短いので，脳浮腫が急速に進行し，脳圧を急いで下げなければならないときに使用する（表1）．ただし，マンニトールの持続時間は180分程度と短いため，検査や処置前に使用したときは注意する．

2 濃グリセリン

1）適応

頭部外傷，脳梗塞，脳出血の後の脳浮腫に対して使用が考慮される．脳圧管理における本邦での使用頻度は高いが，海外のガイドラインには記載がない．

2）副作用

マンニトールに比し尿細管障害が少なく腎毒性は低いが，水・ナトリウムの過剰投与となりやすく，心不全や腎不全の患者には慎重に投与すべきである．また果糖が含有されており，126 kcal/200 mLの負荷となるため，高血糖に注意する．

3）超具体的な投与方法

濃グリセリン（グリセオール®注 20 g/200 mL）1本を30～60分かけて8時間おきに点滴静注．脳浮腫の程度に応じて投与回数を調整する．

4）類似薬と使い分け

マンニトールと比較すると利尿作用が弱く，持続時間も長い（おおむね360分）．脳圧降下目的に濃グリセリンを定期投与し，その経過中で脳圧がさらに上昇する場合にマンニトールを追加で投与する方法がある（表1）．

表2　血栓溶解薬・脳保護薬の規格と薬価

	分類	一般名	商品名	規格	薬価
血栓溶解薬	遺伝子組み替え組織型プラスミノーゲン・アクチベーター（rt-PA）	アルテプラーゼ	グルトパ®	600万IU/1V	45,628円
				1,200万IU/1V	97,817円
				2,400万IU/1V	186,862円
			アクチバシン®	600万IU/1V	45,850円
				1,200万IU/1V	93,907円
				2,400万IU/1V	189,338円
	組織型プラスミノーゲン・アクチベーター（t-PA）	モンテプラーゼ	クリアクター®	40万IU/1V	44,270円
				80万IU/1V	80,426円
				160万IU/1V	157,465円
	ウロキナーゼ型プラスミノーゲン・アクチベーター（uPA）	ウロキナーゼ	ウロナーゼ®	6万U/1V	2,790円
				24万U/1V	8,109円
脳保護薬	（フリーラジカルスカベンジャー）	エダラボン	ラジカット®	30 mg/100 mL	4,353円

2. 脳梗塞急性期の治療薬（血栓溶解薬と脳保護薬）

　脳梗塞は，神経救急疾患の1つであり，的確な診断と治療を要する．血栓により詰まった血管を薬物的に開通させる血栓溶解療法として，血栓（フィブリン）を溶解し血管を開通させるために，非活性体のプラスミノーゲンを活性体のプラスミンに変換させる薬剤が用いられる．具体的には遺伝子組換え組織型プラスミノーゲン・アクチベーター（recombinant tissuetype plasminogen activator：rt-PA），組織型プラスミノーゲン・アクチベーター（tissue plasminogen activator：t-PA），ウロキナーゼがある（表2）．

　代表的な薬剤はrt-PAである[7]．本邦では，保険診療上，2012年8月から投与開始時間が発症3時間以内から**4.5時間以内**に拡大された．副作用として，出血に注意が必要で，投与の適応や投与後の管理が重要である．適応は，NIHSS（National Institutes of Health Stroke Scale，表3）をもとに評価する．

　また，脳梗塞の急性期から使用される脳保護薬エダラボンがある．

1 rt-PA（アルテプラーゼ）

1）適応

　発症後4.5時間以内の虚血性脳血管障害患者が適応である．ただし，非外傷性頭蓋内出血の既往がある場合，胸部大動脈解離が強く疑われる場合，CTやMRIでの広範な早期虚血性変化がある場合などは適応外である[7]．

2）副作用，投与の際の注意点

　投与後24時間は出血傾向が持続する．そのため，副作用・合併症として症候性頭蓋内出血，虚血部位再開通に伴う出血性脳梗塞に注意すべきである．

　投与後は，バイタルサインやNIHSSを頻回に評価し，治療開始後24時間以上はSCU（stroke care unit）あるいはそれに準じた病棟での管理が推奨される．急激な頭痛や悪心・嘔吐などの臨床症状や，血圧の上昇，意識レベルの変動，NIHSSの変化を認めるようであれば早急に頭部CT検査を施行する．

表3　NIHSSスコア1994年度初版

項目	スコア		番号
意識レベル	0＝覚醒 1＝簡単な刺激で覚醒	2＝反復刺激や強い刺激で覚醒 3＝（反射的肢位以外は）無反応	1A
意識レベル　質問	0＝2問とも正答 1＝1問に正答	2＝2問とも誤答	1B
意識レベル　従命	0＝両方の指示動作が正確に行える 1＝片方の指示動作のみ正確に行える	2＝いずれの指示動作も行えない	1C
注視	0＝正常 1＝部分的注視麻痺	2＝完全注視麻痺	2
視野	0＝視野欠損なし 1＝部分的半盲（四分盲を含む）	2＝完全半盲（同名半盲を含む） 3＝両側性半盲（皮膚盲を含む全盲）	3
顔面麻痺	0＝正常 1＝軽度の麻痺	2＝部分的麻痺 3＝完全麻痺	4
左腕	0＝下垂なし（10秒間保持可能） 1＝10秒以内に下垂 2＝重力に抗するが10秒位内に落下	3＝重力に抗する動きがみられない 4＝全く動きがみられない	5a
右腕	0＝下垂なし（10秒間保持可能） 1＝10秒以内に下垂 2＝重力に抗するが10秒位内に落下	3＝重力に抗する動きがみられない 4＝全く動きがみられない	5b
左脚	0＝下垂なし（5秒間保持可能） 1＝5秒以内に下垂 2＝重力に抗するが5秒位内に落下	3＝重力に抗する動きがみられない 4＝全く動きがみられない	6a
右脚	0＝下垂なし（5秒間保持可能） 1＝5秒以内に下垂 2＝重力に抗するが5秒位内に落下	3＝重力に抗する動きがみられない 4＝全く動きがみられない	6b
運動失調	0＝なし 1＝1肢にあり	2＝2肢にあり	7
感覚	0＝正常 1＝軽度～中等度の障害	2＝高度の障害	8
言語	0＝正常 1＝軽度の失語	2＝高度の失語 3＝無言または全失語	9
構音障害	0＝正常 1＝軽度～中等度の障害	2＝高度の障害	10
消去／無視	0＝正常 1＝軽度～中等度の障害	2＝高度の障害	11

合計点＝　　／42

rt-PA投与に関してNIHSS値に明確な基準はないが，適正治療指針[7]にはNIHSS値26以上（25超），もしくはNIHSS値で4以下の軽症例や，症候が急速に改善してNIHSS値4以下まで改善した場合を慎重投与項目にしており，個々の状況に応じて治療適応を判断する必要がある．
文献4より引用

また，rt-PA投与を行うことが想定された患者には採血も動脈からは行わず，尿道カテーテルや胃管の挿入を控えるなど，出血性合併症が起こりうる処置は極力控える．

3）超具体的な投与方法

アルテプラーゼ（グルトパ®注）を添付されている溶解液で溶解し（溶解すると60万IU/mLとなる），体重kgあたり0.6 mg（34.8万IU/kg）を投与，投与最大量は60 mg（3,480万IU）．総投与量のうち10％を1～2分程度かけて急速投与し，残りを1時間で持続静注．

●処方例（体重50 kgの場合）
　50 kg × 0.6 mg/kg ＝ 30 mg（1,740万IU）→ 総投与量29 mL
　2.9 mLを1～2分程度で急速投与した後に，残りの26.1 mLを1時間で投与．
　※製薬会社から提供される体重換算表を使用する（表4）．

アルテプラーゼは大変高額な薬剤である（表2）．上記の体重50 kgの患者であれば1Vあたり600万IUの製剤が3V必要となるため，1回の治療で約14万円となる．

4）類似薬との使い分け

rt-PAとt-PAはフィブリンと結合し，フィブリンに結合したプラスミノーゲンをプラスミンに変換させ，血栓それ自体に作用する．一方で，ウロキナーゼはフィブリンに結合せず血液中のプラスミノーゲンを活性化させてプラスミンに変換し，全身性に作用する．そのため，出血のリスクが高くなる．一般に，急性期脳梗塞の患者にはrt-PA（グルトパ®注/アクチバシン®注）が，重篤な肺血栓塞栓症にはt-PA（クリアクター®静注用）が使用される[7~9]．

2 エダラボン

1）適応

脳保護作用を目的として，脳梗塞急性期に使用される抗酸化薬である．虚血に陥った細胞が産生するフリーラジカルを捕捉することにより酸化ストレスから脳組織を保護する[10]．

2）副作用，投与の際の注意点

急性腎傷害を引き起こす可能性があり，投与前から**腎機能障害を有する患者には使用できない**．肝機能障害や血球減少を認めることがあり，投与中は血液検査所見を確認する．

3）超具体的な投与方法

発症後24時間以内に，エダラボン（ラジカット®点滴静注バッグ30 mg/100 mL）1回1袋を30分かけて，1日2回点滴静注．投与期間は14日以内．

4）類似薬と使い分け

本邦で承認されている脳梗塞に対する抗酸化薬はエダラボンのみである．なお，欧米において同様の効果を期待した薬剤は存在するが，本邦では承認されていない[11]．

3. くも膜下出血後の遅発性脳障害予防で使用される薬剤

くも膜下出血は頭蓋内での出血である．しかし，その影響は心臓（たこつぼ心筋症など）や肺（神経原生肺水腫など），電解質異常（中枢性塩類喪失症候群など）など全身へ及ぶ重篤な疾患でもある．さらに，急性期以降発症72時間～2週間の間（いわゆる攣縮期）に脳障害を起こすことがあり，遅発性脳障害と呼ばれる．これも，くも膜下出血の予後を大きく左右する．

■ 塩酸ファスジル（表5）

Rhoキナーゼ阻害薬である本薬は，ミオシン軽鎖のリン酸化を防ぎ，血管収縮を予防する．血管内皮保護作用，血管粘稠改善作用を有し，さらに脳血液循環を改善する．また，好中球の遊走と活性酸素産生を抑制して炎症反応を低下させる．

表4 rt-PA（アルテプラーゼ）体重換算表

40～51 kg
製剤：600万単位製剤3本
（または1,200万単位1本＋600万単位1本）
を添付の溶解液 30 mL で溶解

体重 (kg)	総量 (mL)	急速静注 (mL)	持続静注 (mL)
40	23.2	2.3	20.9
41	23.8	2.4	21.4
42	24.4	2.4	22.0
43	24.9	2.5	22.4
44	25.5	2.6	22.9
45	26.1	2.6	23.5
46	26.7	2.7	24.0
47	27.3	2.7	24.6
48	27.8	2.8	25.0
49	28.4	2.8	25.6
50	29.0	2.9	26.1
51	29.6	3.0	26.6

52～69 kg
製剤：2,400万単位製剤1本
（または1,200万単位2本）
を添付の溶解液 40 mL で溶解

体重 (kg)	総量 (mL)	急速静注 (mL)	持続静注 (mL)
52	30.2	3.0	27.2
53	30.7	3.1	27.6
54	31.3	3.1	28.2
55	31.9	3.2	28.7
56	32.5	3.3	29.2
57	33.1	3.3	29.8
58	33.6	3.4	30.2
59	34.2	3.4	30.8
60	34.8	3.5	31.3
61	35.4	3.5	31.9
62	36.0	3.6	32.4
63	36.5	3.7	32.8
64	37.1	3.7	33.4
65	37.7	3.8	33.9
66	38.3	3.8	34.5
67	38.9	3.9	35.0
68	39.4	3.9	35.5
69	40.0	4.0	36.0

70～86 kg
製剤：2,400万単位製剤1本＋600万単位1本
（または1,200万単位2本＋600万単位1本）
を添付の溶解液 50 mL で溶解

体重 (kg)	総量 (mL)	急速静注 (mL)	持続静注 (mL)
70	40.6	4.1	36.5
71	41.2	4.1	37.1
72	41.8	4.2	37.6
73	42.3	4.2	38.1
74	42.9	4.3	38.6
75	43.5	4.4	39.1
76	44.1	4.4	39.7
77	44.7	4.5	40.2
78	45.2	4.5	40.7
79	45.8	4.6	41.2
80	46.4	4.6	41.8
81	47.0	4.7	42.3
82	47.6	4.8	42.8
83	48.1	4.8	43.3
84	48.7	4.9	43.8
85	49.3	4.9	44.4
86	49.9	5.0	44.9

87 kg～
製剤：2,400万単位製剤1本＋1,200万単位1本
（または2,400万単位1本＋600万単位2本）
を添付の溶解液 60 mL で溶解

体重 (kg)	総量 (mL)	急速静注 (mL)	持続静注 (mL)
87	50.5	5.1	45.4
88	51.0	5.1	45.9
89	51.6	5.2	46.4
90	52.2	5.2	47.0
91	52.8	5.3	47.5
92	53.4	5.3	48.1
93	53.9	5.4	48.5
94	54.5	5.5	49.0
95	55.1	5.5	49.6
96	55.7	5.6	50.1
97	56.3	5.6	50.7
98	56.8	5.7	51.1
99	57.4	5.7	51.7
100～	58.0	5.8	52.2

各規格の添付溶解液
600万国際単位：10 mL
1,200万国際単位：20 mL
2,400万国際単位：40 mL

溶解後のアルテプラーゼ濃度は
60万国際単位/mL ＝ 1.034 mg/mL

文献7より引用

表5　Rhoキナーゼ阻害薬の規格と薬価

分類	一般名	商品名	規格	薬価
Rhoキナーゼ阻害薬	塩酸ファスジル	エリル®	30 mg/2 mL	2,494円

1）適応
くも膜下出血術後の脳血管攣縮およびこれに伴う脳虚血症状の改善[4]．

2）副作用，投与の際の注意点
12％で副作用が出現し，肝機能異常（8％），頭蓋内出血（2％），低血圧（1％）の順に多い[10]．30分程度かけて投与しないと血圧低下を起こす危険性がある．また，投与時に血管痛がある[12]．

3）超具体的な投与方法
塩酸ファスジル（エリル®）1回30 mgを電解質液か糖液50〜100 mLに溶解し，1日2〜3回，30分かけて点滴静注．くも膜下出血術後早期に開始し，2週間投与．

4）類似薬と使い分け
くも膜下出血後の脳血管攣縮による遅発性脳障害の予防薬として，トロンボキサン合成酵素阻害薬であるオザグレルがある．本邦のガイドラインでは遅発性脳障害予防に対する使用が推奨（Grade A）となっているが[4]，質の高い臨床研究が乏しいためか海外のガイドラインでの記載はない[13,14]．出血の危険性もあり，投与判断は慎重に行う．

おわりに

マンニトールなどによる脳圧降下は，救命と二次的脳損傷の防止のために，緊急で行う治療である．アルテプラーゼなどによる血栓溶解療法も，脳梗塞のきわめて早い段階で使用することで，脳機能予後を高める治療法である[4]．こうした神経救急治療に引き続いて，必要に応じエタラボンなどによる脳保護や塩酸ファスジルなどによる脳血管攣縮防止薬などを考慮する．

文献・参考文献

1) 山下 進：浸透圧性利尿薬とICP管理―マンニトール・グリセロール・高浸透圧食塩液．INTENSIVIST, 9：856-859, 2017
2) 4 ICU管理．「重症頭部外傷治療・管理のガイドライン 第3版」（日本脳神経外科学会，日本脳神経外傷学会/監，重症頭部外傷治療・管理のガイドライン作成委員会/編），pp35-80，医学書院，2013
3) Carney N, et al：Guidelines for the Management of Severe Traumatic Brain Injury, Fourth Edition. Neurosurgery, 80：6-15, 2017
4) 「脳卒中治療ガイドライン2015」（日本脳卒中学会 脳卒中合同ガイドライン委員会/編，国際医学情報センター/編集協力），協和企画，2015
5) 欅 篤：脳圧管理における浸透圧利尿―ガイドラインでの推奨と使用薬物の特性．INTENSIVIST, 5：560-563, 2013
6) 中口 博，山下雅知：浸透圧利尿薬―マンニトールとグリセロールはどう違う？救急医学，32：849-85, 2008
7) 日本脳卒中学会：rt-PA（アルテプラーゼ）適正治療指針 第二版．2012
　　http://www.jsts.gr.jp/img/rt-PA02.pdf
8) 宮本和幸，田中幸太郎：ICUでのt-PAの使用方法．レジデントノート，15：2261-2268, 2013
9) 日本循環器学会：循環器病の診断と治療に関するガイドライン（2016-2017年度活動）．肺血栓塞栓症および深部静脈血栓症の診断，治療，予防に関するガイドライン（2017年改訂版）
10) Lee BJ, et al：Edaravone, a free radical scavenger, protects components of the neurovascular unit against oxidative stress in vitro. Brain Res, 1307：22-27, 2010

11) 岡本賢太郎：脳梗塞の周術期管理―超急性期～急性期に理解しておくべきこと．INTENSIVIST, 9：951-981, 2017
12) 26 その他の薬剤，「救急ICU薬剤ノート 希釈まで早わかり！」（清水敬樹/編），p351，羊土社，2015
13) Connolly ES Jr, et al：Guidelines for the management of aneurysmal subarachnoid hemorrhage：a guideline for healthcare professionals from the American Heart Association/american Stroke Association. Stroke, 43：1711-1737, 2012
14) Steiner T, et al：European Stroke Organization guidelines for the management of intracranial aneurysms and subarachnoid haemorrhage. Cerebrovasc Dis, 35：93-112, 2013

プロフィール

岩﨑祐亮（Yusuke Iwasaki）
医療法人社団おると会 浜脇整形外科病院
専門：救急，集中治療，麻酔科学
薬剤の特徴や副作用をしっかりと知っておくことは，その疾患への各専門分野の先生方との共通認識をもつうえでとても大切であると考えています．ガイドラインでも適宜薬剤の推奨度が変わったりします．一緒に勉強していきましょう!!

細川康二（Koji Hosokawa）
広島大学大学院医歯薬保健学研究科医学講座 救急集中治療医学
専門：救急，集中治療，麻酔科学
神経集中治療では，脳外科医，神経内科医との連携が重要と感じています．協力して迅速な診断と治療を行っていきたいです．

志馬伸朗（Nobuaki Shime）
広島大学大学院医歯薬保健学研究科医学講座 救急集中治療医学

第3章　腎／電解質

1. 利尿薬
フロセミドを中心に

大木伸吾，志馬伸朗

Point

- 救急・ICUで利尿薬を使う機会は多い（特にフロセミド）
- 利尿薬を投与する主な目的は，体液過剰のコントロールである
- 利尿薬の予後改善効果については不明な部分も多い
- 利尿薬を投与する際には，副作用やコストも考慮する必要がある

はじめに

　救急・ICUにおいて利尿薬を投与する機会は多く，特にループ利尿薬のフロセミド（ラシックス®）は最も使用頻度が高い利尿薬である．本稿では，フロセミドを中心に，表に示した救急・ICUで使うことの多い5つの利尿薬について紹介する．

1. 救急・ICUでのフロセミドの使い方

1 作用

　ループ利尿薬のフロセミド（ラシックス®）は，ヘンレのループの太い上行脚に存在する$Na^+/K^+/2Cl^-$共輸送体を阻害して強いナトリウム利尿作用を発揮する．また，静脈内投与が可能で効果発現までの時間が数分以内と短いことから[1]，救急・ICUにおける超急性期の治療で広く使用されている．

　加えて，主に静脈系に対する血管拡張作用も有するとされ，利尿作用以外の機序でも心筋の前負荷を軽減している可能性がある[2]．

2 適応

　フロセミドが適応となるのは，**臨床上問題となっている体液過剰が存在し，そのコントロールが必要な場合**である．救急・ICUでは急性心不全や急性腎障害（acute kidney injury：AKI）の症例などでしばしば投与されている．

　しかしながら，急性心不全におけるフロセミド投与の予後改善効果は今のところ不明である．また，AKIの予防や治療における予後改善効果も明らかではなく[3]，血清クレアチニン値がさらに上昇したり[4]，高用量のフロセミドで難聴が引き起こされる可能性も示唆されている[5]．この

表　本稿で紹介する利尿薬一覧

分類	ループ利尿薬	心房性ナトリウム利尿ペプチド	アルドステロン拮抗薬	バソプレシン受容体拮抗薬	炭酸脱水酵素阻害薬
一般名	フロセミド	カルペリチド	カンレノ酸カリウム	トルバプタン	アセタゾラミド
投与量	本文を参照				
利尿効果発現までの時間	経口：1時間 静注：数分	静注：資料なし	静注：資料なし	経口：2時間	経口：資料なし 静注：資料なし
利尿効果の持続時間	経口：6時間 静注：3時間	静注：資料なし	静注：資料なし	経口：12〜24時間	経口：6〜12時間 静注：資料なし
主な副作用	・低カリウム血症 ・低ナトリウム血症 ・代謝性アルカローシス ・高尿酸血症 ・耐糖能異常 ・難聴	・血圧低下 ・徐脈	・高カリウム血症 ・低ナトリウム血症 ・女性化乳房	・高ナトリウム血症 ・高尿酸血症 ・耐糖能異常 ・肝機能障害	・低カリウム血症 ・代謝性アシドーシス
主な禁忌	・無尿 ・肝性昏睡 ・低カリウム血症 ・低ナトリウム血症	・低血圧 ・心原性ショック ・右室梗塞 ・脱水	・無尿 ・腎不全 ・高カリウム血症 ・アジソン病	・無尿 ・水分摂取困難 ・高ナトリウム血症 ・妊娠中	・無尿 ・高度肝機能障害 ・高クロール血症性アシドーシス
主な商品名と薬価	ラシックス®注 61円（20 mg/1A）	ハンプ®注射用 1,874円（1,000 μg/1V）	ソルダクトン®静注用 323円（100 mg/1A）	サムスカ®錠 1,277.30円（7.5 mg/1錠）	ダイアモックス®注射用 582円（500 mg/1V）

各薬剤のインタビューフォームを参照して作成

ため，種々のガイドラインなどでは，**体液過剰の是正が必要な場合以外にAKIの予防や治療の目的でのフロセミド投与を控える**よう勧告されている[6〜8]．フロセミドは，腎機能が低下し乏尿になった場合に，単に尿量を増加させる目的で使用する薬剤ではないといえる．

救急・ICUにおいてフロセミドなどの利尿薬はなくてはならない存在だが，投与する際には体液過剰を適切に評価し，**目標とする除水が達成されればすみやかに減量もしくは中止する**．

3 副作用，投与の際の注意点

フロセミドの副作用として主に以下のようなものがある．

① 電解質異常（低ナトリウム血症，低カリウム血症，低カルシウム血症，低マグネシウム血症）
② 代謝性アルカローシス
③ 高尿酸血症
④ 耐糖能異常
⑤ 難聴

このうち，低カリウム血症は救急・ICUにおいて経験する頻度が比較的高く，ときに致死性不整脈の原因となることから，フロセミド投与中は**血清カリウム値の厳重なモニタリングを行い**，場合によってはカリウム製剤の投与やアルドステロン拮抗薬（後述）の併用を考慮する必要がある．

また，代謝性アルカローシスは自発呼吸の抑制を招き人工呼吸器離脱の妨げとなり得るため，

ときに炭酸脱水酵素阻害薬（アセタゾラミド，後述）が併用されることがある．

耳鳴りや難聴などの耳毒性は，投与速度が4 mg/分を超える場合や1回投与量が160〜200 mgを超える場合に起こりやすいとされている[1, 9]．

4 超具体的な投与方法

> **症例**
> 70歳代男性．陳旧性心筋梗塞に伴う慢性心不全に対し近医から内服薬を処方されていたが，1カ月前から服薬を自己中断していた．ここ2週間で体重が4 kg増加し，5日前から労作時に呼吸困難を自覚するようになった．本日になって安静時にも強い呼吸困難を認めるようになったため救急車で来院した．
> **バイタルサイン**：血圧 135/80 mmHg，心拍数 110/分，呼吸数 34/分，SpO_2 89 %（酸素マスク10 L/分），体温 36.4 ℃
> **身体所見**：両側肺野で coarse crackles を聴取する．両下腿に圧痕性浮腫を認める．四肢の冷感は認めない．
> **胸部X線写真**：両側肺野に肺うっ血像を認める．
>
> 急性心不全と判断した担当医が非侵襲的陽圧換気（NPPV）を開始しフロセミド20 mgを静注したところ，良好な利尿が得られた．さらに翌日にかけてフロセミド2 mg/時の持続静注を行った結果，呼吸状態が改善しNPPVを離脱することができた．

●処方例

初回投与
 フロセミド（ラシックス®注）10〜20 mg 静注
 ※1〜2時間で反応が乏しい場合は2倍量程度を追加投与（最大100 mgまで）

引き続いて①〜③のいずれかの方法で継続投与
 ①フロセミドの間欠静注
  フロセミド（ラシックス®注）10〜20 mg（初回投与時の量や反応に応じ適宜増減）
  6〜8時間おきに静注
 ②フロセミドの持続静注
  フロセミド（ラシックス®注）40〜200 mg（初回投与量の2倍量程度）を生理食塩液と混合．総量50 mLとし2 mL/時で持続静注（反応に応じ適宜増減）
 ③カルペリチドの持続静注（後述）

2016年に改訂された欧州心臓病学会による急性・慢性心不全の診断・治療ガイドラインでは，うっ血の有無と臓器低灌流の有無に基づいた初期治療アルゴリズムが示されている[10]（図1，2）．本症例は"Wet and Warm"のCardiac type（うっ血が主体のもの）に相当する体液過剰を伴った急性心不全の症例であり，利尿薬のよい適応であると考えられる．

フロセミド（静注）の効果持続時間は3時間程度と短く，血中濃度低下後に腎におけるナトリウム再吸収が亢進するリバウンド効果も起こるため[9]，一般的には初回投与に引き続いて1日複数回の間欠投与もしくは24時間の持続投与が行われる．いずれの方法が治療効果や安全性の面で優れているかについては，いまだに結論が出ていない[11, 12]．

なお，"Wet and Warm"のvascular type（高血圧が主体のもの）に相当する急性心不全では必ずしも体液過剰を伴わないことがあり，フロセミドを初期治療として投与するにあたっては慎

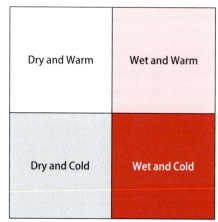

図1 うっ血と低灌流の有無に基づいた急性心不全の分類
文献10より引用.

重な判断が求められる.

また,フロセミドを増量しても効果が不十分な場合には,ほかの利尿薬の併用や腎代替療法の導入を考慮する必要がある.

2. 類似薬と使い分け

1 心房性ナトリウム利尿ペプチド(カルペリチド)

カルペリチド(ハンプ®)は,ナトリウム利尿作用と静脈系優位の血管拡張作用の両方により心筋の前負荷を軽減し,交感神経抑制作用により心拍数も上昇させにくいといった点から,日本では急性心不全の治療薬として広く使用されている.しかし,海外では使用されていない薬剤であり,急性心不全やAKIの予後改善効果については結論が出ておらず[6~8],フロセミドとの優劣も不明である.1 V(1,000 μg)あたり約2,000円と比較的高価な薬剤であり,投与する際はコスト面も考慮する必要がある.

●処方例
カルペリチド(ハンプ®注射用)2,000 μg+5%ブドウ糖液50 mL
2 mL/時(体重50 kgで約0.025 μg/kg/分に相当)で持続静注(反応に応じ適宜増減)

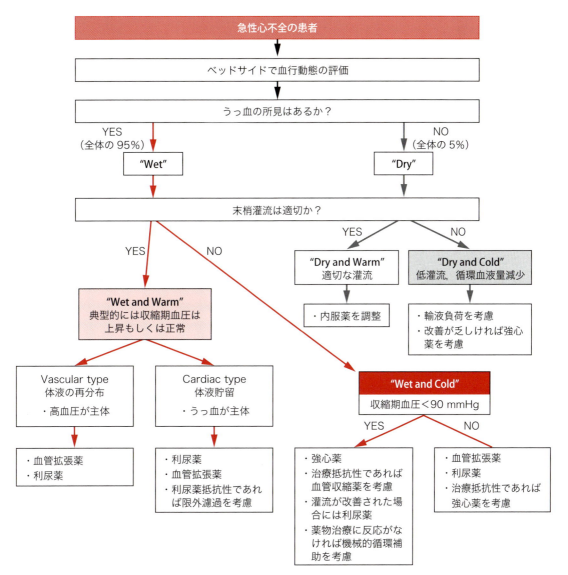

図2 うっ血と低灌流の有無に基づいた急性心不全の治療アルゴリズム
文献10より引用.

2 アルドステロン拮抗薬（カンレノ酸カリウム）

　アルドステロン拮抗薬は，集合管に存在するNa^+/K^+交換輸送体において，アルドステロンと拮抗しナトリウム利尿作用とカリウム排泄抑制作用をもたらすことから，別名カリウム保持性利尿薬とも呼ばれる．このうちカンレノ酸カリウム（ソルダクトン®）は静脈内投与が可能である．
　救急・ICUでは利尿薬として単独で使用される頻度は比較的低く，フロセミドによる低カリウム血症が問題となっている場合にしばしば併用される．アンギオテンシン変換酵素（angiotensin-converting enzyme：ACE）阻害薬やアンギオテンシンⅡ受容体拮抗薬（angiotensinⅡ receptor blocker：ARB）の併用中，および腎障害の合併時には，高カリウム血症の出現に注意が必要である．

> ●処方例
> カンレノ酸カリウム（ソルダクトン® 静注用）100～200 mg＋生理食塩液 10～20 mL
> 12～24時間おきに静注
> ※溶解液は 100 mg あたり 10 mL 必要

3 バソプレシン受容体拮抗薬（トルバプタン）

　トルバプタン（サムスカ®）は集合管のバソプレシン V_2 受容体においてバソプレシンと拮抗し水利尿をもたらす薬剤である．剤形は内服薬のみであるが救急・ICUでもときどき使用されており，フロセミドなどのほかの利尿薬で体液過剰のコントロールが不十分な場合や，低ナトリウム血症を伴っている場合などに有用な可能性がある．

　短期的には心不全の症状改善が得られる可能性がある一方で[13]，長期予後改善効果は不明であることや[14]，7.5 mg錠で1,280円程と比較的高価な薬剤であることも踏まえておく必要がある．また，急激な血清ナトリウム値の上昇とそれによる橋中心髄鞘崩壊症を合併する可能性があり，**投与中は血清ナトリウム値の厳重なモニタリングが必要**である．

> ●処方例
> トルバプタン（サムスカ® 錠）7.5 mg 1日1回内服

4 炭酸脱水酵素阻害薬（アセタゾラミド）

　アセタゾラミド（ダイアモックス®）は，近位尿細管において炭酸脱水酵素を阻害することにより，重炭酸イオンとナトリウムの再吸収を抑制する．しかし，代償反応としてヘンレのループや遠位尿細管においてナトリウム再吸収が亢進することから，結果として利尿作用はそれほど得られないため，本剤がICUにおいて単純な利尿目的で用いられる機会は少ない．

　ICUでは，ループ利尿薬の副作用や，肺保護換気に伴う高二酸化炭素血症への代謝性代償などにより，血液中の重炭酸イオン濃度が上昇し代謝性アルカローシスを合併している患者にしばしば遭遇する．**1** の **3** で述べたように，代謝性アルカローシスの存在下では呼吸性代償として自発呼吸が抑制され，人工呼吸器離脱に支障をきたす可能性がある．このような場合にアセタゾラミドを投与することで，代謝性アルカローシスを正常化し自発呼吸を促す試みが行われることがあるが，人工呼吸離脱における有効性や至適な投与量についてはいまだに結論が出ていない[15]．また，副作用である代謝性アシドーシスや低カリウム血症の合併に注意が必要である．

> ●処方例
> アセタゾラミド（ダイアモックス® 注射用）250～500 mg＋生理食塩液 20 mL
> 24時間おきに静注

おわりに

　利尿薬への反応は，患者や病態ごとに全く変わってくる可能性がある．利尿薬を投与している最中は患者のもとへ何度も足を運び，治療効果や副作用の有無をこまめに把握する必要がある．

文献・参考文献

1) ラシックス®注 20 mg．インタビューフォーム，日医工株式会社：2018年1月改訂
2) Jhund PS, et al：The acute vascular effects of frusemide in heart failure. Br J Clin Pharmacol, 50：9-13, 2000
3) Ho KM & Power BM：Benefits and risks of furosemide in acute kidney injury. Anaesthesia, 65：283-293, 2010
4) Lassnigg A, et al：Lack of renoprotective effects of dopamine and furosemide during cardiac surgery. J Am Soc Nephrol, 11：97-104, 2000
5) Ho KM & Sheridan DJ：Meta-analysis of frusemide to prevent or treat acute renal failure. BMJ, 333：420, 2006
6) Kidney Disease Improving Global Outcomes (KDIGO) Acute Kidney Injury Work Group：KDIGO clinical Practice Guideline for Acute Kidney Injury. Kidney Int Suppl, 2：1-138, 2012
7) 「AKI（急性腎障害）診療ガイドライン2016」（AKI診療ガイドライン作成委員会/編），東京医学社，2016
8) Joannidis M, et al：Prevention of acute kidney injury and protection of renal function in the Intensive care unit：update 2017：Expert opinion of the Working Group on Prevention, AKI section, European Society of Intensive Care Medicine. Intensive Care Med, 43：730-749, 2017
9) Brater DC：Diuretic therapy. N Engl J Med, 339：387-395, 1998
10) Ponikowski P, et al：2016 ESC Guidelines for the diagnosis and treatment of acute and chronic heart failure：The Task Force for the diagnosis and treatment of acute and chronic heart failure of the European Society of Cardiology (ESC). Developed with the special contribution of the Heart Failure Association (HFA) of the ESC. Eur J Heart Fail, 18：891-975, 2016
11) Felker GM, et al：Diuretic strategies in patients with acute decompensated heart failure. N Engl J Med, 364：797-805, 2011
12) Wu MY, et al：Loop diuretic strategies in patients with acute decompensated heart failure：a meta-analysis of randomized controlled trials. J Crit Care, 29：2-9, 2014
13) Gheorghiade M, et al：Short-term clinical effects of tolvaptan, an oral vasopressin antagonist, in patients hospitalized for heart failure：the EVEREST Clinical Status Trials. JAMA, 297：1332-1343, 2007
14) Konstam MA, et al：Effects of oral tolvaptan in patients hospitalized for worsening heart failure：the EVEREST Outcome Trial. JAMA, 297：1319-1331, 2007
15) Faisy C, et al：Effect of Acetazolamide vs Placebo on Duration of Invasive Mechanical Ventilation Among Patients With Chronic Obstructive Pulmonary Disease：A Randomized Clinical Trial. JAMA, 315：480-488, 2016
16) 厚生労働省：薬価基準収載品目リストおよび後発医薬品に関する情報について（平成30年7月1日適用）
   http://www.mhlw.go.jp/topics/2018/04/tp20180401-01.html

プロフィール

大木伸吾（Shingo Ohki）
広島大学大学院医歯薬保健学研究科医学講座 救急集中治療医学
広島県一円や隣県からさまざまな重症患者さんが集まってくる高度救命救急センター・集中治療部で診療・研究・教育に従事し，充実した日々を送っています．勉強熱心な若手が多く，とても雰囲気のよい職場です．救急集中治療医学に興味のある研修医の先生，ぜひ一度見学に来てみませんか？

志馬伸朗（Nobuaki Shime）
広島大学大学院医歯薬保健学研究科医学講座 救急集中治療医学

第3章 腎／電解質

2. 電解質補正

京　道人，志馬伸朗

● Point ●

- 電解質異常はICUにおいてよく遭遇する病態である
- 低カリウム血症に対するKCL投与は，投与方法によっては重篤な合併症を起こす
- 低ナトリウム血症の補正では，補正速度によって浸透圧性脱髄症候群をきたしうる
- 高カリウム血症は緊急疾患であり，迅速な対応ができるよう薬剤の投与方法を熟知する

はじめに

　電解質異常は一般病棟・ICUにおいて，とても一般的に遭遇する病態である[1]．中には緊急度が高い場合もあり，迅速な対応が求められる．治療においては，薬剤の投与"経路""濃度""速度"に十分注意する必要があり，それらを誤ると重篤な合併症を生じうる．

　この稿でとり上げる，低カリウム血症・高カリウム血症，低ナトリウム血症，低リン血症は，それ自体が，あるいは治療合併症が重篤になりうる．使用する薬剤について，自分なりの"型"をつくって，安全かつ迅速に対処できるようにしよう．

　なお，いずれの疾患も原因を検索することが重要である．この稿で緊急時の薬剤の使い方を学び，緊急な状態を脱したあとは，必ず原疾患の検索とその加療を行い，"対症療法"のみにならないよう注意してほしい．

1. 低カリウム血症

　低カリウム血症は，摂取不足，下痢，低マグネシウム血症などが原因となる．一般的には血中濃度が3.0 mEq/Lを下回るまでは症状は出現しないが，より低値となると，筋力低下や徐脈・心室性不整脈などの致死性不整脈が生じうる．補正に関しては内服薬もあるが，ここでは点滴製剤を用いた補正を記載する．

■ 塩化カリウム（KCL注20 mEqキット　20 mEq/20 mL）

1）適応

　補正の適応は一般的には3.5 mEq/L未満であるが，3.5 mEq/L未満でなくても，**心臓血管外科術後患者や糖尿病性ケトアシドーシスの補正中の患者**では積極的な補正を行うことがある．その

理由は，心臓血管外科術後患者では3.5 mEq/L以下で重篤な不整脈や心房細動発症のリスクがあるため[2]，糖尿病性ケトアシドーシスは持続インスリン投与により著明な低カリウム血症となるリスクが高いためである．

2）副作用，投与の際の注意点

カリウム製剤は急速に静脈投与することで，心室細動を起こす危険性があり，十分な注意が必要である．

また，高濃度の点滴製剤を末梢血管から投与すると，静脈炎を起こすリスクがあるため，"濃度"は末梢静脈路からの投与では**40 mEq/L以下**に希釈する．中枢静脈路からの投与では明確な決まりはなく施設ごとの安全管理に従うことが多いが，当院では**1/2以下の濃度（10 mEq/20 mL以下）**に薄めることになっている．添付文書上，"速度"は経路によらず，**20 mEq/時以下**となる．

低カリウム血症自体やカリウム製剤投与に伴う不整脈発症リスクがあるため，心電図モニターは必須である．また，急速に補正する場合は，補正後にカリウム値を再検する．

3）超具体的な投与方法

投与時は，シリンジポンプや輸液ポンプを使用し，**急速投与されることが絶対にないよう注意**する．

●処方例

・中枢ルートから投与する場合

　迅速な補正：塩化カリウム（KCL注20 mEqキット 20 mEq/20 mL）20 mL＋生理食塩水20 mLの計40 mLを1時間かけて投与．

　緩徐な補正：塩化カリウム（KCL注20 mEqキット 20 mEq/20 mL）10 mL＋生理食塩水10 mLの計20 mLを1〜2時間で投与．

・末梢ルートから投与する場合

　塩化カリウム（KCL注20 mEqキット 20 mEq/20 mL）4 mL＋生理食塩水100 mLを12分以上かけて投与．

4）類似薬と使い分け

類似薬としてL-アスパラギン酸カリウム（アスパラギン酸カリウム注10 mEqキット）がある．塩化カリウムとカリウム濃度は同じであるが，Clイオンを含んでいないため，腎不全，アシドーシス患者や多量に投与する場合は，L-アスパラギン酸カリウムの投与とした方がよい．

5）研修医がよくする失敗，ピットフォール

持続点滴中の輸液バッグ内に塩化カリウムを混注して投与する場合もある．その際はメインの輸液製剤に何mEqのカリウムが入っているか，追加により最終的なカリウム濃度はいくらになるのかを確認する．

2 硫酸マグネシウム（硫酸Mg補正液1 mEq/mL　20 mL/1 A）

1）適応

低カリウム血症に低マグネシウム血症を合併している際に，補正の適応となる．低カリウム血症を治療するうえでは，血中マグネシウム濃度の測定は必須である．低マグネシウム血症を合併する場合は，血中マグネシウム濃度の補正を同時にしなければ，低カリウム血症の加療に難渋する．低マグネシウム血症では遠位尿細管でのカリウム再取り込みの抑制や，皮質集合管でのカリウム排泄の促進が起こる．

2) 副作用，投与の際の注意点

過剰な補正により高マグネシウム血症をきたすと，筋力低下，心電図異常（伝導障害）や呼吸停止を認めることがある．特に腎不全患者では注意する．

本製剤は末梢静脈路からの投与が可能であるが，基本的には希釈して使用する．しかし，緊急性の高い場合は，原液で使用する．

3) 具体的な投与方法

> ●処方例
> ・不整脈リスクが高い場合や積極的なカリウムの補正が必要な，重度の低カリウム・マグネシウム血症の場合
>   硫酸マグネシウム（硫酸Mg補正液1 mEq/mL）原液20 mLを5～10分かけて投与．
> ・軽度の低カリウム・マグネシウム血症の場合
>   硫酸マグネシウム（硫酸Mg補正液1 mEq/mL）原液20 mL＋生理食塩水100 mLを，1時間かけて投与．

2. 低ナトリウム血症

低ナトリウム血症は**入院患者の20～30％**にみられる病態である．低ナトリウム血症をきたす疾患は多岐にわたるが，原疾患によらず，重篤な症状（痙攣や意識障害など）を伴う低ナトリウム血症に対しては，緊急のナトリウム補正が必要となる．一方，重篤な症状を伴わない低ナトリウム血症では，基本的に緊急の補正は必要なく，各種検査をもとに低ナトリウム血症の原疾患を診断する．

2014年に欧州集中治療医学会を含めた3学会から合同でガイドラインが出ており，詳細に学びたい方は参考にしてほしい[3]．

■ 10％塩化ナトリウム
（塩化ナトリウム注10％シリンジ 34.2 mEq/20 mL　20 mL/1 A）

1) 適応

主には重篤な症状（痙攣，意識障害など）を伴う低ナトリウム血症に対する緊急のナトリウム補正目的に使用される．原液では使用せず，3％高張食塩水を作成し補正する．

> **●3％高張食塩水を迅速に作成する方法**
> ①生理食塩水500 mLから100 mLを抜き，400 mLとする．
> ②10％塩化ナトリウム（塩化ナトリウム注10％シリンジ）120 mL（20 mLを6本）を混注する

2) 副作用，投与の際の注意点

低ナトリウム血症の急激な補正に伴い，浸透圧性脱髄症候群（osmotic demyelination syndrome：ODS）が発症する可能性がある．最初の24時間で12 mmol/L以下の補正速度に留めておくことが推奨されている．詳細はコラム（p.85）を参考にしてほしい．

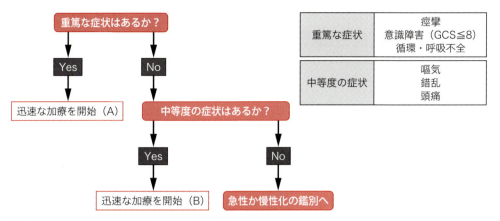

図　低ナトリウム血症治療のフローチャート
文献3を参考に作成

3）具体的な投与方法

重症度に応じたフローチャートを図に記載する．

>●処方例
>
>**A）重篤な症状（痙攣，意識障害，循環・呼吸不全）のある患者**
>
>3％高張食塩水150 mLを20分かけて投与し，ナトリウム値を経時的に測定し，ナトリウム5 mmol/Lの上昇が得られるまでくり返す．5 mmol/Lの上昇が得られても症状が改善しない場合は，1 mmol/L/時の上昇が得られるように3％高張食塩水を投与する．
>
>**B）中等度の症状（嘔気，錯乱，頭痛）のある患者**
>
>原疾患に応じた治療を行う．そのうえで，3％高張食塩水150 mLを一度だけ20分かけて投与することを検討する．最初の24時間で5 mmol/Lの上昇が推奨される．

Column

ODSの概要

ODSは，浸透圧変化により脳神経細胞障害が生じ，意識変容，四肢麻痺，球麻痺（嚥下障害，構音障害）などの症状を認める疾患である．しかし，発生機序は完全には解明されておらず，発症頻度，危険因子などについて不明な点も多い．

ODSを発症した症例の多くは，血清ナトリウム濃度が120 mmol/L未満で，最初の24時間で12 mmol/L以上の補正がなされていた[4]．典型的な画像所見は，MRI T2強調画像で高信号，拡散強調画像で拡散抑制がみられ，多くは橋に異常を認めるが，橋外に異常を認めることもある．

治療は確立されたものはないが，自由水を投与し，ナトリウム値を再度低下させることで改善を認めた報告がある．予防についてもエビデンスはないが，症状が重篤なので，ナトリウムを過剰補正してしまった場合には，ナトリウム値を再度低下させるよう推奨されている[3]．

表1 高カリウム血症の治療方針

緊急性	治療
緊急時	グルコン酸カルシウム GI（glucose insulin）療法 重炭酸ナトリウム（代謝性アシドーシス合併患者） β刺激薬
中等度緊急時	人工透析 ループ利尿薬 ポリスチレンスルホン酸ナトリウム

文献5を参考に作成

3. 高カリウム血症

　高カリウム血症は，腎不全や薬剤，低アルドステロン状態などさまざまな原因により起こる．症状は四肢筋力低下，心電図異常（T波増高，P波消失，wide QRS），致死性不整脈（房室ブロック，心室頻拍，心室細動）があり，特に致死性不整脈を予防するために迅速な対応が必要である．
　治療方針は，不整脈を予防するために心筋細胞膜を安定させることと，血中のカリウム値を低下させることである．血中カリウム値を低下させる方法としては，カリウムを細胞内に取り込む方法〔GI（glucose insulin）療法など〕と，体外に排出する方法（ポリスチレンスルホン酸ナトリウム，利尿薬，人工透析など）がある[5]（表1）．

1 グルコン酸カルシウム（カルチコール注射液8.5％ 3.9 mEq/10 mL　10 mL/1 A）

1）適応
　高カリウム血症による致死性不整脈が懸念される場合，心筋細胞膜を安定化させる目的でカルシウム製剤が投与される．カリウム値を低下させる作用はない．

2）副作用，投与の際の注意点
　効果は30〜60分程度しか持続しないため，持続する高カリウム血症では追加投与を検討する．希釈の必要はなく，末梢静脈路からの投与が可能であるが，急速投与で心障害をきたすことや，血管外に漏れると静脈炎を起こすことに注意が必要である．

3）具体的な投与方法

> ●処方例
> 　グルコン酸カルシウム〔カルチコール注射液8.5％（3.9 mEq/10 mL）〕原液10 mLを2〜3分かけてゆっくり静注．

4）類似薬と使い分け
　塩化カルシウム〔塩化カルシウム注2％（7.2 mEq/20 mL）〕もグルコン酸カルシウムと同じ目的での投与が可能である．

5）研修医がよくする失敗，ピットフォール
　重炭酸を含有する輸液（重炭酸リンゲル液など）と同じ静脈ラインから投与すると，重炭酸カルシウムが形成し結晶化するため，重炭酸を含有しない輸液に変更する．
　また，ジギタリス製剤内服中の患者では，**ジギタリス中毒**のリスクが増大するため，投与しない．

2 GI (glucose insulin) 療法

1) 適応

インスリン投与により血清中のカリウムを細胞内に移動させることで，血中のカリウム濃度を下げる．インスリンのみの投与ではカリウムとともに血糖も下がってしまうため，ブドウ糖をともに投与する．どれくらいの割合で混合すれば安全かは患者にもよるが，ブドウ糖 (g) とインスリン (単位) の割合は5：1で投与することが多い．

2) 副作用，投与の際の注意点

ブドウ糖とインスリンを混合する割合によっては低血糖や高血糖をきたす可能性があり，**投与終了時に血糖を測定する**ことが重要である．また，高濃度のブドウ糖を末梢静脈路から投与する場合は静脈炎のリスクがある．

3) 具体的な投与方法

> ●処方例
> ・末梢静脈路から：10％ブドウ糖注射液500 mLに10単位のヒューマリン®Rを混注し，1～2時間かけて投与する．
> ・中心静脈から：50％ブドウ糖注射液50 mLに5単位のヒューマリン®Rを混注し，1～2時間かけて投与する．

4) 上級医の処方の機微，コツ

1型糖尿病や副腎不全がある患者では，自己のインスリン分泌が低下しているため，同じ割合のGI療法を行っても，血糖が上がりやすくなる．そのような患者ではグルコースとインスリンの割合を調整する．

3 ポリスチレンスルホン酸ナトリウム（ケイキサレート®ドライシロップ76％　3.27 g/包）

1) 適応

ケイキサレートは腸管内でポリスチレンスルホン酸ナトリウムとカリウムをイオン交換することにより，カリウムを腸管から排泄する．即効性はないため，緊急性のある場合にはほかの治療を選択する．

2) 副作用，投与の際の注意点

ケイキサレートの副作用として便秘があるが，予防のために浸透圧性下剤であるソルビトール液で懸濁すると，腸管壊死が起こったとの報告がある．しかし，ソルビトール液を使用しなくても腸管壊死が起こるとも報告されており，術後患者，イレウス患者，腸閉塞患者では投与すべきでない[6]．

3) 具体的な投与方法

> ●処方例
> ポリスチレンスルホン酸ナトリウム（ケイキサレート®ドライシロップ76％ 3.27 g/包）1日量39.24 g（12包）を2～3回に分け，1回量を水50～150 mLに懸濁し経口もしくは経管投与．

4. 低リン血症

低リン血症は，ATP，DNA，蛋白合成に影響を及ぼす．そのため，四肢筋力低下，心不全，呼吸筋力低下，横紋筋融解症など多様な症状をきたす[7]．2 mg/dL以下にならない限り症状が出現することは稀であるが，集中治療領域では軽度の低リン血症でも呼吸器離脱失敗との関連が示唆される[8]．

■ リン酸水素ナトリウム・リン酸二水素ナトリウム（リン酸Na補正液0.5 mmol/mL　20 mL/1 A）

1) 適応

経静脈的なリンの投与は過剰補正による合併症（低カルシウム血症，急性腎障害，不整脈など）をきたす可能性があるため，無症候性の低リン血症（2.0 mg/dL以下）では，経口のリン製剤を内服する．しかし，症候性の低リン血症や経口摂取できないような場合は，リン酸Na補正液を使用する．

2) 副作用，投与の際の注意点

カルシウム塩を含む製剤と配合すると，リン酸カルシウムを形成し沈殿することがある．また，低カルシウム血症を誘発することがあるため，カルシウム値をモニタリングする．

3) 具体的な投与方法

末梢静脈路からの投与が可能である．

> ●処方例
> ・血清リン値が1.25 mg/dL～2.0 mg/dLの場合
>
>   リン酸Na補正液0.5 mmol/mL 0.08～0.24 mmol/kg（最大30 mmol）を生理食塩水500 mLに混注し，6時間以上かけて投与．
>
> ・血清リン値が1.25 mg/dL以下の場合
>
>   リン酸Na補正液0.5 mmol/mL 0.25～0.50 mmol/kg（最大80 mmol）を生理食塩水500 mLに混注し，8～12時間かけて投与．

4) 類似薬と使い分け

リン酸二カリウム液（リン酸2カリウム注20 mEqキット 20 mEq/20 mL）がある．リン酸Na補正液0.5 mmol/mLと比較し，リンの量は変わらないが，カリウムが20 mEq/20 mL含まれているため，カリウム値に注意する．低カリウム血症を合併し，併せてカリウムの補正を行う必要がある際にリン酸二カリウム液を使用する．

5) 研修医がよくする失敗，ピットフォール

低リン血症の原因のなかでは，refeeding syndrome（RFS）に特に注意する必要がある．RFSのリスクのある患者では，リンの補正のみでなく栄養管理も必要であり，栄養投与開始最初の1週間は10 kcal/kg/日の栄養投与にとどめる[9]．

文献・参考文献

1) Buckley MS, et al：Electrolyte disturbances associated with commonly prescribed medications in the intensive care unit. Crit Care Med, 38：S253-S264, 2010
2) Wahr JA, et al：Preoperative serum potassium levels and perioperative outcomes in cardiac surgery patients. Multicenter Study of Perioperative Ischemia Research Group. JAMA, 281：2203-2210, 1999

参考　電解質補正に使用する主な薬剤の薬価

一般名	商品名	イオン含有量 （1A/1Vあたり）	主な副作用	薬価（円， 1A/1Vあたり）
塩化カリウム	KCL注20 mEqキット	K 20 mEq/20 mL	急速静注で心室細動 末梢静脈炎	171円
L-アスパラギン酸カリウム	アスパラギン酸カリウム注10 mEqキット	K 10 mEq/10 mL	急速静注で心室細動 末梢静脈炎	175円
硫酸マグネシウム	硫酸Mg補正液	Mg 20 mEq/20 mL	腎不全患者で高Mg血症リスク高い	93円
10％塩化ナトリウム	塩化ナトリウム注10％シリンジ	Na 34.2 mEq/20 mL	急速な補正でODSリスク高い	116円
グルコン酸カルシウム	カルチコール注射液8.5％	Ca 3.9 mEq/10 mL	急速投与で心障害 ジギタリス内服中は禁忌	72円
塩化カルシウム	塩化カルシウム注2％	Ca 7.2 mEq/20 mL	急速投与で心障害 ジギタリス内服中は禁忌	88円
ポリスチレンスルホン酸ナトリウム	ケイキサレート®ドライシロップ76％	3.27 g/包	便秘 腸管壊死	15.1円
リン酸水素ナトリウム・リン酸二水素ナトリウム	リン酸Na補正液	P 20 mEq/20 mL	血中カルシウム減少	126円
リン酸二カリウム液	リン酸2カリウム注	P 20 mEq/20 mL	急速静注で心室細動	176円

各薬剤のインタビューフォームを参照して作成

3) Spasovski G, et al：Clinical practice guideline on diagnosis and treatment of hyponatraemia. Intensive Care Med, 40：320-331, 2014
4) Singh TD, et al：Central pontine and extrapontine myelinolysis：a systematic review. Eur J Neurol, 21：1443-1450, 2014
5) Sarwar CM, et al：Hyperkalemia in Heart Failure. J Am Coll Cardiol, 68：1575-1589, 2016
6) Harel Z, et al：Gastrointestinal adverse events with sodium polystyrene sulfonate (Kayexalate) use：a systematic review. Am J Med, 126：264.e9-264.e24, 2013
7) Gaasbeek A & Meinders AE：Hypophosphatemia：an update on its etiology and treatment. Am J Med, 118：1094-1101, 2005
8) Alsumrain MH, et al：Association of hypophosphatemia with failure-to-wean from mechanical ventilation. Ann Clin Lab Sci, 40：144-148, 2010
9) 日本集中治療医学会重症患者の栄養管理ガイドライン作成委員会：日本版重症患者の栄養療法ガイドライン．日本集中治療医学会雑誌，23：185-281, 2016

プロフィール

京　道人（Michihito Kyo）
広島大学大学院医歯薬保健学研究科医学講座 救急集中治療医学
救急・集中治療領域は，時間の概念を考慮しつつ，病態生理に基づいた診断・治療を行う，とても興味深い領域です．短時間で劇的に改善する患者さんの診療に携わる一方，じっくりと治療方針を考え粘り強く治療をする，両側面を醍醐味に感じながら日常診療を行っています．

志馬伸朗（Nobuaki Shime）
広島大学大学院医歯薬保健学研究科医学講座 救急集中治療医学

第3章　腎／電解質

3. 輸液製剤
輸液選び，まずはここから

小林靖孟，志馬伸朗

Point
- 体液恒常性維持の仕組みを知り，不足しているものを把握する
- 維持輸液を考えるときには，尿の電解質濃度を確認する
- 救急現場の初期輸液は等張晶質液を基本にする

はじめに

「選ぶ」という作業はいつも難しい．外食で注文する料理を選ぶときも，住む家を選ぶときも，いくつもの似ているもののなかから，さまざまな情報を照らし合わせて判断をしていくことになる．輸液選びにおいても同じことが言える．目の前の症例にとって最も適切な輸液療法を選ぶ必要に迫られたとき，どのような情報を頼りにするのであろうか．本稿では，輸液選びのヒントになる考え方や情報を示していく．

1. 輸液の基本

1 輸液の目的

救急外来やICUにはさまざまな種類の輸液製剤が用意されているが，そのなかから適切な輸液製剤を選択するためには，何を目的に輸液を行うのか考える必要がある．**経口補液**で対応可能ならば，そもそも経静脈での輸液療法は不要かもしれない．輸液療法の主な目的は以下のように分類できる．

①是正輸液：体液異常の是正（循環血漿量減少の是正，電解質異常の補正など）
②維持輸液：体液の維持
③栄養補給
④輸液路の維持

輸液療法の主目的は体液不足を補うことである．その目的を解釈するためには，体液恒常性維持の仕組みを理解することが不可欠である．

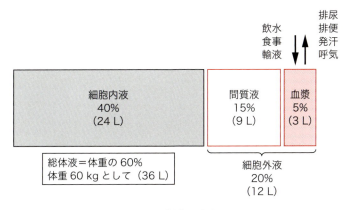

図1 体液の分布

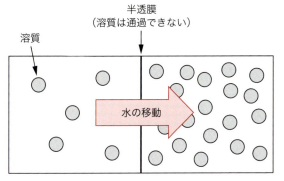

図2 浸透圧差による水の移動

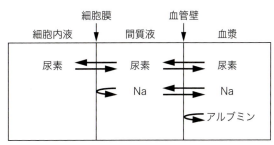

図3 コンパートメント間における溶質の通過
文献1を改変して転載

2 体液の分布

　人間の体の約60％は水分（体液）で，その約2/3が細胞内液，約1/3が細胞外液となる（図1）．細胞外液のうち，約1/3が血管内に血漿として存在し，残りの約2/3が間質液である．

　摂取した水分や溶質，輸液はすべて血管内に入り，体外への排泄も血管から出ていく．血漿から間質液へは血管壁を通して，間質液から細胞内液へは細胞膜を通して移動するが，これらのコンパートメント間の移動は膜通過可能な分子，浸透圧，静水圧，チャネルおよびポンプによって調整される．

3 体液の移動

　浸透圧は溶液中の溶質濃度によって規定される．すなわち，半透膜によって隔てられた濃度の異なる溶液においては，膜の両側の濃度を等しくするように，濃度の薄い方から濃い方へと水は移動する．膜によって自由に通過できる溶質は異なり，自由に通過できない溶質が濃度差ひいては浸透圧差を生じて水の移動を起こす（図2）．

　血漿と間質液は血管壁によって隔てられ，Naなどの電解質は通過可能だが，アルブミンなどのタンパク質や血球は通過できない（図3）．すなわち，タンパク質の濃度差から膠質浸透圧差が生じて，間質から血管内への水の移動が起きる．また，静水圧により血管内から間質への水の移動が起きる．これらのバランスが組織浮腫の形成にかかわる（図4）．

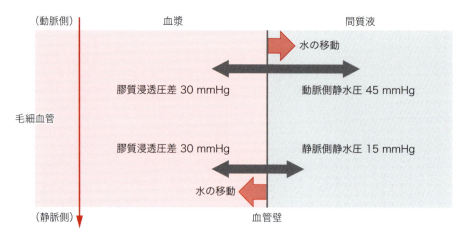

図4 毛細血管における水の移動
膠質浸透圧差と静水圧によって動脈側と静脈側でそれぞれ水の移動が起こる．
血漿の膠質浸透圧が低い場合や，静脈側静水圧が高い場合には，間質への水の移動が増え，浮腫形成に至る．

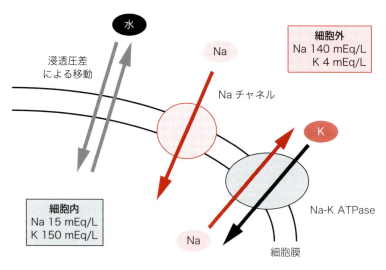

図5 細胞膜を介した水，Na，Kの移動

　一方で，間質液と細胞内液は細胞膜によって隔てられ，Na・K・ブドウ糖は自由に通過できない．細胞内外のNaやKの濃度差，そこに生じる浸透圧差により水の移動が起きる．それに加えて，細胞膜に存在するNaチャネル，アクアポリン，Na-K ATPaseなどのチャネルやポンプによりこれらの物質の移動が調節される（図5）．実際には細胞内蛋白による膠質浸透圧も存在するが，Na-K ATPaseによる能動的な電解質移動が行われており，定常状態における細胞内外のNaや間質液と細胞内液とではKが形成する浸透圧で釣り合いがとれている．

　血漿浸透圧に関連するイオンのうち，陽イオンとしてはNaとKがあり，陰イオンはClや重炭酸イオンで，おのおのの和は一致する．また，ブドウ糖と尿素（血中ではBUNとして測定される）も浸透圧に寄与する．非生理的ではあるが，マンニトールやアルコールも浸透圧物質である．血漿タンパク質は高分子のため血漿浸透圧にほとんど影響しないが，前述の通り血管壁における

水の移動の際には膠質浸透圧として関与する．

> 血漿浸透圧［mOsm/kgH$_2$O］＝2×（Na＋K）［mmol/L］＋グルコース［mg/dL］/18＋BUN［mg/dL］/2.8
> （血清Kは濃度が小さいので無視する場合もある）

　膜を通過可能かどうかによって溶質の移動は制限されており，血管壁を通過しない溶液が血管内に入った場合には，その溶液は血管内に分布する．また，細胞外液（血漿と間質液）において浸透圧を形成する電解質はNaであり，浸透圧を保つように**Naと水はセットで移動して細胞外液内に分布する**．一方で，ブドウ糖については細胞膜を自由に通過できないため，投与直後には細胞外液内に分布するが，代謝を受けることで浸透圧にかかわらない水（＝自由水）となり細胞内液にも分布するのである．

4　Naバランス，水バランスの異常による疾患

　以上より，体内のNaバランスの異常は**体液量の異常**であり，水バランスの異常は**浸透圧調整の異常**といえる．

●ここがポイント

Naバランスの異常　＝　体液量の異常
　Na過剰　→　浮腫　例：心不全（腎でのNa排泄障害）
　Na不足　→　循環血漿量減少
水バランスの異常　＝　浸透圧調整の異常
　水過剰　→　低ナトリウム血症　例：SIADH（腎での水排泄障害）
　水不足　→　高ナトリウム血症　例：腎性尿崩症（腎での自由水過剰排泄），海水溺水

SIADH：syndrome of inappropriate secretion of antidiuretic hormone（抗利尿ホルモン不適合分泌症候群）

　ところで，体液量の減少をきたす病態は一般的に「脱水」と称されることが多い．しかし体液量減少の病態は大きく分けて，循環血漿量減少〔＝血管内容量不足（volume depletion）〕と，狭義の脱水（dehydration）という2つの病態がある．上記のように，**Na不足による循環血漿量減少と，自由水不足による脱水とでは，病態および治療方針が異なってくる**ため，「脱水」とひとくくりにせず区別する．

2. 生理食塩水と5％ブドウ糖液

　輸液は血管内に投与するが，輸液の浸透圧が血漿浸透圧より低い場合には，赤血球の細胞内外の浸透圧差が生じて溶血をきたす．したがって，基本的には血漿浸透圧に近い浸透圧の溶液を用いる．血漿浸透圧に等しい浸透圧の溶液をNaClで調製すると0.9％（Na 154 mmol/L）となり，これを生理食塩水と呼ぶ．同様にブドウ糖で調製すると5％となる．また，生理食塩水のようにNa濃度が血漿とほぼ等しい輸液製剤を等張晶質液と呼ぶ．
　多くの電解質輸液製剤は0.9％NaCl溶液と5％ブドウ糖液を混和したものを基本としている．図6，7に代表的な輸液製剤の組成と体液移行分布を示す．

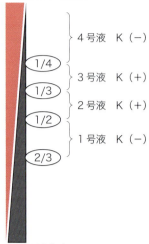

輸液製剤	電解質濃度（mEq/L），ブドウ糖濃度（%），pH緩衝剤（mEq/L）			
	Na⁺	K⁺	ブドウ糖	pH緩衝剤
5%ブドウ糖液	0	0	5	0
〈4号液〉ソリタ®-T4号	30	0	4.3	10（乳酸）
〈3号液〉ソルデム®3	50	20	2.7	20（乳酸）
〈2号液〉KN2号	60	25	2.35	25（乳酸）
〈1号液〉KN1号	77	0	2.5	0
生理食塩水	154	0	0	0

図6　主な輸液製剤の組成
◯内は生理食塩水の割合

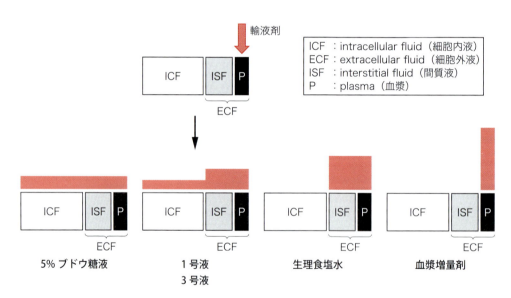

図7　主な輸液製剤の体液移行分布
　　5%ブドウ糖液　：細胞内液に2/3，外液に1/3分布
　　1号液・3号液　：細胞内液に2/3以下，外液に1/3以上分布
　　生理食塩水　　：細胞外液に分布
　　血漿増量剤　　：細胞外液中の血漿を補充
　　文献2を改変して転載

3. 輸液製剤の種類と特徴

1 5％ブドウ糖液

1）適応

自由水欠乏の病態，高ナトリウム血症（循環血漿量減少が是正された後に限る）．
Naの負荷を避けたい状況で，薬剤（抗菌薬や循環作動薬など）の希釈溶液として用いる．

2）副作用，投与の際の注意点

循環不全時には糖代謝が障害されているため乳酸アシドーシスにつながる．多量投与時の低ナトリウム血症や低カリウム血症，頭部外傷症例での脳浮腫誘発にも注意する．高ナトリウム血症の場合，Naの急激な補正は脳浮腫のリスクとなるため，症候性では1〜2 mEq/L/時，無症候性では1 mEq/L/時以下での是正をめざす．ただし，5％ブドウ糖液を300 mL/時以上の速度で投与すると，糖代謝の限界を超える負荷となり，高血糖やそれに起因する浸透圧利尿を起こすため注意する．

3）超具体的な投与方法

高ナトリウム血症の場合，循環血漿量が保たれていれば，5％ブドウ糖液を主として投与する．

【処方例】70歳男性　高ナトリウム血症：血清Na 160 mEq/L（循環血漿量低下なし）
- 1カ月前には体重60 kg，血清Na 140 mEq/L，腎機能正常であった．
　無症候性であったため，補正速度を0.5 mEq/L/時と設定する
- Na 160 → 140 mEq/Lとするために，（160−140）/0.5＝40時間での補正をめざす
- 自由水欠乏は 60×（1−140/160）＝4.25 L＝4,250 mL と計算されるため，
　自由水すなわちブドウ糖液の点滴速度は，4,250/40＝106.3 mL/時で開始することとした

4）類似薬と使い分け

血漿浸透圧に近しいブドウ糖液は5％であり，20％や50％といった高濃度の糖液は低血糖是正や栄養のために用いる．

2 3号液（維持液）

1）適応

絶飲食中の維持輸液．

2）副作用，投与の際の注意点

K濃度が20 mEq/Lと高めであり，腎機能障害症例では高カリウム血症に注意する．

3）超具体的な投与方法

維持輸液として標準的に用いられる．**尿の電解質濃度を測定しつつ輸液計画を行えば**，喪失した水と電解質を補充して体液を維持することができる．実際，3号液の電解質組成は健常人の尿のそれに近い．

3 1号液（開始液）

1）適応

病態不明患者の初期輸液，高カリウム血症症例での維持輸液．

2）副作用，投与の際の注意点

Naも自由水も含むがKが含まれていないため，病態不明で腎機能障害の可能性もある急患に対して用いてきたことから，開始液の別名がある．しかし実際には，循環血漿量減少の是正効果が低いうえ，低ナトリウム血症を誘発する危険性もあるため，初期輸液としては選択しづらい．

表1　細胞外液補充液の組成

輸液剤	電解質濃度（mEq/L），ブドウ糖濃度（%），pH緩衝剤（mEq/L）						
	Na^+	K^+	Ca^{2+}	Mg^{2+}	Cl^-	ブドウ糖	pH緩衝剤
生理食塩水	154	0	0	0	154	0	0
リンゲル液	147	4	5	0	156	0	0
乳酸リンゲル液（ラクテック®）	130	4	3	0	109	0	28（乳酸）
酢酸リンゲル液（ソルアセト®F）	131	4	3	0	109	0	28（酢酸）
糖加酢酸リンゲル液（フィジオ®140）	140	4	3	2	115	1	25（酢酸）
重炭酸リンゲル液（ビカーボン®）	135	4	3	1	113	0	25（HCO_3^-）

3）研修医からよく聞かれる質問

「小児の急患では1号液を初期輸液に用いると聞いたことがあるのですが…」

1950年代のTalbot[3]，ならびにHolliday & Segar[4] による理論において，健常小児の維持輸液のNa濃度として40 mEq/L程度が推奨されていたことを起源として，Na濃度の低い輸液が小児症例で用いられてきた．しかし，循環血漿量の増量効果に乏しいうえ，医原性低ナトリウム血症の危険性もあるため，小児の初期輸液として1号液は**不適切**と言える．救急患者初療時は後述する生理食塩水などの等張晶質液を用いることが原則である．

4）超具体的な投与方法

初期輸液として1号液の価値を見出すことは難しい．尿の電解質濃度測定によりNaやKの排泄量を推測することで維持輸液として選択する根拠が得られることがある．

4 生理食塩水

1）適応

循環血漿量減少，救急患者初療時の初期輸液．

2）副作用，投与の際の注意点

生理食塩水の電解質組成は「生理的」ではなく，正常血清と比較して特にNaとClの濃度が高い．したがって，生理食塩水を大量に輸液すると高Cl性アシドーシスが起きうる．加えて最近，輸液中のCl含有量が急性腎障害のリスクとなるという報告[5] もあり，**多量の使用は避ける**．

3）類似薬と使い分け

生理食塩水にK，Caを配合し，Clの代わりにpH緩衝剤を添加した等張晶質液が緩衝剤添加リンゲル液である（表1）．細胞外液を補充する目的で大量の輸液を必要とする症例では，上記の理由から緩衝剤添加リンゲル液を用いるようにする．

5 緩衝剤添加リンゲル液

1）適応

循環血漿量減少．

2）副作用，投与の際の注意点

CaやpH緩衝剤が含まれており，種々の薬剤で**配合不可**である．特に輸血製剤はルート内凝血の可能性があるため，並列投与はしない．厳密には，リンゲル液は生理食塩水よりもやや低張である．

3）類似薬と使い分け

乳酸リンゲル液，酢酸リンゲル液，重炭酸リンゲル液が使用可能である．乳酸は肝代謝後に，酢酸は組織代謝後に，pH緩衝剤として働く．強い肝機能障害のある症例では乳酸リンゲル液より酢酸リンゲル液の方が望ましいとされるが，臨床転帰に及ぼす影響は明らかではない．重炭酸リンゲル液は比較的新しい輸液製剤で，pH緩衝剤として代謝を必要としないが，酢酸リンゲル液〔ソルアセト®F 130円（500 mL 1袋）〕と比較して高価〔ビカーボン® 206円（500 mL 1袋）〕である．

4）研修医からよく聞かれる質問

「救急外来の初期輸液には何を用いればよいですか？」

救急外来の初期輸液の主な目的は，是正輸液（循環血漿量減少の是正）と輸液路維持である．さらに，ショックなどの重症病態に対応するためには等張晶質液を選択すべきである．心不全などNa負荷を避けたい症例であれば，極力輸液速度を下げればよい．CaやpH緩衝剤が含まれていると，ジアゼパムやセフトリアキソン，輸血など，比較的使用頻度の高い薬剤での配合変化に注意する必要が出てくるため，**生理食塩水で開始する**という方法がシンプルと言える．多量の等張晶質液が必要な病態であれば2本目以降で緩衝剤添加リンゲル液へと変更する．

4. 血漿増量剤，アルブミン製剤

血漿増量剤は血漿部分に維持される溶質を用いて，血漿部分を補充する輸液製剤である．膠質成分であるヒドロキシエチルスターチやデキストランにより，膠質浸透圧を維持することで血管内に水分を留め，循環血漿量減少に対応できる．アルブミンも膠質成分として同様に働くが，人工合成ができないため献血などから抽出・精製された製剤を用いる．

■1 ヒドロキシエチルスターチ（hydroxyethyl starch：HES）

1）適応

循環血漿量減少．

2）副作用，投与の際の注意点

副作用としてアナフィラキシー様反応，凝固異常，腎障害がある．特に，敗血症症例を対象にした研究においては，生命予後の悪化や，腎代替療法導入率が有意に高くなるという複数の報告[6,7]があり，敗血症の蘇生輸液においてHES製剤の使用を支持する根拠はない．

3）ピットフォール

外傷や心血管周術期における使用についても有用性を示す根拠は乏しいのが現状である．しかし，周術期領域において，脊椎麻酔下での帝王切開術中の収縮期血圧維持にHES製剤の術前投与が有効であったとのシステマティックレビュー[8]が報告されている．いずれにしても，HES製剤の使用が考慮される状況はきわめて限定的である．

■2 5％アルブミン製剤

1）適応

循環血漿量減少（細胞外液負荷で間にあわない出血性ショックなど）．

表2　輸液製剤の薬価（平成30年4月時点）

分類	一般名	商品名	規格	薬価
5％ブドウ糖液	5％ブドウ糖液	ブドウ糖注5％PL「フソー」	100 mL/B	123円
		大塚糖液5％	250 mL/B	174円
			500 mL/B	174円
3号液（維持液）	3号液	ソルデム®3A	200 mL/B	157円
			500 mL/B	157円
			1000 mL/B	209円
1号液（開始液）	1号液	ソルデム®1	200 mL/B	124円
		YDソリタ-T1	500 mL/B	157円
等張晶質液	生理食塩水	生理食塩液PL「フソー」	100 mL/B	128円
		大塚生食注	250 mL/B	156円
			500 mL/B	179円
	乳酸リンゲル液	ラクテック®	500 mL/B	200円
	酢酸リンゲル液	ソルアセト®F	500 mL/B	130円
			1000 mL/B	220円
	糖加酢酸リンゲル液	フィジオ®140	500 mL/B	169円
	重炭酸リンゲル液	ビカーボン®	500 mL/B	206円
血漿増量剤	HES	ボルベン®（HES 6％）	500 mL/B	942円
アルブミン製剤	5％アルブミン	アルブミナー®5％	250 mL/B	4,086円
	20％アルブミン	献血アルブミン25％「ニチヤク」	50 mL/B	5,042円

2）副作用，投与の際の注意点

　何よりコストが問題になり，250 mL 5％1本4,000〜5,000円と高価である（表2）．また，献血などに由来する製剤であり，対策は講じられているもののウイルスや異常プリオンのリスクは理論上ゼロにならない．

　循環血漿量維持に高い効果が期待できる一方で，現時点では生命予後を有意に改善するというエビデンスは得られていない．2004年のSAFE study[9]では，生理食塩水と4％アルブミン製剤の比較で死亡率や臓器障害の頻度に有意差はなかった．しかしFACTT（Fluids and Catheters Treatment Trial[10]）を起点とした，集中治療患者における過剰輸液を避けるべきとの知見を背景に，蘇生輸液としてアルブミン製剤の再検討が行われている．

3）類似薬と使い分け

　20％アルブミン（アルブミン-ベーリング）は高い膠質浸透圧により，理論上は血漿量を増加させる．

おわりに

　「ルーチン」は先人たちの知恵で生まれてきたもので，ほとんどの場合はうまくいくことと思う．しかし，目の前の症例にとって本当に適切なのか，最新のエビデンスはどうなっているのか，立ち止まって「最適化」を確認していく習慣は，自信をもってよりよいものを「選ぶ」ことにつながっていくと考える．

文献

1) 「より理解を深める！体液電解質異常と輸液 改訂第3版」（柴垣有吾/著，深川雅史/編），中外医学社，2009
2) 西澤健司：3. 輸液製剤の種類と特徴．「輸液療法パーフェクト VoL.11 —Suppl（レジデントノート 増刊）」（飯野靖彦/編），pp50-54，羊土社，2009
3) Talbot NB, et al：Homeostatic limits to safe parenteral fluid therapy. N Engl J Med, 248：1100-1108, 1953
4) Holliday MA & Segar WE：The maintenance need for water in parenteral fluid therapy. Pediatrics, 19：823-832, 1957
5) Krajewski ML, et al：Meta-analysis of high- versus low-chloride content in perioperative and critical care fluid resuscitation. Br J Surg, 102：24-36, 2015
6) Perner A, et al：Hydroxyethyl starch 130/0.42 versus Ringer's acetate in severe sepsis. N Engl J Med, 367：124-134, 2012
7) Myburgh JA, et al：Hydroxyethyl starch or saline for fluid resuscitation in intensive care. N Engl J Med, 367：1901-1911, 2012
8) Morgan PJ, et al：The effects of an increase of central blood volume before spinal anesthesia for cesarean delivery：a qualitative systematic review. Anesth Analg, 92：997-1005, 2001
9) Finfer S, et al：A comparison of albumin and saline for fluid resuscitation in the intensive care unit. N Engl J Med, 350：2247-2256, 2004
10) Wiedemann HP, et al：Comparison of two fluid-management strategies in acute lung injury. N Engl J Med, 354：2564-2575, 2006

参考文献・もっと学びたい人のために

1) 「ER・ICU 100のdon'ts 明日からやめる医療ケア」（志馬伸朗/編），中外医学社，2016
2) 第一部 6 ERで必要な輸液・輸血の知識と方法．「[改訂] レジデント技術全書 - ER・急変時の検査と処置，これだけ，ここまで」（横林賢一，市場稔久/編），pp98-109，シービーアール，2015

プロフィール

小林靖孟（Yasutake Kobayashi）
国立病院機構 呉医療センター 救急部
広島大学大学院医歯薬保健学研究科医学講座 救急集中治療医学 臨床講師
広島出身，広島育ち，広島周辺で救急医として活動中．最近の目標は，真っ赤なカープスクラブをICLSやFCCSで恥ずかしがらずに着ること．病院前，救急外来，集中治療室を問わず，専門・業種の枠を超えて救急的思考を広めていくことが夢．「夢と，若さと，情熱で日本の救急医療を変える！」EM Alliance 教育班所属．

志馬伸朗（Nobuaki Shime）
広島大学大学院医歯薬保健学研究科医学講座 救急集中治療医学

第4章　抗血栓薬／拮抗薬・輸血

1. 抗血栓薬・拮抗薬の使い方

小川　覚，佐和貞治

● Point ●

- 急性冠症候群や脳梗塞の急性期に，抗血小板療法を開始できる
- 病態に応じて，未分画ヘパリンや類似薬を適切に選択できる
- 播種性血管内凝固症候群において，抗凝固療法が開始できる
- ワルファリン療法の導入を適切に行える
- 緊急度に応じて，ヘパリンやワルファリンの拮抗治療が選択できる

はじめに

　救急・集中治療領域で遭遇する急性冠症候群やアテローム性脳梗塞などの基本病態は，動脈硬化病変に生じたプラークの破綻と，それに伴う血小板凝集を核とした血管内腔の狭窄または閉塞である．そのため，抗血小板薬により血小板凝集を阻止し，血栓形成の拡大を防止することが急性期には重要な治療の1つとなる．また，患者が抗凝固療法を受けていたり，抗凝固療法の導入が必要となる機会も稀ではない．近年の高齢化社会を反映して，心房細動などの病態に対してワルファリンや直接作用型経口抗凝固薬（direct oral anticoagulants：DOACs）などが処方されている患者数は増加している．そのため，病態に応じて適切に抗凝固療法を開始できること，また抗凝固療法中に出血性合併症が生じた際にはすみやかに拮抗治療を提供できることが求められる．

1. 抗血小板薬

1 アスピリン

　アスピリン（アスピリン，バファリン，バイアスピリン®）は血小板のcyclooxygenase-1のセリン残基をアセチル化することでトロンボキサンA_2の産生を抑制し，抗血小板作用を示す．その作用は急速であることから急性冠症候群の治療に適している．また75〜325 mg/日の日常服用は心臓血管イベントの発生を20％程度低下させる．現在，アスピリンはヘパリンとともに，内科的な抗血栓療法やインターベンション療法においては必須の薬剤である[1]．

1）適応

　狭心症，心筋梗塞，脳血管障害，川崎病．

2）具体的な投与方法
① 不安定狭心症

　　アスピリン162〜325 mg/回を経口投与（咀嚼服用）する．その後，維持量として，81〜162 mg/回を1日1回，経口投与する．

② 脳梗塞，または一過性脳虚血発作（心原性脳梗塞を除く）

　　発症から48時間以内の急性期には，アスピリン162〜330 mg/回を1日1回，経口投与する．

2 チエノピリジン系抗血小板薬

　チエノピリジン誘導体のチクロピジン（パナルジン®，チクロピジン塩酸塩錠）は，血小板膜上のADP受容体群の1つであるP2Y12を特異的に阻害することで，抗血小板作用を示す．ADPを介した血小板活性化の伝達と増幅の阻害により，血小板凝集を介した血栓形成を安定的に抑制する．しかし，第一世代のチクロピジンには汎血球減少や肝機能障害の発生が少なくなく，第一選択として用いられる機会は減少している[2]．これに代わり，現在では第二世代のクロピドグレルや，第三世代のプラスグレルやチカグレロルが用いられることが多くなっている．アスピリンに加えて，またはチエノピリジン系抗血小板薬単独で使用される．

1）適応
　虚血性心疾患，脳血管障害．

2）具体的な投与方法
① 経皮的冠動脈形成術が適用される虚血性心疾患
- クロピドグレル（クロピドグレル錠）300 mg/回を経口投与する（loading dose）．その後，維持量として，75 mg/回を1日1回，経口投与する．
- プラスグレル（エフィエント®）20 mg/回を経口投与する（loading dose）．その後，維持量として，3.75 mg/回を1日1回，経口投与する．
- チカグレロル（ブリリンタ®）180 mg/回を経口投与する（loading dose）．その後，維持量として，90 mgを1日2回，経口投与する．

② 脳梗塞，または一過性脳虚血発作（心原性脳梗塞を除く）

　　クロピドグレル（クロピドグレル錠）50〜75 mg/日を経口投与する．

3）副作用，投与の際の注意点
　プロドラッグであるクロピドグレルは，代謝経路がシトクロムP450およびエラスターゼの2段階に及ぶことから，15％程度の最終活性代謝物しか残らない．また，日本人には代謝酵素CYP2C19の遺伝子多型の頻度が高く，クロピドグレル低反応性を示す．これに比較して，第三世代のプラスグレルは，肝臓を中心とする1段階の代謝により最終活性代謝物となることから，より迅速で強力な血小板抑制作用を発揮することが期待できる．一方で，**出血リスクの増加**という側面も有していることに注意する．

2. 抗凝固薬

1 未分画ヘパリン
　現在，臨床で使用されている製剤は，ブタまたはウシの腸粘膜や肺組織から精製された生物由来製剤である．未分画ヘパリンは直接的な抗凝固作用を有さず，**アンチトロンビン**（anti-

thrombin：AT）を介して，ATが有するトロンビンと活性型X因子（Ｘａ）の不活性化作用を100〜1,000倍までに増幅させることで，抗凝固効果を発揮する．

> ●メモ
> ウシ由来ヘパリンにはウシ海綿状脳症のリスクがあることから，現在，本邦ではブタ由来ヘパリンが使用されている．一方で，宗教上の教義からウシ由来製剤を中心に使用している国も少なからずある．イスラム教徒を日本国内で診療する場合には，これらを考慮したインフォームド・コンセントが求められるかもしれない．

1）適応

播種性血管内凝固症候群（disseminated intravascular coagulation：DIC）治療，血栓塞栓症の治療および予防，補助循環装置使用時の回路内凝固制御など．

2）具体的な投与方法

① DICにおける抗凝固療法

ヘパリン5〜10単位/kg/時を目安に持続投与する．しかしながら，救急・ICUで頻度の高い**敗血症性DIC**において，未分画ヘパリンが第一選択薬になることは**現在では稀**である．

② 肺血栓塞栓症の治療

ヘパリンNa 80単位/kgを単回静注する．以降，18単位/kg/時の持続投与を行い，活性化部分トロンボプラスチン時間がコントロール値の1.5〜2倍になるように微調整する．

③ 深部静脈血栓症の予防

ヘパリンNa 5,000単位を12時間ごとに皮下投与する．

④ 血液透析時の回路内凝固制御

透析開始時にヘパリンNa 1,000〜3,000単位を静注する．以降，500〜1,500単位/時で持続投与しながら，ACT（activated coagulation time：活性化凝固時間）が150〜200秒になるように投与量を微調整する．

⑤ 経皮的心肺補助装置使用時の回路内凝固制御

補助循環開始時にヘパリンNa 5,000単位を投与する．以降，500〜3,000単位/時を目安に持続投与しながら，ACTが200〜250秒以上になるように投与量を微調整する．

3）副作用，投与の際の注意点

① "○○単位"ではなく，"○○mg"を用いて未分画ヘパリンの投与を行う施設が過去には散見された．質量（mg）と効力（単位：unit）の関係は各社製剤間で異なるため，臨床における未分画ヘパリン投与量の決定は，必ず，"**単位**"を使用しよう．

② 救急・集中治療領域では，肝不全，感染症，血液希釈といった**ヘパリン抵抗性**を示す病態に遭遇しやすい（**表1**）[3]．ヘパリンの薬物動態モニタリングの指標としてACTが用いられるが，ヘパリンの追加投与を行っても目標のACT値を達成できない場合は，AT活性を上昇させるために，**ヒトAT濃縮製剤，遺伝子組換えAT製剤**，または**新鮮凍結血漿**の投与を考慮する．

③ ヘパリン投与患者の一部は，**ヘパリン起因性血小板減少症**（heparin-induced thrombocytopenia：HIT）を発症する．投与開始から4〜14日頃にヘパリンとplatelet factor 4（PF4）の複合体に対する抗体（抗PF4/H抗体）が産生されるが，この抗PF4/H抗体のなかには強い血小板活性化作用を有する抗体がある（HIT抗体）．トロンビンの過剰産生によって全身各所において血栓形成が生じることから，その結果として血小板数が減少する．HIT発症時にはヘパリン投与をすみやかに中止するとともに，選択的トロンビン阻害薬であるアルガトロバン（アルガトロバン，ノバスタン®）の投与を考慮する．

表1　ヘパリン抵抗性をきたす原因

アンチトロンビン生成の低下
・先天性アンチトロンビン欠損症 ・肝機能障害（肝硬変，肝不全など）
アンチトロンビンクリアランスの上昇
・ネフローゼ症候群
アンチトロンビン消費の亢進
・感染症，播種性血管内凝固症候群 ・ヘパリン類の長期使用 ・血液希釈（出血，輸液，体外循環の使用など）
ヘパリン結合タンパクの上昇
・ビトロネクチン，血小板第4因子，急性相反応タンパク質など

4）類似薬との使い分け

　未分画ヘパリン（＞5,400 Da）を平均分子量4,000～6,000 Da程度までに精製することで得られた，エノキサパリンなどの**低分子ヘパリン**や，**合成ペンタサッカライドであるフォンダパリヌクス**は，未分画ヘパリンに比較して抗Xa作用の選択性が高く，出血性合併症が少ないという利点をもつ．未分画ヘパリンが幅広い病態に合わせて投与されるのに対して，これらの薬剤は**深部静脈血栓症の予防または治療**に用いられる．

　セリンプロテアーゼ阻害薬の**ナファモスタット**は，**膵炎の急性症状，DIC，血液透析回路の凝血防止**などに用いられる．半減期が5～8分程度と短いのが特徴で，救急・集中治療領域ではヘパリンによる出血傾向が危惧される場合の**持続血液濾過・濾過透析**に用いられることが多い薬剤である．なお本邦では，ヘパリン類似薬のダルテパリン（フラグミン®）は透析回路の凝血防止に，ダナパロイド（オルガラン®）はDICの治療薬として使用されることが多い．

> ●具体的な投与方法
> ① 深部静脈血栓症の予防
> 　・エノキサパリン（クレキサン®）2,000単位を1日2回で皮下投与する
> 　・フォンダパリヌクス（アリクストラ®）2.5 mgを1日1回で皮下投与する
> ② 血液透析時の回路内凝固制御
> 　透析開始時にナファモスタット（フサン®，ナファモスタットメシル酸塩）20 mgを生理食塩液500 mLに溶解した液を用い，回路内の洗浄と充填を行う．透析開始後には，抗凝固薬注入ラインから20～50 mg/時を目安に持続注入する．

2 AT製剤

　敗血症や重症感染症に起因したDICの患者では，血漿AT活性が低下しやすく，この高度低下は予後不良因子の1つとして知られている．そのため，AT低下を伴うDIC患者に対して，生理的凝固制御機構を復元させ，ヘパリン製剤の効果を改善させる目的で，ATの補充が行われる．現在，**ヒト血漿由来**の製剤と**遺伝子組換え**で作成された製剤の2種類が適用できる．

1）適応

　DIC，先天性AT欠損症．

2）具体的な投与方法

● AT活性値≦70％を伴うDIC
・乾燥濃縮ヒトAT（アンスロンビン®P，ノイアート®，献血ノンスロン®）1,500国際単位，または30国際単位/kg/回を1日1回，点滴静注する
・遺伝子組換えAT（アコアラン®）36国際単位/kg/回を1日1回，点滴静注する

3）類似薬との使い分け

DICの抗凝固療法として本邦で使用される機会が増えている薬剤に，**トロンボモジュリン**がある．トロンボモジュリンは，血液中のトロンビンと複合体を形成することで，抗凝固因子である**プロテインC**を活性化させる．活性型プロテインCは，活性型第Ⅴ因子や活性型第Ⅷ因子を不活化することで，抗凝固効果を発揮する．

> ●処方例
> トロンボモジュリン（リコモジュリン®）380 U/kg/回を1日1回，点滴静注する．DICの臨床症状に応じ，その後，適宜減量する．

3 プロタミン

プロタミンは魚類の精子に存在する低分子量の強塩基タンパクであり，その硫酸塩は未分画ヘパリンと複合体を形成することで未分画ヘパリンの効果を中和する．低分子ヘパリンに対する効果は限定的であるが（10〜60％），臨床上必要な場合には投与されることもある．

1）適応

ヘパリン投与患者の出血傾向，体外循環離脱後のヘパリン拮抗．

2）具体的な投与方法

ヘパリン1,000単位に対して，プロタミンを10〜13 mg（プロタミン硫酸塩静注1.0〜1.3 mL）の割合で，血行動態に留意しながら10分以上かけて静注する．

3）副作用，投与の際の注意点

プロタミンによるヘパリン拮抗の数時間後にヘパリン濃度が再上昇することが過去に報告されている（ヘパリン・リバウンド：heparin rebound）．機序として，プロタミンのクリアランスがヘパリンより早いこと，網内系に取り込まれていたヘパリンが再遊離することがあげられるが，臨床的に出血傾向をきたす程度までに再上昇するかに関しては懐疑的である．プロタミン投与後の止血困難では，何度もプロタミンを追加投与せずに，ほかの止血異常原因の是正を第一に考えよう（**4）ピットフォール**参照）[3]．

4）ピットフォール

① プロタミンは過量投与されると，血小板凝集を抑制したり，活性型第Ⅴ因子や活性型第Ⅷ因子によるトロンビン増幅経路を抑制したりするため，逆に出血傾向をきたすことが知られている[4]．プロタミンはヘパリンの拮抗薬であり，**止血製剤ではない**ことに注意しよう．

② **中間型，および混合型のインスリン製剤には添加物としてプロタミンが含まれている**．これらの投与歴がある患者は感作を受けている可能性があり，**高度の低血圧やアナフィラキシー様症状**を呈することがあるため，プロタミンの投与開始時には血行動態をより慎重にモニタリングしよう．

4 ワルファリン

ワルファリンは，ウシにおいて止血障害をきたすスイートクローバー病の原因物質として発見されたジクマロールが，後にヒトに対して臨床応用されたものである．**ビタミンK依存性凝固因子（第Ⅱ，Ⅶ，Ⅸ，Ⅹ因子）の産生を制御することで，強力な抗凝固作用を発揮する．**

1）適応
動静脈（特に，静脈系）に発生する血栓塞栓症の予防，または治療．

2）具体的な投与方法
ワーファリン錠1〜5 mgを1日1回経口投与する．以降，PT-INR（prothrombin time-international normalized ratio：プロトロンビン時間-国際標準比）が1.5〜2.5の範囲となるように用量調整を行い，維持投与量を決定する（daily dose法）．

3）副作用，投与の際の注意点
日本成人における維持投与量は，2.5〜3.0 mg/日程度であることが多い．従来用いられてきた高用量を数日間先行的に投与する方法（loading dose法）は，半減期の短いプロテインC（抗凝固蛋白）の急激な活性低下から易血栓傾向に傾きやすいことが指摘されており[5]，そのためワルファリン導入時に血栓症が散発することから，現在では一般的ではない．早期に確実な抗凝固効果が求められる症例では，未分画ヘパリンなどの併用投与を考慮しよう．

5 ビタミンK製剤

ワルファリン服用患者に偶発的なPT-INRの延長が認められた場合や，軽微な出血が生じた場合には，臨床症状に応じてワルファリンの休薬や急性拮抗/中和療法が必要となる．緊急度が高くない場合の拮抗療法としては，ビタミンK製剤の経口製剤，および静注製剤が一般的である．

1）適応
ワルファリン抗凝固療法中の出血傾向．

2）具体的な投与方法
・ケーワン®（5 mg/錠）1〜3錠を，経口投与する
・ケイツー®N（10 mg/A）1〜2 Aを，緩徐に静注する

3）副作用，投与の際の注意点
① ワルファリン拮抗を行った症例では，後のワルファリン再開時に，投与されたビタミンKの影響のために抗凝固作用発現に時間を要する場合がある．
② ビタミンK製剤では，半減期が短い第Ⅶ因子活性の回復に応じてPT-INRの低下傾向が比較的すみやかに認められるが（＞4時間），止血に重要な第Ⅱ因子活性の十分な改善までは長時間を要する．そのため，臨床的な止血効果と検査結果上の乖離が生じることになる．抗凝固効果の急性拮抗が必要な場合には，**新鮮凍結血漿**（fresh frozen plasma：FFP）や**プロトロンビン複合体製剤**（prothrombin complex concentrates：PCCs）**の投与**を考慮しよう．

6 プロトロンビン複合体製剤（prothrombin complex concentrates：PCCs）

ワルファリン服用患者における頭蓋内出血などといった，抗凝固効果の緊急的な拮抗を求められる場合には，ビタミンK製剤では効果発現が遅く，近年の診療ガイドラインでは推奨されなくなった．PCCsは**第Ⅱ，Ⅶ，Ⅸ，Ⅹ因子，プロテインCなどから構成されたヒト由来の血液濃縮製剤**である．PCCsを用いることで，ワルファリンで低下したビタミンK依存性凝固因子を選択的に，また迅速に補充することが可能となる[6]．

表2　プロトロンビン複合体製剤（ケイセントラ®）の投与量

投与前のPT-INR	投与量	
	体重＜100kg	体重＞100kg
2〜4	25単位/kg	2,500単位
4〜6	35単位/kg	3,500単位
＞6	50単位/kg	5,000単位

PT-INR：prothrombin time-international normalized ratio（プロトロンビン時間−国際標準比）．

1）適応

ワルファリン抗凝固効果の緊急補正．

> ●メモ
> 従来，PCCsは血友病治療薬として開発された経緯があり，血友病Bの出血傾向にのみ保険適用があった．一方，近年の国内の診療ガイドラインではPCCsがワルファリンの緊急拮抗の第一選択として推奨されていたことから[7, 8]，保険適用外使用を行わざるをえない異常な状況が長らく続いていた．2017年3月には，ワルファリン服用患者に対して保険適用を有したPCC（ケイセントラ®）がようやく薬事承認され，本邦での選択肢が大きく広がることになった．

2）具体的な投与方法

ケイセントラ®（500単位/V）を溶解液20 mLで溶解後，PT-INRに基づき決定された総量を緩徐に静注する（表2）．

3）副作用，投与の際の注意点

① 急激な抗凝固効果の拮抗により**重篤な血栓塞栓症**を認めることがあるため，投与中および投与後には十分な観察を行う．
② 血栓化傾向から**DIC**を誘発する可能性があるため投与後には十分な観察を行い，異常が認められた場合には，適切な対応をとる．

Column

ダビガトランの特異的拮抗薬

近年，DOACs〔過去には，新規経口抗凝固薬（novel oral anticoagulants：NOACs），非ビタミンK拮抗経口抗凝固薬（non-vitamin K antagonist oral anticoagulants：NOACs）とも呼称された〕が，心房細動患者の抗凝固薬として急速に臨床普及した．DOACsは，抗トロンビン薬のダビガトラン，抗Xa薬のリバーロキサバン，アピキサバン，エドキサバンの四薬剤が利用できるが，服用中の出血性合併症や緊急の観血的処置が必要となった際の対応が問題となっていた．2016年11月より，ダビガトランの特異的拮抗薬としてイダルシズマブ（プリズバインド®）が本邦でも利用可能となり[9]，すでに多くの緊急患者に投与されている．また，抗Xa薬の特異的拮抗薬（andexanet alfa）の国際共同試験も順調に進行中で[10]，今後，使用可能となることが期待される．

表3 薬価表

薬剤名	商品名	薬価
未分画ヘパリン	ヘパリンNa（1万単位/V）	301円
エノキサパリン	クレキサン®（2,000単位/V）	1,013円
フォンダパリヌクス	アリクストラ®（2.5 mg/V）	2,077円
プロタミン	プロタミン硫酸塩（100 mg/V）	67.1円
ワルファリン	ワーファリン（1 mg/錠）	9.6円
ビタミンK製剤	ケーワン®（5 mg/錠） ケイツー®（10 mg/A）	13.7円 77円
プロトロンビン複合体製剤	ケイセントラ®（500単位/V）	35,004円
イダルシズマブ	プリズバインド®（2.5 g/V）	199,924円
アスピリン	バイアスピリン®（100 mg/錠）	5.6円
クロピドグレル	クロピドグレル（75 mg/錠）	49.9〜70.2円
プラスグレル	エフィエント®（3.75 mg/錠）	276.1円
チカグレロル	ブリリンタ®（90 mg/錠）	141.4円
ナファモスタット	注射用フサン®（50 mg/V）	1,383円
乾燥濃縮ヒトAT	ノイアート®（1,500単位/V）	61,797円
遺伝子組み換えAT	アコアラン®（1,800単位/V）	84,035円
トロンボモジュリン	リコモジュリン®（12,800単位/V）	39,379円

おわりに

抗血小板薬のアスピリン，抗凝固薬の未分画ヘパリンやワルファリンが使用されてから長い年月が経過したが，その後も，多くの新しい抗血栓薬が開発され，臨床応用されてきた．しかしながら，これら歴史の古い薬剤がもつ，強力な抗血栓作用や優れたコストパフォーマンス（表3）を考慮すると，新しい薬剤が完全にこれらに取り代わる可能性は今後も低いと思われる．患者の状況に合わせて，適切な抗血栓療法や拮抗療法が提供できる臨床力を培ってほしい．

文献・参考文献

1) 日本循環器学会，他：循環器病の診断と治療に関するガイドライン（2012年度合同研究班報告）．ST上昇型急性心筋梗塞の診療に関するガイドライン（2013年改訂版）
2) 山本啓二：抗血小板療法の実際．血栓止血誌，19：179-182, 2008
3) 小川 覚，中山力恒：100歳のヘパリン：心臓外科手術の抗凝固管理．臨床麻酔，40：281-294, 2016
4) Bolliger D, et al：The anticoagulant effect of protamine sulfate is attenuated in the presence of platelets or elevated factor VIII concentrations. Anesth Analg, 111：601-608, 2010
5) Azoulay L, et al：Initiation of warfarin in patients with atrial fibrillation：early effects on ischaemic strokes. Eur Heart J, 35：1881-1887, 2014
6) Ogawa S, et al：A comparative study of prothrombin complex concentrates and fresh-frozen plasma for warfarin reversal under static and flow conditions. Thromb Haemost, 106：1215-1223, 2011
7) 日本循環器学会，他：循環器病の診断と治療に関するガイドライン（2012年度合同研究班報告）．心房細動治療（薬物）ガイドライン（2013年改訂版）
8) 松下 正，他：科学的根拠に基づいた新鮮凍結血漿（FFP）の使用ガイドライン．日本輸血細胞治療学会誌，63：561-568, 2017
9) Pollack CV Jr, et al：Idarucizumab for Dabigatran Reversal – Full Cohort Analysis. N Engl J Med, 377：431-441, 2017
10) Connolly SJ, et al：Andexanet Alfa for Acute Major Bleeding Associated with Factor Xa Inhibitors. N Engl J Med, 375：1131-1141, 2016

プロフィール

小川　覚（Satoru Ogawa）
京都府立医科大学大学院 医学研究科 麻酔科学教室
専門は，「心臓血管外科領域の麻酔臨床」「血液凝固に関連した基礎研究」．手術室内で外科医に頼りにされる"止血屋（clotter）"をめざして，日々奮闘中です．
・当科では，麻酔科専門研修プログラムに参加してくれる，熱意ある仲間を募集中です．どうぞ，気軽に見学にいらしてください！ →http://anesth-kpum.org/blog/

佐和貞治（Teiji Sawa）
京都府立医科大学大学院 医学研究科 麻酔科学教室

第4章 抗血栓薬／拮抗薬・輸血

2. 輸血

下戸 学，堤 貴彦，大鶴 繁

●Point●

- 血液型検査，不規則抗体スクリーニング検査，交差適合試験の目的を知る
- 血液製剤の適応基準値（トリガー値）を確認し，適正に使用する
- 赤血球液の溶血性／非溶血性副作用と，対応方法を知っておく
- 緊急輸血時，危機的出血時の輸血適応を知り，対応に習熟する

1. 血液製剤総論（表）[1, 2]

　血液製剤を使用する目的は，血液成分の欠乏あるいは機能不全により臨床上問題となる症状の軽減にある．したがって適応となる基準値（トリガー値）を満たしていることをあらかじめ確認し[1]，患者には輸血の利益と免疫性・感染性などのリスク，輸血の代替療法を説明する．

　血液型確定には同一患者の二重チェック（患者取り違え防止），同一検体の二重チェック（検査ミス防止）を行わなければならず，**血液型が不明な場合**には輸血前検査として，**血液型検査用の検体と交差適合試験（クロスマッチ）用のそれぞれ別の機会に採血した検体**が必要である[2]．また**不規則抗体スクリーニング検査**は，クロスマッチと比べ抗体検出の感度および信頼性の点で優れており，可能なかぎりクロスマッチに先だって実施する．**血液型が確定している場合**の輸血製剤オーダーに際しては，赤血球液にはクロスマッチ用検体が必要であるが，血小板濃厚液，新鮮凍結血漿には追加の検査の必要はない．

1 赤血球液（red blood cells：RBC）の特徴

　RBCを輸血する目的は，酸素運搬能を増加させるためである．RBCは，全血を遠心して血漿の大部分を除去し，クエン酸などからなる保存液などを添加した製剤である．

1）保存や投与時の注意

　冷蔵庫（2〜6℃）で保管する．冷凍庫に入れた場合は溶血するため使用できない．ろ過装置を具備した輸血用器具（**輸血セット**）を使用し，**末梢血管から単独で投与**する．RBC 2単位は280 mLで，通常1〜2時間かけて輸血する．血行動態不安定な患者には急速投与する．細菌感染のリスクを増大させるため6時間以内に投与完了する．

表　主に使用される輸血用血液製剤の特徴と輸血効果

血液製剤	照射赤血球液-LR (Ir-RBC-LR-2)	照射濃厚血小板-LR (Ir-PC-LR-10)	新鮮凍結血漿-LR (FFP-LR240)
単位	2単位	10単位	2単位
単一供血者由来 包装	血液400 mLに由来 赤血球 約280 mL	成分採血由来 血小板 約200 mL	血液400 mLに由来 血漿 約240 mL
薬価	17,726円	79,875円	17,912円
貯蔵方法 有効期間	2〜6℃ 採血後21日間	20〜24℃震盪保存 採血後4日間	-20℃以下 採血後1年間
投与速度 最大投与時間	1〜5 mL/分 6時間以内	1〜5 mL/分 6時間以内	1〜5 mL/分 3時間以内
輸血用器具	輸血セット	血小板輸血セット 輸血セット	輸血セット
輸血効果 （体重50 kg）	Hb値が 約1.5 g/dL上昇	血小板数が 約4万/μL上昇	凝固因子活性が 約10〜15％上昇

2）輸血効果

予測上昇ヘモグロビン（Hb）値（g/dL）＝投与Hb量（g）/循環血液量（dL）

循環血液量（dL）＝70 mL/kg×体重（kg）/100

＊体重50 kgのヒトにRBC 2単位を輸血した場合，Hbは1.5 g/dL上昇する．予測輸血効果はRBC投与量に比例し，体重に反比例する．

3）タイプアンドスクリーン（type & screen：T&S）

T&Sとは，受血者の**血液型検査**〔ABO型・Rh（D）型抗原〕および，間接クームス試験（間接抗グロブリン試験）を含む**不規則抗体のスクリーニング検査**を施行し，Rh（D）陽性で不規則抗体が陰性の場合は事前にクロスマッチ済みのRBCを準備しないで手術を行うことをいう．もし緊急にRBCが必要となった場合には**簡易クロスマッチ**（**生理食塩液法**）で出庫を行い（所要時間5分），後追いで間接抗グロブリン試験を行う（所要時間30分）．

クロスマッチは受血者と供血者間の血液型不適合輸血を防止するために行い，生理食塩液法はABO血液型の不一致（主・副試験），間接抗グロブリン試験（主試験）は**37℃で反応する臨床的意義のある抗体を検出**する．主試験は患者血清と供血者血球との組合わせで凝集や溶血の有無を判定し必ず実施され，副試験は一定の条件下では省略可能である．

2 血小板濃厚液（Platelet Concentrate：PC），新鮮凍結血漿（Fresh Frozen Plasma：FFP）の特徴

後述の「**5. PC，FFPの使い方**」において述べる．

2. 輸血の適応[1]

血液製剤の補充療法を行う際には，輸血の適応となるトリガー値を満たしていることをあらかじめ確認する．毎回の投与時に**各成分の到達すべき目標値**を臨床症状と臨床検査値から設定し，次いで**補充すべき血液成分量を計算**し，状況に応じて補充間隔を決める．毎回の投与後には，初期の目的，目標がどの程度達成されたかについての**有効性の評価**を，臨床症状と臨床検査値の改善の程度に基づいて行う．

1 RBC輸血の適応とトリガー値

　生来健康の成人において，トリガー値はHb 7.0 g/dLで考慮され，敗血症，虚血性心疾患，頭部外傷においてはHb 8〜9 g/dLである．**慢性貧血に対してはまずその原因を明らかにし，輸血以外の方法で治療可能である疾患には原則として輸血を行わない．**慢性貧血に対して輸血を行う目的は，貧血による症状が出ない程度のHb値を維持することであるが，その値は，貧血の進行度，罹患期間，日常生活や社会生活の活動状況，合併症の有無などにより異なり，一律に決められない．しかし，いずれの場合でもHb値を10 g/dL以上にする必要はない．**高度の慢性貧血の場合には，**循環血漿量が増加していること，心臓に負荷がかかっていることから短時間のうちに大量の輸血を行うと心不全，肺水腫をきたすことがあり，腎障害を合併している場合には，特に注意する．

2 PC，FFP輸血の適応とトリガー値

　後述の「**5. PC，FFPの使い方**」において述べる．

3. 輸血の副作用[2]

　溶血性のものと非溶血性のものがあり，それぞれ即時型について概説する．

1 RBCの溶血性即時型副作用と投与の際の注意点

　赤血球の表面抗原のなかで臨床的に重要な意味をもつABO型とRh（D）型が一致しないものを輸血することを**異型輸血**と呼び，異型輸血のなかで溶血性即時型副作用を引き起こすものを**不適合輸血**と呼ぶ．

　A型，B型抗原に対する抗体は大部分IgM抗体で，低濃度でも直ちに血球を凝集させるため，**ABO型の不適合輸血では血管内反応による即時型で重篤な副作用を引き起こす．**症状としては，呼吸困難，チアノーゼ，血圧低下などショック徴候を呈し，DIC，急性腎不全などの多臓器不全に陥り致命的となる．Rh（D）の抗体は大部分がIgG抗体で血管外溶血作用が主体であるため，一般にABO型不適合に比べるとRh（D）型不適合輸血の症状は軽微である．

　不適合輸血に気づいた場合は直ちに輸血を中止し，輸血セット全体を交換したうえで，細胞外液補充液の輸液に切り替え，重症度に応じてショックや溶血に対する治療を行い，適合血を用いた交換輸血なども考慮する．

2 RBCの非溶血性即時型副作用と投与の際の注意点

　発熱，蕁麻疹などの急性アレルギー反応は，白血球や血小板などに対する抗体によって引き起こされる．**輸血開始後10〜15分間は緩徐な速度（1 mL/分程度）で輸血し，**副作用の出現が確認されれば輸血を中止する．

　輸血関連急性肺障害（transfusion-related acute lung injury：TRALI）は，**輸血中ないし輸血後6時間以内**に起こる，非心原性肺水腫を伴う呼吸不全を呈する重篤な副作用で，発熱や低血圧を伴うこともある．TRALIが疑われた場合には，輸血製剤および患者血漿中の抗顆粒球抗体や抗HLA抗体の有無について検討する必要があり，治療は急性呼吸促迫症候群（ARDS）に準じて行う．

　輸血関連循環過負荷（transfusion associated circulatory overload：TACO）は過量の輸血に

1 基本的事項

1. 非常事態宣言を躊躇しない　　　　　　　→通常の対応では救命できない
2. コマンダー中心の指揮命令系統　　　　　→多数のスタッフの組織的対応が不可欠
3. 救命を最優先した輸血　　　　　　　　　→緊急度に応じて交差適合試験（クロスマッチ）を省略
4. 緊急度コードによる輸血管理部門への連絡　→情報の迅速かつ的確な伝達
5. ダブル・チェック　　　　　　　　　　　→緊急時のヒューマンエラーを回避

2 緊急度コードを用いた輸血管理部門への連絡と赤血球輸血（例）

- 出血しているが循環は安定　＝　緊急度コードⅢ　→交差済同型血
- 昇圧薬が必要な状態　　　　＝　緊急度コードⅡ　→未交差同型血も可
- 心停止が切迫　　　　　　　＝　緊急度コードⅠ　→異型適合血（緊急O型血）も可

3 緊急時の適合血の選択

患者血液型＼輸血製剤	赤血球液（RBC）	血小板濃厚液（PC）	新鮮凍結血漿（FFP）
A	A＞O	A＞AB＞B	A＞AB＞B
B	B＞O	B＞AB＞A	B＞AB＞A
AB	AB＞A＝B＞O	AB＞A＝B	AB＞A＝B
O	Oのみ	全型適合	全型適合

図　危機的出血発生時の対応

異型適合赤血球について①血液型不明の緊急患者で緊急度コードⅠと判断したら，O型赤血球製剤の輸血を開始．②患者血液型がAB型の場合には，O型よりもA型ないしB型赤血球製剤を優先．③**異型適合血輸血開始前に**，血液型検査・抗体スクリーニング用の採血．④**異型適合血輸血を開始しても**，同型血が入手出来次第，同型血輸血に変更．
文献4を参考に作成．

よる量負荷や，急速投与による速度負荷などが原因で心不全の合併症が現れる．発症予防のためには患者の心機能や腎機能などを考慮のうえ，輸血量や輸血速度を決定する．

4. 外傷時の超緊急輸血の考え方 (図) 2〜5)

1 基本の考え方

- 急性失血時には，Hb値よりも**臨床的に推定される失血量に基づいて輸血を判断する**
- 重症外傷においては2Lの初期輸液に反応がみられないときには緊急輸血を考慮する
- **予期せぬ臨床経過であったり出血源の止血が困難である場合**には早期に輸血を考慮する

2 緊急輸血時の対応

血液型が確定している場合は，ABO同型血を輸血し，後追いでクロスマッチを実施する．**患者血液型が不明で心停止が切迫している場合**，RBCはO型Rh（D）陽性，FFPおよびPCはAB型Rh（D）陽性の輸血を考慮する．

3 危機的出血時の対応

大量輸血とは，24時間に約10単位の赤血球輸血を行い血液が置換されることをいう．**危機的**

出血により大量輸血を要しABO同型血が不足する場合には**異型適合血**を使用する．産科危機的出血や外傷性出血性ショックなどでは，凝固因子の著しい喪失および消費による止血困難がしばしば先行することから，**FFPの早期投与**により予後の改善が期待できる．**大量輸血においてRBCに対するPCとFFPの比率**には一定の見解は得られていないが，多くの専門家は1：1：1を推奨している．しかしPCとFFPが少ない比率であることが不利益であるという明確な研究結果は得られていない[5]．フィブリノゲン150 mg/dL以下では**院内作製クリオプレシピテートやフィブリノゲン濃縮製剤（ともに保険適用なし）**の投与も考慮される．

4 大量輸血時の副作用と投与の際の注意点

- 大量輸血による**低体温症**の合併は危険であるので，加温器具を使用して血液製剤および晶質液を十分に温める．
- RBCでは保存にともない上清中のカリウム濃度が上昇する場合があり**高カリウム血症**に注意する．
- FFPの大量投与時では**TACO**に留意する．
- 血液製剤に含まれるクエン酸による**低カルシウム血症**に注意する．
- 血液製剤は**末梢血管からの単独投与が原則**であり，ブドウ糖溶液やカルシウムイオンを含む乳酸加リンゲル液，またカルシウム剤などとの混注は**凝固や溶血**を起こすため避け，やむをえない場合は生理食塩液を用いる．
- クロスマッチを省略することによる**輸血から3週間後までの遅発性溶血**の可能性が，Rh（D）陰性（0.5％）と不規則抗体保有（0.5％）から約1％ある．

5. PC，FFPの使い方

1 PCの特徴

PCの輸血は，血小板数の減少または機能の異常により重篤な出血ないし出血の予測される病態に対して，血小板成分を補充することにより止血を図る，または防止することを目的とする．PCは単一供血者から成分採血装置を使用して製造され，有効期限は採血後4日間と短いため供給は**原則予約制**である．

1）保存や投与時の注意

室温（20〜24℃），要震盪で保管する．**冷蔵庫で保管した場合は輸血効果が低下し使用できない**．震盪器がない場合は1時間に1回以上製剤を混和する．室温保温のため輸血時の細菌混入による感染症には特に注意する．

2）輸血効果

RBCとほぼ同様に計算する．例えばPC 10単位（2.0×10^{11}個以上の血小板）を**体重50 kgの患者に輸血すると，直後には輸血前の血小板数より約38,000/μL以上増加する**ことが見込まれる．

3）輸血の適応とトリガー値

血小板数，出血症状の程度および合併症の有無により適応を決定する．適応基準はあくまでも病態によるべきで，血小板数のみで単純に決められない．**活動性出血時**は止血処理がないまま輸血だけしても止血できないため，出血部位の止血を最優先とする．急激な失血に対し大量輸液を

行い，**血小板の減少や機能異常のために止血困難な出血を認める場合（希釈性凝固障害）**や，**播種性血管内凝固症候群（disseminated intravascular coagulation：DIC）で血小板数が急速に5万/μL未満まで減少し出血症状がみられる場合**などはPC輸血の適応となる．

❷ FFPの特徴

FFPの輸血は，凝固因子を補充することにより，止血の促進効果（治療的投与）をもたらすことを目的とする．融解後すぐに使用せず保存する場合，凝固因子のうち第Ⅴ・第Ⅷ因子が急速に失活するため**解凍後3時間以内**に使用する．

1）保存や投与時の注意

冷凍庫（−20℃以下）で保管する．解凍時は30〜37℃の温湯にて融解するか，専用の解凍器がある場合は37℃に設定する．低温で融解すると沈殿物が析出し，高温（≧37℃）となると凝固因子の活性が低下する．アルブミンなどの血漿分画製剤と異なり，ウイルスの不活化は行われていない．

2）輸血効果

生理的な止血効果を期待するために必要な最小の凝固因子活性量を正常の20〜30％程度とし，凝固因子を補充して30％上昇させる際，血中回収率を仮に100％とすれば，患者の体重1 kgあたり約12 mL/kg（40 mL/kgの30％）の血漿が必要である．**例えば，体重50 kgの患者の場合，凝固因子の活性量を約30％上昇させるのに必要な血漿量は，600 mLとなる．**

3）輸血の適応とトリガー値

希釈性凝固障害やDICで，プロトロンビン時間（PT），活性化部分トロンボプラスチン時間（APTT）の延長やフィブリノゲン値の低下があり，**止血困難を生じている場合**に適応となる．そのトリガー値は，PT：①INR2.0以上，②30％以下，APTT：①各医療機関における基準の上限の2倍以上，②25％以下，フィブリノゲン値：①150 mg/dL以下，②これ以下に進展する危険性，がある場合である．治療効果の判定は臨床所見と凝固活性の検査結果を総合的に勘案して行う．

文献

1) 厚生労働省医薬・生活衛生局：血液製剤の使用指針，2017
   http://www.mhlw.go.jp/stf/seisakunitsuite/bunya/0000159893.html
2) 厚生労働省医薬食品局血液対策課：輸血療法の実施に関する指針（平成26年11月一部改正），2014
   http://www.mhlw.go.jp/stf/seisakunitsuite/bunya/0000065580.html
3) 日本麻酔科学会，日本輸血・細胞治療学会：危機的出血への対応ガイドライン，2007
   http://www.anesth.or.jp/guide/pdf/kikitekiGL2.pdf
4) 日本産科婦人科学会，日本産婦人科医会，日本周産期・新生児医学会，日本麻酔科学会，日本輸血・細胞治療学会：産科危機的出血への対応指針2017，2017
   http://www.jaog.or.jp/all/letter_161222.pdf
5) Holcomb JB, et al：Transfusion of plasma, platelets, and red blood cells in a 1：1：1 vs a 1：1：2 ratio and mortality in patients with severe trauma：the PROPPR randomized clinical trial. JAMA, 313：471-482, 2015

参考文献・もっと学びたい人のために

1) 日本輸血・細胞治療学会 輸血検査技術講習委員会：輸血のための検査マニュアルVer.1.3.1, 2017
   http://yuketsu.jstmct.or.jp/medical/medicine_and_medical_information/reference/
2) Somand DM & Ward KR：Fluid and Blood Resuscitation in Traumatic Shock.「Tintinalli's Emergency Medicine：A Comprehensive Study Guide, 8e」（Tintinalli JE, et al），pp69-74, McGraw-Hill Education, 2016

3) Coli CJ & Santen SA：Transfusion Therapy.「Tintinalli's Emergency Medicine：A Comprehensive Study Guide, 8e」(Tintinalli JE, et al), pp1518-1522, McGraw-Hill Education, 2016
4) Shimoto M, et al：Numerous niches for hematopoietic stem cells remain empty during homeostasis. Blood, 129：2124-2131, 2017

プロフィール

下戸 学（Manabu Shimoto）
京都大学医学部附属病院 初期診療・救急科 助教
京都大学再生医科学研究所（長澤丘司研究室）で造血幹細胞ニッチの研究に従事し博士（医学）取得．ブータン王国で救急医療支援をした1カ月間にカリフォルニア大学デービス校救急部教授と出会い，教育に興味をもち京都大学救急医学教育に真剣に取り組むようになる．現在は京都大学防災研究所などと連携し，防災医学研究の新分野開拓に勤しむ．

堤 貴彦（Takahiko Tsutsumi）
京都大学医学部附属病院 初期診療・救急科 医員

大鶴 繁（Shigeru Ohtsuru）
京都大学医学部附属病院 初期診療・救急科 准教授

第5章　内分泌

1. ステロイド

石井潤貴，志馬伸朗

Point

- 救急・ICUでは，ステロイドの適応を抗炎症と補充に分けて考える
- ステロイドを投与する際には喘息の既往とアスピリン，非ステロイド系消炎鎮痛薬（NSAIDs）アレルギー歴を確認する
- 補充にはヒドロコルチゾン，抗炎症にはそれ以外と覚える

はじめに 〜救急・ICUとステロイド

ステロイドの使い方が難しいのは，適応・種類・用法用量が多様だからである．

そこで本稿では救急とICUの急性期に的を絞り *1.* 総論でステロイドの分類，効果を整理し，以降の各論で救急とICUで出会う頻度が高い症候・疾患への使い方についてまとめる．

1. 総論：救急・ICUでのステロイドの概観

1 救急・ICUでのステロイドの使用目的

目的には，抗炎症作用とステロイドホルモンの補充がある．よくあげられる副作用である免疫抑制については，30日未満の短期間でのステロイドの全身投与後に敗血症を発症する絶対数は少ないとする後方視コホート研究があり[1]，急性期短期間の使用では問題にはなりにくいと考えられる．

2 ステロイドの種類

表に各種ステロイドの特徴をまとめた．ポイントは，エステル基の種類と，鉱質コルチコイド作用の有無である（*3.*-3，*5.*-2参照）．

2. ステロイドの適応

各病態の詳細なメカニズムについては，成書を参照のこと．

表　救急・ICUで使用するステロイドの特徴

	短時間型	中時間型		長時間型	
	hydrocortisone	prednisolone	methylprednisolone	dexamethasone	betamethasone
商品名	ソル・コーテフ® サクシゾン®	水溶性プレドニン®	ソル・メドロール® ソル・メルコート®	デカドロン®注射液	リンデロン®注
糖質コルチコイド作用	1	4	5	20〜30	20〜30
鉱質コルチコイド作用	1	0.6	0.5	0	0
血漿消失半減期（時）	1.5〜2	2.1〜3.5	＞3.5	3〜4.5	3〜5
生物学的半減期（時）	8〜12	18〜36	18〜36	36〜54	36〜54
エステル基	コハク酸エステル	コハク酸エステル	コハク酸エステル	リン酸エステル	リン酸エステル
薬価	308円/100 mg 296円/100 mg	109円/10 mg	375円/40 mg 180円/40 mg	174円/3.3 mg	1,327円/20 mg

文献2〜4より作成.

1 アナフィラキシー

日本アレルギー学会によるアナフィラキシーガイドライン[5]は初期研修医には必読の文献である．定義や対応を確認することが望ましい．

一部のアナフィラキシー患者では発症から8〜72時間以内にアレルギー症状が再燃することが知られており（二相性反応），ステロイドの抗炎症効果を期待した投与は，**二相性反応の予防目的**に行われる．ただし，その予防効果を明確に立証した報告はない．

2 慢性閉塞性肺疾患（COPD）急性増悪

COPD（chronic obstructive plumonary disease）急性増悪時の標準的治療は，「ABC：抗菌薬（Antibiotics），気管支拡張薬（Bronchodilator），ステロイド（Corticosteroid）」が有名である．

ステロイドは，気道炎症を抑制すると考えられる．これにより**症状改善までの時間・入院期間を短縮，肺機能・酸素化を改善，早期再燃・治療失敗リスクを軽減**する[6, 7]．

3 敗血症性ショック

最新のSurviving Sepsis Campaignガイドライン[8]では，適切な輸液と昇圧薬で循環動態が安定しない敗血症性ショックに対して，循環動態安定化を目的に少量のステロイド投与による補充が提案されている．以前は「相対的副腎不全」などと呼称されていたが，現在これをcritical illness-related corticosteroid insufficiency（CIRCI）と呼ぶ．日本版敗血症診療ガイドライン2016[9]では，**ステロイド投与の目的は「ショックの離脱」**であると明示されている．これは，基になったメタ解析において，ステロイド投与で有意差が出たアウトカムが7日以内のショック離脱率であったことによる（28日間死亡率は減少の可能性が示されたが有意差なし）．

4 抜管後喉頭浮腫の予防

3学会（日本集中治療医学会，日本呼吸療法学会，日本クリティカルケア看護学会）合同人工呼吸器離脱プロトコル[10]は，抜管をする際の手順をABCD〔気道（Airway）・呼吸（Breathing）・循環（Circulation）・意識（Dysfunction of CNS）〕の視点で提案している（図1）．

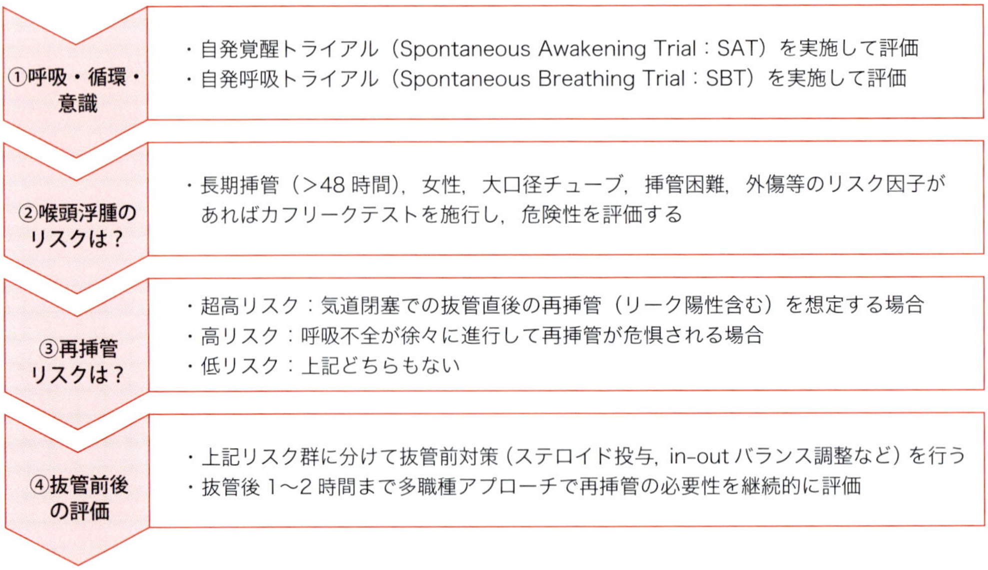

①呼吸・循環・意識	・自発覚醒トライアル（Spontaneous Awakening Trial：SAT）を実施して評価 ・自発呼吸トライアル（Spontaneous Breathing Trial：SBT）を実施して評価
②喉頭浮腫のリスクは？	・長期挿管（>48時間），女性，大口径チューブ，挿管困難，外傷等のリスク因子があればカフリークテストを施行し，危険性を評価する
③再挿管リスクは？	・超高リスク：気道閉塞での抜管直後の再挿管（リーク陽性含む）を想定する場合 ・高リスク：呼吸不全が徐々に進行して再挿管が危惧される場合 ・低リスク：上記どちらもない
④抜管前後の評価	・上記リスク群に分けて抜管前対策（ステロイド投与，in-outバランス調整など）を行う ・抜管後1〜2時間まで多職種アプローチで再挿管の必要性を継続的に評価

図1　人工呼吸器離脱プロトコルの概観
文献10より作成．

① BCDの視点で抜管可能なことを確認し，② 該当症例でカフリークテストを施行し，③ ABCDの視点で再挿管リスクを評価し，④ 対策後に抜管，ABCD評価を継続する．
　②でカフリークテスト陽性であれば高確率で**抜管後気道狭窄を起こす危険が増す**[11]ため，**抗浮腫効果を期待したステロイド投与の適応**がある．2007年のメタ解析の結果は，ステロイド投与で抜管後喉頭浮腫が有意に減少し，再挿管率も半減するというものだった[12]．

5 副腎クリーゼ[13]

　副腎不全の定義は米国内分泌学会のガイドライン[14]でも曖昧である．「低血圧，低ナトリウム・高カリウム血症，発熱，腹痛，低血糖などの症状があり，ほかの疾患で説明のつかない急性患者では副腎不全の診断テストを行うことを推奨する」とある．症状が重篤で全身状態不良のものを副腎クリーゼと呼び，疑ったら診断よりも治療を優先し，**補充目的**でステロイドを投与する．

6 甲状腺クリーゼ

　甲状腺中毒症状により重篤な臓器障害を呈し，早急な治療介入を要する状態を甲状腺クリーゼと称するが，国際的コンセンサスの得られた診断基準はない．未治療のバセドウ病をはじめとする甲状腺疾患を背景にきっかけとなる病態が重なって発症することが多いが，甲状腺を含む術後，アミオダロンなどの薬剤も発症契機となりうる．**死亡率が高く集中治療を要することが多い**．治療の1つとしてステロイド投与があるが，これはT_4がT_3へ変換されるのを抑制する作用があることによる[15]．

疫学	・全喘息の 7%，重症例の 15% は AERD
病歴	・鼻閉，嗅覚消失，慢性副鼻腔炎，術後も再燃する鼻茸，喘息，アスピリン・NSAIDs アレルギー
症状	・アスピリン・NSAIDs 内服後 1〜2 時間で，喘息発作，鼻漏，鼻閉，結膜充血，顔面から頸部の紅潮，気管痙攣，ショック，失神，呼吸停止
対応	・内服用のプレドニゾロンにはエステル基も添加物もないので一番安全 ・静注ならば急速静注はせず，リン酸エステルステロイドを選択

図2 アスピリン増悪呼吸器疾患（AERD）
文献19を参考に作成．

3. 副作用，投与の際の注意点

1 配合禁忌

酸性，塩基性の強い製剤（フェニトイン注，ミダゾラム注など）や中心静脈栄養製剤，カテコラミンと同一ルートで投与すると白濁する可能性があるため避ける．

2 妊婦，授乳婦

妊婦・授乳婦には原則プレドニゾロンを使用する．妊婦においては，プレドニゾロンは胎盤を通過後にさい帯血内には少量残存するに留まり[16]，プレドニゾロン換算で 10〜15 mg/日以下の維持量であれば胎児にほぼ影響ないとされる[17]．またプレドニゾロン換算で 40 mg/日以上の内服量であれば，服用後4時間以上あけてからの授乳が推奨されている[18]．

3 薬剤選択時の注意

アスピリン増悪呼吸器疾患[19]（aspirin exacerbated respiratory disease：AERD，旧名称：アスピリン喘息，NSAIDs不耐症）に注意する（図2）．

AERD 患者では，コハク酸エステルで発作を誘発させる可能性があり，静注ならリン酸エステルステロイドを選択する[20]．しかしリン酸エステルの製剤にしても添加物による発作誘発の可能性があるため，急速静注は控える[21]．

4. 超具体的な投与方法

1 アナフィラキシー

初期には気道・呼吸・循環管理とアドレナリン投与が最優先であり，その後に二相性反応の予防を目的にステロイド投与を考慮する．

> 処方例：メチルプレドニゾロン（ソル・メドロール®，ソル・メルコート）1〜2 mg/kg/日
> 希釈方法：生理食塩水 100 mL で希釈
> 投与方法：1時間かけて点滴静注

2 COPD急性増悪

経口と静注で効果に差がなく，経口投与可能ならプレドニゾロン40 mg内服で構わない．

> **処方例**：プレドニゾロン（水溶性プレドニン®）40 mg
> **希釈方法**：生理食塩水or注射用水1〜5 mLで希釈した後，生理食塩水100 mLでさらに希釈
> **投与方法**：1時間かけて点滴静注

3 敗血症性ショック

持続または間欠投与だが，当施設では血糖コントロールの観点から持続静注を選択している．

> **処方例**：ヒドロコルチゾン（ソル・コーテフ®，サクシゾン®）200 mg
> **希釈方法**：生理食塩水24 mLで希釈
> **投与方法**：1 mL/時で24時間持続点滴静注

4 抜管後喉頭浮腫の予防

浮腫予防目的なので希釈に使用する生理食塩水は可能なら減量するとよい．

> **処方例**：メチルプレドニゾロン（ソル・メドロール®，ソル・メルコート）20 mg
> **希釈方法**：生理食塩水 20 mLで希釈
> **投与方法**：抜管予定の12時間前から，4時間ごとに合計4回（最後の4回目は抜管直前に投与），1時間かけて静注

5 副腎クリーゼ

まずヒドロコルチゾンを100 mgを静注し，その後，24時間で200 mgが投与されるようにする．

> **処方例**：ヒドロコルチゾン（ソル・コーテフ®，サクシゾン®）100 mg
> **希釈方法**：生理食塩水 100 mLで希釈
> **投与方法**：上記希釈したものを1時間かけて静注後，ヒドロコルチゾン200 mgを生理食塩水24 mLで希釈し，1 mL/時で24時間持続点滴静注

6 甲状腺クリーゼ

以下のように投与されることが多いが，その効果を立証した質のよい前向き比較試験は存在しないのが現状である．

> **処方例**：ヒドロコルチゾン（ソル・コーテフ®，サクシゾン®）100 mg
> **希釈方法**：生理食塩水 100 mLで希釈
> **投与方法**：上記希釈したものを1時間かけて静注，8時間ごとにくり返す

5. 類似薬と使い分け

以下の点に留意する．

1 AERDの可能性がある場合

3.-**3**の通り，ステロイドのエステル基や投与速度に注意する．

2 抗炎症作用か，補充か？

副腎クリーゼや敗血症性ショックでは副腎機能不全が主病態なので，鉱質コルチコイド作用も強いヒドロコルチゾンを使用する，と覚える．実際には鉱質コルチコイドはレニン-アンギオテンシン-アルドステロン系で維持されるため，急性期を離脱した原発性副腎不全症以外で鉱質コルチコイド補充は必要ない．あくまで薬剤を覚えるためのイメージとして捉えるとよい．

Advanced Lecture

■ パルス療法

日本の救急・集中治療領域において，メチルプレドニゾロンパルス療法を目にすることは少なくない．しかしエビデンスが不明確な治療法であり，合併症リスクも高いため施行には慎重になるべきである．

メチルプレドニゾロンパルス療法・大量療法は，1969年にKountzらによって腎移植拒絶反応に対するメチルプレドニゾロン動注療法としてはじめて報告され[22]，Grayら[23]の報告が続き，この領域で用いられるようになった．その後ループス腎炎[24]，急性脊髄損傷[25]と，さまざまな分野で臨床研究がなされたが，有効性が明確に示されたことはない．

救急・集中治療領域では，急性脊髄損傷に対するメチルプレドニゾロン大量療法について二重盲検多施設無作為化比較試験が施行され[25,26]，その有効性が示されたかに見えたが，その研究計画，解釈，解析に不備があり，また合併症が数多く報告されている[27]ことから，ルーチンで施行する十分なエビデンスがあるとは言い難い．特発性肺線維症をはじめとする間質性肺炎の急性増悪[28]に関しても，有益性を示した質の高い研究はない．また，急性呼吸窮迫症候群[29]や敗血症[30,31]に対するメチルプレドニゾロン大量療法は患者予後を悪化させる治療として推奨されない．

このように，救急・集中治療領域では，質の高い前向き比較試験によってメチルプレドニゾロンパルス療法・大量療法の有用性が証明された病態は存在していない．逆にせん妄，高血糖，消化管出血，ICU-acquired weaknessといったステロイド投与に伴う急性期合併症は予後に影響することが明らかである．上記の点には十分留意し，利益と弊害を常に比較し慎重に判断する必要がある．

文献・参考文献

1) Waljee AK, et al：Short term use of oral corticosteroids and related harms among adults in the United States：population based cohort study. BMJ, 357：j1415, 2017
2) 岩波慶一：ステロイド（糖質コルチコイド）投与前のチェックと投与中の管理が患者のQOLを左右する. Hospitalist, 2：389-403, 2014

3) Buttgereit F, et al：Standardised nomenclature for glucocorticoid dosages and glucocorticoid treatment regimens：current questions and tentative answers in rheumatology. Ann Rheum Dis, 61：718-722, 2002
4) Ruiz-Irastorza G, et al：Glucocorticoid use and abuse in SLE. Rheumatology, 51：1145-1153, 2012
5) 日本アレルギー学会 Anaphylaxis対策特別委員会：アナフィラキシーガイドライン．日本アレルギー学会，2014
6) Vogelmeier CF, et al：Global Strategy for the Diagnosis, Management, and Prevention of Chronic Obstructive Lung Disease 2017 Report. GOLD Executive Summary. Am J Respir Crit Care Med, 195：557-582, 2017
7) 倉原 優：COPD急性増悪の治療．「COPDの教科書」（林 清二／監），pp244-276，医学書院，2016
↑わかりやすく，おすすめ．COPDは呼吸器内科との連携が必須となる！必ずコンサルト！
8) Rhodes A, et al：Surviving Sepsis Campaign：International Guidelines for Management of Sepsis and Septic Shock：2016．Crit Care Med, 45：486-552, 2017
9) Nishida O, et al：The Japanese Clinical Practice Guidelines for Management of Sepsis and Septic Shock 2016 (J-SSCG2016)．J Jpn Soc Intensive Care Med, 24：S1-S232, 2017
10) 日本集中治療医学会，日本呼吸療法医学会，日本クリティカルケア看護学会：人工呼吸器離脱に関する3学会合同プロトコル．2015
11) Ochoa ME, et al：Cuff-leak test for the diagnosis of upper airway obstruction in adults：a systematic review and meta-analysis. Intensive Care Med, 35：1171-1179, 2009
12) François B, et al：12-h pretreatment with methylprednisolone versus placebo for prevention of postextubation laryngeal oedema：a randomised double-blind trial. Lancet, 369：1083-1089, 2007
13) 田中竜馬：副腎クリーゼ．「Dr.竜馬のやさしくわかる集中治療 内分泌・消化器編」，pp151-183，羊土社，2017
14) Bornstein SR, et al：Diagnosis and Treatment of Primary Adrenal Insufficiency：An Endocrine Society Clinical Practice Guideline. J Clin Endocrinol Metab, 101：364-389, 2016
15) Bianco AC, et al：The role of glucocorticoids in the stress-induced reduction of extrathyroidal 3, 5, 3'-triiodothyronine generation in rats. Endocrinology, 120：1033-1038, 1987
16) Beitins IZ, et al：The transplacental passage of prednisone and prednisolone in pregnancy near term. J Pediatr, 81：936-945, 1972
17) Janssen NM & Genta MS：The effects of immunosuppressive and anti-inflammatory medications on fertility, pregnancy, and lactation. Arch Intern Med, 160：610-619, 2000
18) Østensen M, et al：Anti-inflammatory and immunosuppressive drugs and reproduction. Arthritis Res Ther, 8：209, 2006
19) Aspirin-exacerbated respiratory disease. Global Strategy for Asthma Management And Prevention, 2017
20) 谷口正実：アスピリン（NSAID）不耐症の病態と治療．日内会誌，95：148-157, 2006
21) Szczeklik A & Stevenson DD：Aspirin-induced asthma：Advances in pathogenesis, diagnosis, and management. J Allergy Clin Immunol, 111：913-921, 2003
22) Kountz SL & Cohn R：Initial treatment of renal allografts with large intrarenal doses of immunosuppressive drugs. Lancet, 1：338-340, 1969
23) Gray D, et al：Oral versus intravenous high-dose steroid treatment of renal allograft rejection. The big shot or not? Lancet, 1：117-118, 1978
24) Badsha H & Edwards CJ：Intravenous pulses of methylprednisolone for systemic lupus erythematosus. Semin Arthritis Rheum, 32：370-377, 2003
25) Bracken MB, et al：Administration of methylprednisolone for 24 or 48 hours or tirilazad mesylate for 48 hours in the treatment of acute spinal cord injury. Results of the Third National Acute Spinal Cord Injury Randomized Controlled Trial. National Acute Spinal Cord Injury Study. JAMA, 277：1597-1604, 1997
26) Bracken MB：Steroids for acute spinal cord injury. Cochrane Database Syst Rev, 1：CD001046, 2012
27) Matsumoto T, et al：Early complications of high-dose methylprednisolone sodium succinate treatment in the follow-up of acute cervical spinal cord injury. Spine（Phila Pa 1976），26：426-430, 2001
28) Raghu G, et al：An official ATS/ERS/JRS/ALAT statement：idiopathic pulmonary fibrosis：evidence-based guidelines for diagnosis and management. Am J Respir Crit Care Med, 183：788-824, 2011
29) Bernard GR, et al：High-dose corticosteroids in patients with the adult respiratory distress syndrome. N Engl J Med, 317：1565-1570, 1987
30) Bone RC, et al：A controlled clinical trial of high-dose methylprednisolone in the treatment of severe sepsis and septic shock. N Engl J Med, 317：653-658, 1987
31) Veterans Administration Systemic Sepsis Cooperative Study Group.：Effect of high-dose glucocorticoid therapy on mortality in patients with clinical signs of systemic sepsis. N Engl J Med, 317：659-665, 1987

プロフィール

石井潤貴(Junki Ishii)
広島大学大学院医歯薬保健学研究科医学講座 救急集中治療医学
麻生飯塚病院初期研修了後,同院総合診療科でgeneralismと内科の奥深さに触れ,地元広島で救急・集中治療を学ぶべく大学に帰ってきました.病態生理と内科各論を大切に,患者家族に優しいintensivistをめざしています.ぜひ一緒に当講座で,patient firstで,救急・集中治療の世界を楽しみながら働きましょう!

志馬伸朗(Nobuaki Shime)
広島大学大学院医歯薬保健学研究科医学講座 救急集中治療医学

第5章 内分泌

2. その他の内分泌系の薬剤

江木盛時

●Point●

- 救急・ICU領域では急性期高血糖がしばしば生じるため，血糖コントロールのためにインスリン製剤の投与を要する
- 重症患者では，速効型インスリン製剤を持続静注する．その際には低血糖の発生に注意する
- 甲状腺ホルモンは，甲状腺低下症に対して使用する．投与後に頻脈・高血圧が生じる可能性もあり，狭心症のリスクのある患者などでは少量から投与を開始する
- バソプレシンは，中枢性尿崩症や敗血症性ショックなどさまざまな用途で使用され，それぞれの使用容量が異なることに留意する

1. インスリン製剤

　インスリンは，すい臓から分泌される血糖降下ホルモンである．インスリンは作用時間により超速効型・速効型・中間型・持効型に分けられる（表1）．超速効型インスリン製剤・速効型インスリン製剤は，健常人の食後におけるインスリン分泌を再現することを目的につくられた製剤であり，投与後30分前後には作用発現し，作用持続時間は30分〜3時間程度である．中間型インスリン・持効型インスリンは，健常人のインスリン基礎分泌を補うことを目的として，インスリンの効果が持続的に作用するようにつくられたインスリン製剤であり，投与後1〜2時間で効果が出現し，インスリンの作用は半日〜ほぼ1日持続する．糖尿病患者では，中間型インスリンあるいは持効型インスリンを朝などに1日1回使用し，食事前に超速効型インスリン製剤・速効型インスリン製剤を使用する（図）．

1 適応

　救急・ICU領域では，糖尿病が存在しなくても急性期高血糖が生じるため，血糖管理の目的にインスリン製剤の投与を行う．また，糖尿病性ケトアシドーシス（diabetic ketoacidosis：DKA）および非ケトン性高浸透圧性症候群（hyperosmolar hyperglycemic syndrome：HHS）の治療においてもインスリン投与を必要とする．

1）DKA

　DKAの定義は，①250 mg/dL以上の高血糖，②血清HCO_3^- 18 mEq/L未満，③動脈血pH7.3以下，④血中あるいは尿中ケトン体の存在である（表2）[1, 2]．DKAは，インスリンの分泌ある

表1　インスリン製剤

	超速効型	速効型	中間型	持効型
作用発現時間	10〜20分	30〜60分	30分〜3時間	1〜2時間
作用時間	0.5〜3時間	1〜3時間	2〜12時間	24時間以上
投与タイミング	食直前	食前30分	1日1回	1日1回
備考	持続皮下インスリン投与にも使用	静脈投与にも使用	基礎分泌の補充	基礎分泌の補充
製剤名	ノボラピッド® ヒューマログ® アピドラ®	ノボリン®R ヒューマリン®R	ノボリン®N ヒューマリン®N	トレシーバ® レベミル® ランタス® インスリングラルギン
薬価（1Vあたり）	1,470〜2,173円	1,590〜1,855円	1,659〜1,902円	1,481〜2,933円

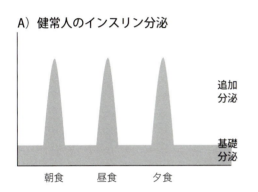 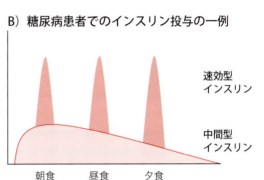

図　インスリン製剤によるインスリン分泌の再現

表2　DKA・HHSの診断基準

	DKA			HHS
	軽度	中等度	重度	
血糖値（mg/dL）	≧250	≧250	≧250	≧600
動脈血pH	7.25〜7.30	7.00〜7.24	<7.00	≧7.30
血清HCO_3^-（mEq/L）	15〜18	10〜15	<10	≧18
尿中ケトン	陽性	陽性	陽性	陰性−陽性
血中ケトン	陽性	陽性	陽性	陰性−陽性
血清浸透圧	状態による	状態による	状態による	≧320 mOsm/kg
アニオンギャップ	>10	>12	>12	状態による
意識状態	清明	清明/傾眠	昏睡	昏睡

文献1を参考に作成

いは感受性が低下した状態で，かつ，血糖増加ホルモンの作用が増強した際に生じやすい．この際には，重篤な糖利用障害が生じ，細胞内飢餓が生じる．DKAの症状は，高血糖に伴う多尿，悪心，嘔吐，腹痛など非典型的である．中等度から重度に至ると傾眠や昏睡など意識障害が生じる．高血糖に伴う多尿による脱水や血中ケトン体増加に伴うアシドーシスによって低血圧や頻脈を呈する場合もある[1, 2]．

2）HHS

　HHSの定義は，①意識の変化，②600 mg/dL以上の高血糖，③血清浸透圧320 mOsm/kg以上，④血清HCO_3^- 18 mEq/L以上，⑤血清pH7.3以上である[1, 2]．血中あるいは尿中ケトン体の存在の有無は問わない（表2）．DKAと異なり，HHSの患者では，インスリンの分泌および感受性が残っているため，ケトン産生は測定可能なレベルまで増加しないことも多い．HHSの患者では，重篤な高血糖（≧600 mg/dL）に伴い浸透圧利尿が生じ，脱水・高ナトリウム血症・高浸透圧血症が生じる．これらの病態により，HHS患者では昏睡を含めた意識障害を伴いやすい．

2 副作用，投与の際の注意点

　救急・ICU領域の患者に対するインスリン投与の際に最も注意すべき副作用は**低血糖の発生**である．特に，意識レベルの低下した患者，鎮静・鎮痛薬使用患者では，低血糖に伴う神経症状の発見が困難であり，より重篤な低血糖の発作が生じたり，長期間低血糖が発見されないままとなったりするため，注意を要する．

　低血糖のリスクが高い患者群としては，下記があげられる[3〜5]．

- ・女性　・糖尿病の既往を持つ患者　・敗血症患者
- ・腎不全患者（特に重炭酸塩をベースとした持続血液浄化法を施行されている場合）
- ・人工呼吸患者　・心血管作動薬使用患者　・重症度の高い患者
- ・インスリン投与が施行されている患者

　また，インスリン投与量を調整せずに栄養投与量を減量することが低血糖発生の重要な因子であることも報告されている．このように，低血糖のリスクが高い患者群は認識されているが，重症患者にインスリンを使用していることそのものが低血糖発生のリスクであることを十分に認識し，**頻回の血糖測定とインスリン投与量の調整**を行う．

3 超具体的な投与方法

　重症患者の多くは，食事摂取が行えず，経静脈栄養・経腸栄養により栄養投与されている．また，皮下注射されたインスリンの吸収が不安定である．Browningらの研究ではインスリン皮下注射は持続静注法と比較して有意に高血糖および低血糖発生頻度が高くなると示されている[6]．したがって，重症患者では速効型インスリンを使用し，1単位/mLといったわかりやすい濃度に生理食塩水で希釈し，持続静脈投与する．その際ブドウ糖も，持続投与とする．目標血糖値は180 mg/dL以下とし，初期投与量は0.5〜1単位/時から開始する．血糖値が安定するまで1時間ごとに血液ガス分析機で血糖測定し，インスリン投与量を調節する．

　Hyperglycemic crisisの患者は，インスリン欠乏あるいは作用不足と脱水が存在するため，インスリン療法と輸液療法が主体となる．

> ●処方例
> ・速効型インスリン20単位を生食20 mLで希釈して1単位/mLのインスリン溶液を作成し，0.1単位/kg/時で持続静注を開始
> ・血糖値は50〜75 mg/dL/時の速度で低下させることを目標とし，血糖値を1時間ごとに測定してインスリン投与量を調整する

- DKAの患者では血糖値が200 mg/dL程度まで低下した時点，HHSでは300 mg/dL程度まで低下した時点でインスリン投与量を減少させブドウ糖液の持続投与も開始する（HHSの症状が改善するまで血糖値は250〜300 mg/dLに保つ[7]）

2. 甲状腺ホルモン

1 適応

甲状腺ホルモンは，甲状腺機能低下症の治療のために使用される．具体的には，先天性甲状腺機能低下症（クレチン病）の患者，甲状腺摘出後など甲状腺亢進症の治療中および治療後の患者，下垂体性甲状腺機能低下症や慢性甲状腺炎（橋本病）の患者などである．甲状腺機能が低下すると全身の代謝が減少するため多彩な症状を示す．主症状は，全身倦怠感，食欲低下，便秘，筋力低下，皮膚の乾燥，毛髪脱落，低体温などがある．粘液水腫や徐脈・不整脈も生じる．

甲状腺ホルモンには，4カ所ヨード化したチロキシン（T4）と3カ所ヨード化したトリヨードチロニン（T3）がある．甲状腺で産生されるものの大半はT4であり，血中甲状腺ホルモンの98％はT4である．T3は肝臓や腎臓でT4の5位の炭素が脱ヨード化することにより産生される．血中T3の大半は，サイロキシン結合グロブリン，サイロキシン結合プレアルブミンあるいはアルブミンと結合して存在する．生物学的活性をもつ甲状腺ホルモンは，血清蛋白と結合していない極少量の遊離型ホルモン（遊離T4および遊離T3）である．遊離T3の方が遊離T4よりもはるかに生物学的活性が高く，実際にホルモンとして働いているのは遊離T3である．また，遊離T3は細胞内に移動して核内の甲状腺ホルモンレセプターに結合してホルモン作用を発現するため，遊離T3は甲状腺機能および末梢でのT4代謝の鋭敏な指標である

遊離T3測定で，甲状腺からの分泌比を知ることができ，甲状腺機能亢進の治療経過の評価に有用である．

2 副作用，投与の際の注意点

甲状腺ホルモンの投与に伴い甲状腺ホルモン作用が増強し，頻脈・高血圧・狭心症が生じる可能性があるため，**虚血性心疾患を有する患者**では慎重な投与を要する．また，副腎機能低下を合併する患者では，急性副腎不全（副腎クリーゼ）が生じうる．

3 超具体的な投与方法

甲状腺刺激ホルモン（TSH）が10〜20 μU/mLを超える患者では，レボチロキシンナトリウム（T4）補充を考慮する（表3）．

●処方例
- レボチロキシンナトリウムを1回25μg1日1回程度から開始
- TSHが正常範囲上限程度となることを目標として投与量を調整する
- 高齢者や心臓疾患などがある患者では，12.5μg/日程度から開始し，慎重に投与する

表3　主な甲状腺ホルモン製剤

一般名	製剤名	薬価
リオチロニンナトリウム（T3）	チロナミン®5μg	9.6円
	チロナミン®25μg	10.5円
レボチロキシンナトリウム（T4）	チラーヂン®S散0.01%	58円
	チラーヂン®S錠100μg	11.4円
	チラーヂン®S錠12.5, 25, 50, 75μg	9.6円
	レボチロキシンNa錠25, 50μg	9.6円

4 類似薬との使い分け

　レボチロキシンナトリウムの半減期は約7日であり，1日1回投与でも血液中のT4濃度は安定する．また，内服を中断してもすぐには甲状腺ホルモン濃度は下がらない．一方でリオチロニンナトリウムの半減期は1日であり，血清T3濃度は一定にならない．したがって，甲状腺ホルモンを補充する際には，通常レボチロキシンナトリウムだけで充分である．

3. バソプレシン

1 適応

　バソプレシンは，視床下部で産生され，脳下垂体後葉から分泌されるホルモンであり，腎集合体のV2受容体に作用して，水の再吸収を調整する抗利尿ホルモンとしての作用を有する．また，バソプレシンは，その名（Vaso-pressin）が示すように，血管平滑筋のV1受容体に作用して，末梢血管を収縮させ，血圧を上昇させる強力な血管収縮薬でもある．

　バソプレシンは，中枢性尿崩症の治療，食道静脈瘤出血の緊急処置，および輸液とノルアドレナリン投与に反応の乏しい敗血症性ショックの治療に使用する．

　食道静脈瘤からの出血は，肝硬変に伴う門脈圧上昇によって生じる危機的な合併症である．内視鏡的な結紮術やSBチューブを用いて対応するが，バソプレシンは門脈圧を下げる作用を有するため食道静脈瘤からの緊急出血の際にも併用される．

　敗血症ショック患者では，十分な輸液を行いつつ，血管作動薬としてノルアドレナリンを第一選択として使用することが推奨されている[8]が，十分な輸液とノルアドレナリン投与を行っても循環動態の維持が困難な敗血症性ショックにはバソプレシンの投与を考慮してもよい．

2 副作用，投与の際の注意点

　中枢性尿崩症に対する治療時には，水分再吸収量増加による水中毒や心不全の発生に注意する．特に心機能低下症例では，尿量および尿比重に加え，電解質濃度や心機能評価を行いながらの用量調整が必要となる．

　敗血症性ショックの際に使用するには，末梢虚血に注意する[9]．

表4 主なバソプレシン

製剤名	薬価
ピトレシン®注射液20	679円

3 超具体的な投与方法

●処方例：成人の中枢性尿崩症
- バソプレシン1回2〜10単位を必要に応じて1日2〜3回皮下または筋肉内注射する（表4）
- 体格や症状に応じ適宜増減する．開始初期は，少量投与から開始し，適宜調整することが望ましい

●処方例：成人の食道静脈瘤出血の緊急処置
- バソプレシン20単位を5％ブドウ糖100 mLなどに混和し，0.1〜0.4単位/分の注入速度で持続静注する
- 体格や症状に応じ適宜増減する．開始初期は，少量投与から開始し，適宜調整することが望ましい

●処方例：ノルアドレナリン不応性敗血症ショック
- バソプレシン20単位を生食20 mLで希釈し，1単位/時から持続静注を開始する
- 効果が乏しければ2単位/時まで増量する

文献・参考文献

1) Kitabchi AE, et al：Hyperglycemic crises in adult patients with diabetes：a consensus statement from the American Diabetes Association. Diabetes Care, 29：2739-2748, 2006
2) Van Ness-Otunnu R & Hack JB：Hyperglycemic crisis. J Emerg Med, 45：797-805, 2013
3) Krinsley JS & Grover A：Severe hypoglycemia in critically ill patients：risk factors and outcomes. Crit Care Med, 35：2262-2267, 2007
4) Arabi YM, et al：Hypoglycemia with intensive insulin therapy in critically ill patients：predisposing factors and association with mortality. Crit Care Med, 37：2536-2544, 2009
5) Vriesendorp TM, et al：Predisposing factors for hypoglycemia in the intensive care unit. Crit Care Med, 34：96-101, 2006
6) Browning LA & Dumo P：Sliding-scale insulin：an antiquated approach to glycemic control in hospitalized patients. Am J Health Syst Pharm, 61：1611-1614, 2004
7) Kitabchi AE, et al：Hyperglycemic crises in adult patients with diabetes. Diabetes Care, 32：1335-1343, 2009
8) Rhodes A, et al：Surviving Sepsis Campaign：International Guidelines for Management of Sepsis and Septic Shock：2016. Intensive Care Med, 43：304-377, 2017
9) Gordon AC, et al：Effect of Early Vasopressin vs Norepinephrine on Kidney Failure in Patients With Septic Shock：The VANISH Randomized Clinical Trial. JAMA, 316：509-518, 2016

プロフィール

江木盛時（Moritoki Egi）
神戸大学大学院医学研究科外科系講座麻酔科学分野

第6章 基本的な抗菌薬

1. ペニシリン系薬剤

小林敦子

Point

- ペニシリン系薬剤は時間依存性であるため，4〜6回/日投与する
- ペニシリン系薬剤はグラム陽性球菌に強い殺菌性をもつ
- ペニシリンGはA群溶血性連鎖球菌感染症，肺炎球菌感染症などICUでよく遭遇する重症感染症の第1選択薬である

1. ペニシリン系薬剤の特徴

　本剤は細菌の細胞壁成分であるペニシリン結合タンパク質（penicillin-binding protein：PBP）に作用し，細胞壁合成を阻害することで主に**グラム陽性菌**に高い殺菌作用をもつ．ペニシリン系薬剤の半減期は30分〜1時間と短く，常にMIC（最小発育阻止濃度）よりも高い血中濃度を維持するために，通常4〜6時間おき（4〜6回/日）の投与が必要である．このような薬剤を時間依存性の薬剤と呼ぶ．

　救急・ICU領域の重症感染症においては，経験的治療として広域抗菌薬を推奨するガイドラインが多いが，ひとたび起炎菌が判明すれば，感受性に応じて狭域ペニシリン系薬剤を使いこなしてほしい．狭域ペニシリン系薬剤は殺菌性が強く，スペクトルの狭いことが強みである．狭域ペニシリン系をうまく使いこなせるようになると，広域抗菌薬を長期投与した際に生じる「多剤耐性菌の二次感染」のリスクを減じることができる．

　日本で使われるペニシリン系薬剤は下記のように古典的ペニシリン，アミノペニシリン，抗緑膿菌ペニシリンの3つに大別できる．

●ペニシリンの種類（3種）
1) 古典的ペニシリン：ペニシリンG（PCG）
2) アミノペニシリン系およびβラクタマーゼ阻害薬配合剤
　　A. アンピシリン（ABPC）
　　B. スルバクタム/アンピシリン（SBT/ABPC）
3) 抗緑膿菌活性をもつペニシリン系
　　C. ピペラシリン（PIPC）およびタゾバクタム/ピペラシリン（TAZ/PIPC）

表1　肺炎球菌性髄膜炎に対する抗菌薬の選択と投与量

肺炎球菌のMIC	推奨される処方
PCGに対するMIC <0.1 μg/mL	PCG 400万単位またはABPC 2 g（4時間ごと）
PCGに対するMIC 0.1〜2.0 μg/mL	第3世代セフェム系 例：CTRX 2 g（12時間ごと）またはCTX 2 g（4〜6時間ごと）
PCGに対するMIC ≧2.0 μg/mL	VCM 15〜20 mg/kg（8〜12時間ごと，目標トラフ15〜20 μg/mL） ＋第3世代セフェム系 　例：CTRX 2 g（12時間ごと）またはCTX 2 g（4〜6時間ごと）
CTRXに対するMIC ≧1.0 μg/mL	VCM 15〜20 mg/kg（8〜12時間ごと，目標トラフ15〜20 μg/mL） ＋第3世代セフェム系 　例：CTRX 2 g（12時間ごと）またはCTX 2 g（4〜6時間ごと）

PCG：ペニシリンG，MIC：最小発育阻止濃度，ABPC：アンピシリン，CTRX：セフトリアキソン，CTX：セフォタキシム，VCM：バンコマイシン
文献1を参考に作成

2. 適応

1 古典的ペニシリン：PCG

　肺炎球菌・A群溶血性連鎖球菌・嫌気性連鎖球菌などの連鎖球菌属，髄膜炎菌の第1選択薬であり，これらの菌による感染症であることが判明した後の標的治療薬として用いる．
　適応疾患として，肺炎球菌性肺炎，連鎖球菌による感染性心内膜炎，スピロヘータによるレプトスピラ病，梅毒，アクチノマイセス症，リステリア症，クロストリジウム症（*Clostridium difficile*※感染症以外）などがある．肺炎球菌性髄膜炎ではMICが問題となるが（表1），髄膜炎以外の肺炎球菌性肺炎などではMICに関係なくPCGで治療可能である[2, 3]．

※ *Clostridium difficile*は2016年に*Clostridioides difficile*に属名が変更された

2 アミノペニシリン系およびβラクタマーゼ阻害薬配合剤

A．アミノペニシリン：ABPC

　PCGの半減期が30分と短く，臨床現場では使用しにくいため，PCGの代わりにABPCが用いられることが多い．ABPCはPCGの適応菌種に加え，一部のグラム陰性桿菌にもスペクトルを広げたが，βラクタマーゼ産生菌には無効である．したがって，グラム陰性桿菌のうち*Proteus mirabilis*ぐらいにしか効果がない．*Enterococcus faecalis*は腸球菌属の90％を占めるが，本菌による感染症はABPCが第1選択薬であり，第1〜第3世代セフェム系は無効である．

B．βラクタマーゼ阻害薬との合剤：SBT/ABPC

　SBTをABPCに1：2の割合で加えることによって，ABPCに耐性をもつ多くの腸内細菌・黄色ブドウ球菌，さらには*Bacteroides fragilis*など下部消化管に常在する偏性嫌気性菌にもスペクトルを広げた．このため，市中重症感染症のうち，市中誤嚥性肺炎・市中皮膚軟部感染症・市中腹腔内感染症などグラム陽性菌，グラム陰性菌，嫌気性菌など複数菌の混合感染を疑う病態に対して経験的治療として用いることができる．

3 抗緑膿菌活性をもつペニシリン系

C．PIPCおよびTAZ/PIPC

　PIPCはグラム陽性菌のみならず，グラム陰性菌とりわけブドウ糖非発酵菌までカバーできる（抗緑膿菌活性をもつ）広域ペニシリン系である．ただしESBL（基質特異性拡張型βラクタマー

ゼ）産生菌に対する抗菌活性は in vitro で感受性があっても，in vivo で有効とは限らないため，重症のESBL産生菌感染症ではカルバペネム系を選択する[4]．TAZ/PIPCはPIPCにタゾバクタムというβラクタマーゼ阻害薬を1：4に配合したもので，SBT/ABPCの適応菌種に緑膿菌を加えたものと解釈するとわかりやすい．

3. 副作用，投与の際の注意点

1 副作用

1）薬剤アレルギー

副作用で最も重篤なものに薬剤アレルギーがある．即時型アレルギーの最重症がアナフィラキシーショックであり，予測困難である．対策としては投与前にアレルギーに関する十分な病歴聴取を行う．ペニシリン系薬剤による実際の発症頻度は 0.01 〜 0.05 % ときわめて低く，「ペニシリンアレルギー」の多くは真のアレルギーではないとされる[5]．その他のアレルギーとして，細胞障害型溶血性貧血，免疫複合体が関与する血清病・糸球体腎炎・血管炎，多形紅斑や中毒性表皮壊死症（toxic epidermal necrolysis：TEN）などがある．

2）アレルギー以外の副作用

PCGの過量投与によるめまい・高カリウム血症．経口ペニシリンでは顕著な消化器症状・薬剤性腸炎がある．

2 投与の際の注意点

PIPCはかつて異常なほど少ない投与量が添付文書に記載されていたという歴史をもつ．そのため，筆者が研修医の頃は「PIPC 1 gを1日2回12時間ごと」という処方がまかり通っていた．これは全くの過小投与であり，言うなれば「高価な生食」である．有効性を期待するのであれば，正常の腎機能を有する患者の場合，**ABPCならば8〜12 g/日**，**PIPCならば12〜18 g/日**まで日常的に使用してよい．

4. 超具体的な投与方法

●処方例1：40歳女性　市中肺炎（肺炎球菌性肺炎）腎機能正常
　PCG（注射用ペニシリンGカリウム）100万〜400万単位を生理食塩水100 mLに溶解し，1時間以上かけて4時間ごと（6回/日）投与

●処方例2：90歳男性　院内肺炎に対する経験的治療　クレアチニンクリアランス15 mg/dLの慢性腎機能障害を有する
　TAZ/PIPCゾシン®静注用 2.25 gを生理食塩水 100 mLに溶解し，1時間以上かけて8時間ごと（3回/日）投与

表2　ペニシリン系薬剤のコスト

薬剤名		単価	1日あたりの値段
PCG	注射用ペニシリンGカリウム	317円（100万単位）	7,608円（2,400万単位）
ABPC	ビクシリン®注射用	353円（1 g）	2,824円（8 g）
SBT/ABPC	ピシリバクタ静注用	294円（1.5 g）	2,352円（12 g）
PIPC	ピペラシリンNa注射用	379円（1 g）	9,096円（24 g）
TAZ/PIPC	ゾシン®静注用	1,933円（4.5 g）	7,732円（18 g）

●処方例3：86歳女性　Enterococcus faecalisによる腎盂腎炎に対する標的治療　クレアチニンクリアランス40 mg/dLの腎機能低下を有する
　ABPC（ビクシリン®注射用）2 gを生理食塩水100 mLに溶解し，1時間以上かけて8時間ごと（3回/日）投与

●処方例4：68歳男性　汎発性腹膜炎に対する経験的治療　腎機能正常
　SBT/ABPC（スルバシリン®静注用）3 gを生理食塩水100 mLに溶解し，1時間以上かけて6時間ごと（4回/日）投与

5. コストも考えよう

　ペニシリン系薬剤（先発品）のコストを表にまとめた（表2）．スペクトルが広がる新薬ほど薬価が高い．例えば，肺炎球菌性肺炎をABPC 2 g 6時間ごとで治療すると，1日あたり薬価は2,824円であるが，TAZ/PIPCで治療すると7,732円かかり，14日間の治療で68,712円の違いが生じる．コスト感覚も身につけておきたい．

文献・参考文献

1) Tunkel AR, et al：Practice guidelines for the management of bacterial meningitis. Clin Infect Dis, 39：1267-1284, 2004
2) Weinstein MP, et al：Rationale for revised penicillin susceptibility breakpoints versus Streptococcus pneumoniae：coping with antimicrobial susceptibility in an era of resistance. Clin Infect Dis, 48：1596-1600, 2009
3) Lim WS & Woodhead M：British Thoracic Society adult community acquired pneumonia audit 2009/10. Thorax, 66：548-549, 2011
4) Vardakas KZ, et al：Carbapenems versus alternative antibiotics for the treatment of bacteraemia due to Enterobacteriaceae producing extended-spectrum β-lactamases：a systematic review and meta-analysis. J Antimicrob Chemother, 67：2793-2803, 2012
5) Graff-Lonnevig V, et al：Penicillin allergy--a rare paediatric condition? Arch Dis Child, 63：1342-1346, 1988

プロフィール

小林敦子(Atsuko Kobayashi)
宝塚市立病院中央検査室 感染対策室長
資格:麻酔指導医,救急専門医,集中治療専門医,ICD
京都府立医科大学卒業後麻酔科に入局.集中治療医として約20年勤務.派遣先の病院でICDとして働いたことから,感染症診療に興味をもつようになった.その後,岡山大学救急部講師.2010年以降現在まで宝塚市立病院の感染対策室長.

第6章 基本的な抗菌薬

2. セフェム系薬剤

笠原 敬

●Point●

- 第一世代セファロスポリン系注射薬は，MSSA（methicillin susceptible *Staphylococcus aureus*）感染症に用いる
- 第二世代セファロスポリン系注射薬は，感受性のある腸内細菌科細菌による尿路感染症がよい適応である
- 第三世代セファロスポリン系注射薬は，肺炎球菌やMSSAなどのグラム陽性菌にも活性のあるセフォタキシム・セフトリアキソンと，緑膿菌に活性のあるセフタジジムの2種類に大別される
- 第四世代セファロスポリン系注射薬は，セフォタキシム・セフトリアキソンとセフタジジムを合わせたようなスペクトラムで，グラム陽性菌と緑膿菌を含むグラム陰性菌の両方に活性を有する．またAmpC型β-ラクタマーゼ産生菌にも有効である
- セファロスポリン系薬剤はESBL（extended spectrum beta lactamase）産生菌およびバクテロイデス属に無効である
- セファマイシン系注射薬，オキサセフェム系注射薬はESBL産生菌やバクテロイデス属に活性を有する
- 第三世代経口セファロスポリン系薬剤は生物学的利用率が悪く，使用機会がほとんどない

1. セフェム系薬剤の特徴

　セフェム系薬剤の特徴は，まずは第一世代〜第四世代といった「世代」分類，そして「副作用が少ない」というイメージではないだろうか．世代分類はおおむねそれぞれの世代のセフェム系薬剤の特徴を捉えているが，一部整理が必要な部分もある．特にセフェム系薬剤といえば「広域」のイメージが強いが，セフェム系薬剤全般が無効な細菌についても知っておかなければならない（表1）．さらに腸内細菌科細菌には獲得性の薬剤耐性以外に菌種ごとに産生するβ-ラクタマーゼが決まっており，特定の菌種において耐性となる抗菌薬は薬剤感受性検査をするまでもなく決まっている（内因性耐性と呼ぶ，表2）[1]．さらに副作用についても，薬剤ごとに注意が必要な副作用が存在するので知っておきたい．

　なお，セフェム系薬剤はその構造の違いからセファロスポリン系薬剤とセファマイシン系薬剤とオキサセフェム系薬剤に大別されるので，本稿でもこれらの用語を使用する．

表1　セフェム系薬剤が無効な細菌

腸球菌属（*Enterococcus faecalis*, *Enterococcus faecium* など）
リステリア（*Listeria monocytogenes*）
ESBL産生菌（セフメタゾールやフロモキセフは有効なこともある）
バクテロイデス属（セフメタゾールやフロモキセフは基本的に有効）
AmpC型β-ラクタマーゼ産生菌（第四世代セファロスポリン系薬は有効）
一般的にβ-ラクタム系薬が無効な細菌（MRSA，レジオネラ，肺炎マイコプラズマ，肺炎クラミジア，抗酸菌，真菌など）

MRSA：methicillin resistant *Staphylococcus aureus*（メチシリン耐性黄色ブドウ球菌）

表2　グラム陰性桿菌のペニシリン系薬剤およびセフェム系薬剤に対する内因性耐性

	アンピシリン	アンピシリン・スルバクタム	アモキシシリン・クラブラン酸	ピペラシリン	セファゾリン／セファレキシン	セフォチアム	セフメタゾール	セフトリアキソン／セフォタキシム	セフタジジム	セフェピム
内因性耐性なし										
Escherichia coli										
Proteus mirabilis										
ペニシリナーゼ産生菌										
Klebsiella pneumoniae	R									
AmpC（過剰）産生菌										
Citrobacter freundii	R	R	R		R	R				
Citrobacter koseri	R		R							
Enterobacter aerogenes / *Enterobacter cloacae* complex	R	R	R		R	R	R	①		
Morganella morganii	R		R		R	R				
Serratia marcescens	R	R	R		R	R	R			
ESBL産生菌										
ESBL産生菌	R	②	R	R	R	R	③	R	R	R
ブドウ糖非発酵菌										
Pseudomonas aeruginosa	R	R	R		R	R	R			
Acinetobacter baumannii complex	R	R	R		R					
嫌気性菌										
Bacteroides fragilis	R			R	R	R		R	R	R

1）Rは「内因性耐性」，すなわちその菌とその抗菌薬の組み合わせなら必ず「その抗菌薬をその菌に使ってはいけない」と判断するもの．
2）空欄は薬剤感受性検査で感性なら感性と判断してよい．
3）①は，膿瘍や菌血症などで菌量が多い場合には無効のことがあり注意が必要である．
4）②は，基本的には耐性と判断する方が良い．
5）③は，好中球減少や菌血症などの場合の有効性に関するエビデンスは十分ではない．またESBLの機序によっては無効のこともある（日本でほとんどを占めるCTX-M型のESBL産生菌はセフメタゾールに感性を示す）．
文献1を参考に作成

表3 主なセフェム系抗菌薬の薬価

一般名	商品名	規格	薬価
セファゾリン	セファメジン® α注射用1 g	1 g/1V	273円
セファレキシン	ケフレックス®カプセル250 mg	250 mg/1カプセル	30.9円
セフォチアム	パンスポリン®静注用1 g	1 g/1V	719円
セフォチアム	パンスポリン®T錠100	100 mg/1錠	40.5円
セフメタゾール	セフメタゾン®静注用1 g	1 g/1V	456円
フロモキセフ	フルマリン®静注用1 g	1 g/1V	1,263円
セフトリアキソン	ロセフィン®静注用1 g	1 g/1V	688円
セフォタキシム	セフォタックス®注射用1 g	1 g/1V	691円
セフカペンピボキシル	フロモックス®錠100 mg	100 mg/1錠	46.1円
セフジトレンピボキシル	メイアクトMS®錠100 mg	100 mg/1錠	46.4円
セフジニル	セフゾン®カプセル100 mg	100 mg/1カプセル	58.6円
セフタジジム	モダシン®静注用1 g	1 g/1V	930円
セフェピム	注射用マキシピーム®1 g	1 g/1V	676円

2. セファゾリン，セファレキシン

1 適応

　セファゾリンは1971年に開発された第一世代セファロスポリン系注射薬である．添付文書上の適応菌種および適応症は幅広いが，実際の使用目的の大半は**MSSAによる感染症の治療と手術部位感染症の予防**である．

　セファレキシンは1970年に開発された第一世代セファロスポリン系経口薬である．1980年代から1990年代に開発されたより広域な第三世代セファロスポリン系経口薬に一時はその座を奪われたが，最近は生物学的利用率が高いことや安価（表3）であること，さらに不要に広域でないことから見直されている．

2 副作用，投与の際の注意点

　セファゾリンは髄液移行率が1〜4％と低値であり，**髄膜炎に使用してはならない**．

3 超具体的な投与方法

- セファゾリン（セファメジン® α）1〜2 g＋生理食塩水100 mL　8時間おきに静注
  ※添付文書上の成人の1日最大投与量は5 gである
- セファレキシン（ケフレックス®）1回500 mg　1日3回
  ※添付文書上の成人の1日最大投与量は2 gである

3. セフォチアム

1 適応

　セフォチアムは第二世代のセファロスポリン系注射薬である．セファゾリンと比べてグラム陰性桿菌への活性が強化されている．臨床的には特に大腸菌や肺炎桿菌，プロテウス属などの腸内

細菌科細菌の治療に用いる．一方エンテロバクター属やシトロバクター属，セラチア属などはAmpC型のβ-ラクタマーゼを産生するため無効である．

2 副作用，投与の際の注意点

セファゾリンと同様に髄液移行率が低いため，**髄膜炎には使用してはならない**．

3 超具体的な投与方法

- セフォチアム（パンスポリン®）1〜2 g＋生理食塩水100 mL　8時間おきに静注
  ※添付文書上の成人の1日最大投与量は4 gである

4. セフメタゾール，フロモキセフ

1 適応

セフメタゾールはセファマイシン系薬剤，フロモキセフはオキサセフェム系薬剤に分類される．いずれの薬剤もESBL産生菌やバクテロイデス属が産生するβ-ラクタマーゼに分解されにくいため，これらの菌に活性を示すことが多い．セフメタゾールの方がフロモキセフより薬価が安く（表3），下部消化管の手術部位感染症の予防やバクテロイデス属が関与する感染症に用いられる．また近年ではカルバペネム系薬が第一選択となるESBL産生菌感染症の代替薬としても注目されている[2]．

2 副作用，投与の際の注意点

セファマイシン系薬剤がもつN-メチルチオテトラゾール基により，飲酒によって顔面潮紅，動悸，めまいや頭痛などのジスルフィラム（嫌酒）様作用をきたすことがあるため，薬を使用中〜使用後1週間は飲酒を控える．

3 超具体的な投与方法

- セフメタゾール（セフメタゾン®）1〜2 g＋生理食塩水100 mL　8時間おきに静注
  ※添付文書上の成人の1日最大投与量は4 gである

5. セフトリアキソン，セフォタキシム

1 適応

セフトリアキソンおよびセフォタキシムは第三世代セファロスポリン系注射薬に分類される．第二世代セファロスポリン系薬剤と同等のグラム陰性桿菌に対する活性をもつことに加え，肺炎球菌やレンサ球菌属などのグラム陽性菌に対する活性を強化している．さらに髄液移行性も改良されている．これにより大腸菌や肺炎桿菌などによる腎盂腎炎などに加え，肺炎球菌やインフルエンザ菌による肺炎や髄膜炎にも適応を有する．

2 副作用,投与の際の注意点

　セフトリアキソンは肝排泄が主であり,腎機能障害患者での用量調節が不要である.一方で,セフトリアキソン投与中の胆泥発生や無菌性胆嚢炎の報告がある.またカルシウムを含む薬品と同一点滴ラインで投与することは避ける(新生児でセフトリアキソン製剤とカルシウム含有製剤を同一経路から同時に投与した場合に,肺や腎臓などに生じたセフトリアキソンを成分とする結晶により死亡に至った症例が報告されている).

3 超具体的な投与方法

- セフトリアキソン(ロセフィン®)2g+生理食塩水100 mL　24時間おきまたは12時間おき(髄膜炎)に静注
  ※セフトリアキソンの半減期は約8時間と長く,1日1回投与が可能である
- セフォタキシム(セフォタックス®)1〜2g+生理食塩水100 mL　8時間おきに静注
  ※添付文書上の1日最大投与量は4gである
  ※米国では髄膜炎に対して2gを4〜6時間おきの投与が推奨されている

6. セフカペン,セフジトレン,セフジニル

1 適応

　セフカペン,セフジトレン,セフジニルは第三世代セファロスポリン系経口薬である.細菌学的なスペクトラムはセフトリアキソンやセフォタキシムと同様であるが,生物学的利用率が10〜30%と低く,添付文書上の常用量である1回100 mgの内服では最高血清濃度も1μg/mL前後にしか上昇しない.このため近年では急速に使用機会が減少している.救急・ICU領域で処方を考慮すべき状況はまずない.

　米国ではセフジニルは1回300 mgを1日2回または600 mgを1日1回,セフジトレンは1回400 mgを1日2回と,日本の用量と比べて高用量が指示されている.

2 副作用,投与の際の注意点

　セフカペンやセフジトレンは消化管吸収を促進させるためにピボキシル基が付加されているが,ピボキシル基が体内で代謝を受けるとピバリン酸になり,ピバリン酸はカルニチン抱合を受けて尿中へ排泄される.この際に**血清カルニチンが低下する**ことが知られている.このため小児(特に乳幼児)ではこれらの薬剤の投与による血中カルニチンの低下に伴う低血糖症状(意識レベル低下やけいれんなど)の注意喚起が行われている.

7. セフタジジム

1 適応

　セフタジジムは第三世代セファロスポリン系薬剤に分類されるが,そのスペクトラムはセフォタキシムおよびセフトリアキソンと全く異なり,肺炎球菌やレンサ球菌,ブドウ球菌属などのグ

ラム陽性菌に対する活性は弱く，一方でグラム陰性桿菌，特に抗緑膿菌活性を有するのが最大の特徴である．

2 副作用，投与の際の注意点

抗緑膿菌活性を有することから以前は発熱性好中球減少症に用いられていたが，レンサ球菌属などのグラム陽性菌に対する活性が弱いため，近年では第一選択としては用いられない．

3 超具体的な投与方法

・セフタジジム（モダシン®）1〜2g＋生理食塩水100 mL　8時間おきに静注
　※添付文書上の成人の1日最大投与量は4gである

8. セフェピム

1 適応

セフェピムは第四世代セファロスポリン系薬剤に分類される．セフタジジムがもつ緑膿菌を含むグラム陰性桿菌に対する活性を維持しつつ，肺炎球菌やレンサ球菌属，ブドウ球菌属などのグラム陽性菌に対する活性を高めている薬剤である．AmpC型のβ-ラクタマーゼに分解されないため，**エンテロバクター属やシトロバクター属，セラチア属による感染症**の第一選択薬としても用いられる．

2 副作用，投与の際の注意点

セフェピム投与後数日してからけいれんや意識障害，ミオクローヌスで発症するセフェピム脳症が知られている．これはセフェピムによる濃度依存性のGABA拮抗作用によると考えられている．特に腎機能障害があるにもかかわらず減量せずに投与した場合にリスクが高い．

3 超具体的な投与方法

・セフェピム（マキシピーム®）1〜2g＋生理食塩水100 mL　8〜12時間おきに静注
　※添付文書上の成人の1日最大投与量は4gである

Advanced Lecture

・セフェム系薬剤のうち，セファロスポリン系薬剤はバクテロイデス属などの嫌気性菌のカバーが不良である．そのため腹腔内感染症など嫌気性菌のカバーが必要な場合はセファロスポリン系薬剤にメトロニダゾールやクリンダマイシンなどを併用するとよい
・ESBL産生菌感染症に対してセフメタゾールやフロモキセフがカルバペネム系薬剤と同等の治療効果が期待されることが報告されている[2]．しかし発熱性好中球減少症や敗血症性ショックなどでは使用経験が乏しく，また抗緑膿菌活性を有さないことにも注意が必要である．さらにエンテロバクター属やシトロバクター属，セラチア属などのAmpC型β-ラクタマーゼ産生菌には無効なこと，また大腸菌や肺炎桿菌でもAmpC型β-ラクタマーゼを産生する株が存在し

(2～3％程度)，これらの菌による感染症にも無効である．AmpC型β-ラクタマーゼ産生菌は薬剤感受性検査でもセフメタゾールやフロモキセフに耐性を示すことが多いので，必ず感受性を確認することが重要である

おわりに

　セフェム系薬剤は1980年代から1990年代にかけて日本を中心に抗菌薬の開発が隆盛をきわめた頃にさまざまな薬剤が上市された．ペニシリン系薬剤と比べて副作用も少なく，相互作用も少ないため，各薬剤の特徴を押さえてうまく使い分ければ，依然として感染症診療において最も重要な抗菌薬の1つであることは間違いない．

文献・参考文献

1) 「Performance Standards for Antimicrobial Susceptibility Testing, 27th Edition」(Weinstein MP, ed), Clinical and Laboratory Standards Institute, 2017
2) Matsumura Y, et al：Multicenter retrospective study of cefmetazole and flomoxef for treatment of extended-spectrum-β-lactamase-producing *Escherichia coli* bacteremia. Antimicrob Agents Chemother, 59：5107-5113, 2015

プロフィール

笠原　敬（Kei Kasahara）
奈良県立医科大学感染症センター
奈良医大感染症センターでは，常時医局員を募集しています．市中感染症から免疫不全の感染症，渡航医学，HIV，感染管理など幅広く研修を積めます．奈良に骨を埋めます！という人から，ちょっと奈良に住んでみたい！という人までどんな人でも相談に応じますので，興味のある方は，私までご連絡ください．

第6章 基本的な抗菌薬

3. 抗MRSA薬

川村英樹

Point

- バンコマイシンはMRSA感染症の第一選択薬となるが,腎機能障害に注意する
- バンコマイシン,テイコプラニン,アルベカシン使用例では血中濃度モニタリングを行う
- リネゾリドはMRSA肺炎などに使用されるが,血小板減少に注意する
- ダプトマイシンは菌血症などに使用されるが,肺炎には使用できないことや,CK上昇に留意する

1. 総論

抗MRSA薬にはグリコペプチド系のバンコマイシン(VCM)・テイコプラニン(TEIC),オキサゾリジノン系のリネゾリド(LZD),環状リポペプチド系のダプトマイシン(DAP),アミノグリコシド系のアルベカシン(ABK)の5薬剤がある.皮膚・軟部組織感染症の患者から分離される市中感染型MRSA(CA-MRSA)はこれら抗MRSA薬以外に,クリンダマイシン,ミノサイクリン,キノロン系抗菌薬,アミノグリコシド系抗菌薬に感性を有する場合が多く,軽症例ではこちらが使用されることもある.

副作用の軽減と最良の臨床効果を得るため,PK(薬物動態)-PD(薬力学)理論の活用が有用とされる.抗MRSA薬は血中濃度-時間曲線下面積(area under the blood concentration time curve:AUC)あるいはピーク濃度(Cpeak)を薬剤の最小発育阻止濃度(minimum inhibitory concentration:MIC)で除した値(Cpeak/MICまたはAUC/MIC)に依存する濃度依存型抗菌薬とされている.各薬剤の特徴を表1に示す.

2. バンコマイシン(VCM)

1 適応

さまざまな臓器のMRSAやメチシリン耐性コアグラーゼ陰性ブドウ球菌・ペニシリン耐性肺炎球菌などの耐性グラム陽性球菌感染症に使用される.

表1　各薬剤の特徴

	VCM	TEIC	LZD	DAP	ABK
PK-PDパラメータ	AUC/MIC	AUC/MIC	AUC/MIC	Cpeak / MIC AUC/MIC	Cpeak / MIC
TDMの必要性	要	要	不要[1)]	不要	要
適応					
菌血症	◎	○	○	◎	○
皮膚軟部組織感染	◎	○	◎	◎	○
肺炎	◎	○	◎	×	○
骨関節感染症	◎	○	○	◎	△
副作用					
腎機能障害	あり	まれ	まれ	まれ	あり
血球減少	まれ	まれ	あり	まれ	まれ
血清CK値上昇	−	−	まれ	あり	−
薬価（先発品）	2,065円 0.5 g/1V*	4,828円 200 mg/1V*	14,042円 600 mg注射液	13,530円 350 mg/1V	5,645円 200 mg/1A*
腎機能正常例での投与初期における1日当たりの薬価	8,950円[a]	19,300円[b]	28,084円	13,530円	11,290円[c]

TDM：治療薬物モニタリング
＊MRSA感染症に対する後発品あり
a 初回1.5 g, 2回目以降1 g 12時間ごと投与の場合の初期3日の平均
b 1回400 mg 12時間ごと投与の場合
c 1回300〜400 mg 24時間ごと投与の場合
文献1を参考に作成

2 副作用，投与の際の注意点

- 腎機能障害に注意する
- eGFRが30 mL/分以下の非透析症例では使用を避ける
- 急速に投与するとヒスタミン遊離によるred neck症候群，血圧低下などの副作用が発現することがある
- red neck（red man）症候群をさけるため，60分以上かけて点滴静注する

3 超具体的な投与方法

腎機能にあわせ投与量を調節し（表2），投与3日目の投与直前に血中濃度測定を行う．

●処方例1：60歳男性　MRSAによるカテーテル関連血流感染症　体重60 kg, eGFR 100 mL/分 /1.73m^2

バンコマイシン　初回は1.5 g（25 mg/kg）を90分以上かけて，2回目以降は0.9 g（15 mg/kg）を60分以上かけて12時間ごと（1日2回）に点滴静注し，投与3日目（5回目）の投与直前に血中濃度測定を実施し，投与量を調節する．

●処方例2：70歳女性　MRSAによるカテーテル関連血流感染症　体重40 kg, eGFR 40 mL/分 /1.73m^2

バンコマイシン　0.5 g（12.5 mg/kg）を60分以上かけて24時間ごと（1日1回）に点滴静注し，投与3日目（3回目）の投与直前に血中濃度測定を実施し，投与量を調節する．

表2　バンコマイシンの初期投与量

eGFR (mL/分/1.73 m²)	負荷投与 （初回のみ）	1日VCM投与量
≧120	30 mg/kg	20 mg/kg×2回
90～120	25 mg/kg	15 mg/kg×2回
80～90	15 mg/kg	12.5 mg/kg×2回
60～80	—	20 mg/kg×1回
50～60	—	15 mg/kg×1回
30～50	—	12.5 mg/kg×1回
＜30	適応としない	
血液透析	20～25 mg/kg	透析後に7.5～10 mg/kg
持続血液ろ過透析	20～25 mg/kg	7.5～10 mg/kg×1回

文献2より引用

4 類似薬と使い分け

- VCMは使用経験が豊富であるため，多くの疾患に保険適用があり，第一選択薬として使用される
- Clostridioides（Clostridium）difficile関連下痢症などに対し経口・経腸投与で使用されるVCM散は腸管からは吸収されない
- VCMの有効性はAUC/MICが400以上であることが重要とされる[3]が，10％程度存在するVCMに対するMICが2μg/mL以上の株では通常の使用量では達成が困難なため治療効果が不十分となる可能性があり[1]，臨床効果が不十分であればほかの抗菌薬（例えばリネゾリド，ダプトマイシンなど）で加療を検討する

3. テイコプラニン（TEIC）

1 適応

MRSA感染症（呼吸器感染症など）に使用される．

2 副作用，投与の際の注意点

- 肝機能障害に注意する
- 血中濃度を初期から高めるためには投与初期に高用量投与が必要である

3 超具体的な投与方法

腎機能にあわせ初期投与を行い，投与3～4日目の投与直前に血中濃度測定を行う．

●処方例1：60歳男性　MRSAによるカテーテル関連血流感染症　体重60 kg, eGFR 80 mL/分/1.73 m²

テイコプラニン　初回・2回目・3回目は0.72 g（12 mg/kg）を60分以上かけて12時間ごとに点滴静注し，4回目は3回目投与から24時間後に0.72 g（12 mg/kg）を60分以上かけて点滴静注．5回目以降は0.4 g（6.7 mg/kg）を60分以上かけて24時間ごとに点滴静注．投与4日目（5回目）の投与直前に血中濃度測定を実施し，投与量を調節する．

> ●処方例2：70歳女性　MRSAによるカテーテル関連血流感染症　体重60 kg, eGFR 20 mL/分/1.73 m²
>
> テイコプラニン　初回・2回目・3回目は0.4 g（6.7 mg/kg）を60分以上かけて12時間ごとに点滴静注し，4回目は3回目投与から24時間後に0.4 g（6.7 mg/kg）を60分以上かけて点滴静注．投与4日目（5回目）の投与直前に血中濃度測定を実施し，投与6日目以降の投与量を調節する（投与5日目は投与せず）

4 類似薬と使い分け

- 腎機能障害例にTEICは**使用しやすい**．
- TEICはVCM同様グリコペプチド系の薬剤であるが，VCMより有意に腎障害の発現率が低い[4]．また，ヒスタミン遊離作用がVCMより少なく，red neck症候群のリスクが低い[4, 5]．
- VCMと比べて脂溶性が高く，良好な組織移行が期待できるが，蛋白結合率が高く，十分な治療効果を発揮させるためには，投与初期の高用量投与が必要[2]．

4. リネゾリド（LZD）

1 適応

MRSA（肺炎・皮膚軟部組織感染症）およびVCM耐性腸球菌感染症に使用される．

2 副作用，投与の際の注意点

- 血小板減少に注意する．
- 薬物動態は腎機能に**影響されない**．
- 静注薬を使用する場合は標準投与量で1日あたり600 mLの輸液負荷となる．

3 超具体的な投与方法

1回600 mg　1日2回　点滴静注または経口投与する．

> ●処方例：60歳男性　MRSAによる肺炎　体重60 kg, eGFR 80 mL/分/1.73 m²
>
> リネゾリド（ザイボックス®）0.6 gを30分以上かけて12時間ごと（1日2回）点滴静注する．

4 類似薬と使い分け

- 腎機能障害例には**使用しやすい**
- 肺炎に対する有効性が高い
- LZDは細菌の蛋白合成過程に作用し抗菌力を発揮することから，既存の抗菌薬と交叉耐性を示さない[6]
- 経口薬の生物学的利用率はほぼ100％である
- 肺組織・髄液・皮膚・筋肉・骨組織などへ良好な組織移行性を示す[1]
- 投与期間が14日間を超えると血小板減少の頻度が増加する[7]

- LZDの薬物動態は腎機能に影響されないが，血小板減少は腎機能に依存するため，TDMを推奨する報告もある[8]

5. ダプトマイシン（DAP）

1 適応
MRSA感染症（菌血症・感染性心内膜炎・皮膚軟部組織感染症）に使用される．

2 副作用，投与の際の注意点
- 血清CK値の上昇，好酸球性肺炎に注意する
- 肺サーファクタントで不活化されるため，肺炎には**使用されない**

3 超具体的な投与方法
菌血症・感染性心内膜炎に対しては6 mg（〜8 mg）/kg/回，皮膚軟部組織感染症に対しては4 mg/kg/回を24時間ごと点滴静注または緩徐に静注する．クレアチニンクリアランスが30 mL/分を下回る，あるいは血液透析例では48時間ごとに投与する．

> ●処方例1：80歳男性　MRSAによるカテーテル関連血流感染症　体重50 kg，eGFR 80 mL/分/1.73 m^2
> ダプトマイシン（キュビシン®）0.3 g（6 mg/kg）を30分かけて24時間ごと（1日1回）点滴静注または緩徐に静脈内注射する．

> ●処方例2：70歳女性　MRSAによるカテーテル関連血流感染症　体重50 kg，eGFR 20 mL/分/1.73 m^2
> ダプトマイシン（キュビシン®）0.3 g（6 mg/kg）を30分かけて48時間ごと（2日に1回）点滴静注または緩徐に静脈内注射する．

4 類似薬と使い分け
- 殺菌性は高く，副作用は少ない
- DAPはグラム陽性菌の細胞膜に結合し，膜電位の脱分極を引き起こすことにより，すみやかに殺菌する．ただし，治療中にMICが上昇する場合もあり，IDSA（米国感染症学会）のMRSA感染症治療ガイドラインは，感染性心内膜炎では高用量（8〜10 mg/kg）の投与を提案している[9]．またVCMへの曝露でDAPに対するMICが上昇される現象もみられ注意を要する
- DAPの皮膚や骨への組織移行は良好で，糖尿病患者においても健常人同様の組織移行が確認されている[10]
- 副作用は少ないが，骨格筋への影響があるため，DAP治療中は週1回以上のCKのモニタリングを行う

6. アルベカシン（ABK）

1 適応
MRSA感染症（菌血症・肺炎）に使用される．

2 副作用，投与の際の注意点
腎機能障害・聴覚障害に注意する．

3 超具体的な投与方法
1回200 mg　24時間ごとに投与．腎機能障害例では減量する．「抗菌薬TDMガイドライン改訂版」では初期投与量は5.5〜6.0 mg/kgが必要であるが，安全性に関する成績は限られていると記載されている[2]．投与2日目の投与直前および投与後1時間の2点で血中濃度測定を行う．

> ●処方例：80歳男性　MRSA・緑膿菌による重症肺炎　体重50 kg, eGFR 80 mL/分/1.73 m^2
> アルベカシン（ハベカシン®）0.3 g（6 mg/kg）を30分かけて24時間ごとに投与し，2回目の投与直前および投与開始後1時間後（投与終了30分後）の2点で血中濃度測定し，以降の投与量を調節する．

4 類似薬と使い分け
- ABKはMRSAだけでなく，緑膿菌をはじめとしたグラム陰性桿菌にも抗菌活性を有する
- ABKは日本で最初に上市された抗MRSA薬である一方，エビデンスは少なく，第二選択薬として位置づけされている
- 最低血中濃度2 μg/mL以上がくり返されると，聴神経障害や腎障害発生の危険性が増す

おわりに

抗MRSA薬はそれぞれの特徴を理解し，使い分けることが大切である．使用の前提として，検出されているMRSAが保菌状態なのか，抗菌薬が必要な感染症なのか，経験的治療では抗MRSA薬が必要な原因菌が想定される感染症なのかをきちんと評価することが重要である．

文献・参考文献
1) 「MRSA感染症の治療ガイドライン–改訂版–2017」（MRSA感染症の治療ガイドライン作成委員会/編），日本感染症学会・日本化学療法学会，2017
2) 「抗菌薬TDMガイドライン改訂版」（TDM抗菌薬TDMガイドライン作成委員会/編），日本化学療法学会，日本TDM学会，2017
3) Moise-Broder PA, et al：Pharmacodynamics of vancomycin and other antimicrobials in patients with Staphylococcus aureus lower respiratory tract infections. Clin Pharmacokinet, 43：925-942, 2004
4) Svetitsky S, et al：Comparative efficacy and safety of vancomycin versus teicoplanin：systematic review and meta-analysis. Antimicrob Agents Chemother, 53：4069-4079, 2009
5) Sahai J, et al：Comparison of vancomycin- and teicoplanin-induced histamine release and "red man syndrome". Antimicrob Agents Chemother, 34：765-769, 1990
6) Shinabarger D：Mechanism of action of the oxazolidinone antibacterial agents. Expert Opin Investig Drugs, 8：1195-1202, 1999

7) Matsumoto K, et al：Higher linezolid exposure and higher frequency of thrombocytopenia in patients with renal dysfunction. Int J Antimicrob Agents, 36：179-181, 2010
8) Morata L, et al：Risk factors associated with high linezolid trough plasma concentrations. Expert Opin Pharmacother, 17：1183-1187, 2016
9) Liu C, et al：Clinical practice guidelines by the infectious diseases society of america for the treatment of methicillin-resistant Staphylococcus aureus infections in adults and children. Clin Infect Dis, 52：1-38, 2011
10) Traunmüller F, et al：Soft tissue and bone penetration abilities of daptomycin in diabetic patients with bacterial foot infections. J Antimicrob Chemother, 65：1252-1257, 2010

プロフィール

川村英樹（Hideki Kawamura）
鹿児島大学病院 医療環境安全部 感染制御部門
専門：感染症学，感染制御学
多くの人が感染症診療や感染対策に興味をもってもらえると嬉しいです．

第7章　その他

1. 気管支喘息に用いる薬剤
超訳！ 喘息予防・管理ガイドライン2018の薬物療法

緒方嘉隆

● Point ●
- 救急・ICUで気管支喘息発作を診療する機会は比較的多い
- 日本ではJGLに沿った治療が望ましいと考えるが，煩雑すぎるきらいがある
- 私見を交えて簡潔に救急・ICUにおける気管支喘息発作への薬物治療を紹介する

はじめに

　救急・ICUで気管支喘息発作を診療する機会は比較的多い．発作時の治療に関してはGINA（Global Initiative for Asthma）および日本アレルギー学会から喘息予防・管理ガイドライン〔Asthma Prevention and Management Guideline（JGL）〕が出ていて，今年2018年版に改訂された．両ガイドラインには差異が認められるが，日本での治療なので，筆者はおおむねJGLに沿って治療を行っている．JGLでは気管支喘息発作治療に関して体系的に著述されており，熟読すれば治療に関する知識を網羅的に得ることができる．

　しかーし！ 研修医の先生方が忙しい毎日を過ごしているのは重々承知しているつもりである．とてもじゃないがガイドラインを読んでいる暇なんかない，という声が聞こえてきそうだ．そこで今回は，超訳！ と題して，独断と偏見（私見？）で可能な限り簡潔に救急・ICUにおける気管支喘息への薬物治療の骨子を紹介しよう．

1. 注意！ "気管支喘息の疑い"を安易に信ずるべからず！

　当たり前のことだが，治療するにはまず気管支喘息発作かどうかを正確に診断しなければならない．既に診断されて通院中の患者であればよいのだが，受診歴のない患者や，他院からの紹介では注意が必要である．近医から気管支喘息発作との情報で受診された患者が，急速に呼吸状態が悪化し，結果的には喉頭浮腫をきたす咽後膿瘍だった，という症例もあった．前医では聴診で狭窄音があったので気管支喘息発作と診断したのだろうが，実際には頸部に最強点のある吸気時狭窄音であった．そのほかに，うっ血性心不全，慢性閉塞性肺疾患（chronic obstructive pulmonary disease：COPD）急性増悪，なども鑑別にあがるだろう．

2. 気管支喘息発作時の治療

気管支喘息発作時に使用する薬剤にはどんなものがあるのだろうか？

JGLでは発作の強度にあわせて，ステップアップで薬剤を組合わせて使用することを推奨している．強度の判定にはピークフロー測定が必要である．薬剤として，短時間作用性吸入β2刺激剤（SABA），抗コリン薬，アミノフィリン，アドレナリン，各種ステロイド，があげられる[1]．ガイドラインに記載はなく，保険適応もないが硫酸マグネシウムも使える．

しかーし！救急外来で，ピークフローを測定したり，細かな分類なんかしてられないよ！というのが本音だろう．筆者は，まずは酸素吸入が必要かどうかを評価する．JGLでは経皮動脈血酸素飽和度（SpO_2）95％前後を目標に酸素吸入を行う[1]，となっている．筆者は92～93％以下なら酸素吸入を開始している．

ただし，SpO_2が保たれていても，頻呼吸や努力呼吸であれば当初よりステップ2・3以上の治療も考慮する．具体的には以下に示すとおりである．

1 酸素吸入が不必要な場合

SABAを吸入させ，症状が改善すれば帰宅させる．帰宅時はプレドニン®錠を0.5 mg/kg/日となるよう5日分処方する（JGL発作治療ステップ1に相当）[1]．改善しなければ次の2へ．

2 酸素吸入は必要だが，呼吸状態が比較的落ち着いている場合

筆者はボスミン®の皮下注射・抗コリン薬以外のすべての薬剤（アミノフィリン，各種ステロイド）を考慮する．反応に乏しければ，ボスミン®を皮下注射している．SABAを使用しても効果がない場合には，抗コリン薬の効果も期待しにくい（JGL発作治療ステップ2・3に相当）[1]．

また筆者は，発作治療ステップ2・3以上を要した場合は入院治療の適応と考えている．早期に改善しても，再増悪することは稀ではないからである．

3 以上の治療でも改善せずに呼吸状態が悪化した場合

気管挿管し人工呼吸が必要となる．下記に気管挿管の適応を示す．**ただし注意してほしいのは下記の条件を満たさなくても気管挿管が必要な場合もあり，とにかく挿管のタイミングを逃さないことが肝要である．**

●気管挿管の適応 [1]
- 高度の換気障害もしくは心停止，呼吸停止がみられる場合
- 明らかな呼吸筋疲労がみられる場合
- 酸素を最大投与してもPaO_2が50 mmHg未満の場合
- 急激な$PaCO_2$の上昇と意識障害がみられる場合

挿管後は通常の管理と同様，まずは十分な鎮痛（麻薬による：フェンタニルなど）が基本で，必要に応じて鎮静を使用する方針は変わらない．ICUでの人工呼吸時の鎮痛・鎮静に関する詳細は他稿（**第2章-1参照**）に譲る．

1）人工呼吸器の設定

人工呼吸は，従量式で設定する．従圧式だと高い気道抵抗により換気量が維持できなくなる恐れがあるためである．1回換気量5～8 mL/kg，吸気相：呼気相を1：3以上として両相の換気量

をできるだけ一致させる（吸気した分と同じ換気量を呼出できるように，呼気時間を長めに設定する）．気道内圧はピーク圧を50 cmH₂O未満，プラトー圧を20〜25 cmH₂O未満に保つように設定する．JGLではPaO₂ 80 mmHg前後を目標にしてFiO₂を設定，発作が改善するまでのPaCO₂は50〜80 mmHg程度までは許容するとあるが，筆者はむしろpH 7.2以上を目標にPaCO₂は許容している．**重要なのは，圧外傷（barotrauma）の防止を重視し過大な換気量を設定しないことである**．また気管支喘息発作時には air trap 〔閉塞性肺疾患の患者において，呼気時の気道抵抗の増加などにより完全に呼出できず，正常よりも肺が膨らんだ状態（過膨張）〕に起因して気道内にauto-PEEPが発生するため，それを打ち消すためにPEEPが有効との報告もある[2, 3]．しかし，まだ議論が多く，barotraumaの危険を考慮して，筆者はまず5 cmH₂Oから開始し，状況に応じて増量している．

2）人工呼吸時の薬物投与

発作改善のための治療として，挿管直後，ボスミン®（0.1％アドレナリン）を生理食塩水で10倍希釈したものを気管チューブから0.3〜1.0 mL投与する．その他薬物療法も従来と同様継続する．発作の契機として気道感染症を併発する場合にはその適切な治療（抗菌薬）も必須である．そのうえで薬物治療に抵抗する場合は，気管支平滑筋弛緩作用のある麻酔薬（イソフルラン・セボフルランなど）を用いた全身麻酔の使用も考慮する（その際には全身麻酔薬の使用に習熟した医師に相談する）．

●処方例
ボスミン®注1 mL＋生食9 mLで合計10 mLとして0.3〜1.0 mLを気管チューブに散布

---

3. 超具体的な使用法[1]

以下に各種薬剤の超具体的な使用法と注意点を記載する．また，紹介した薬剤の薬価を**表**にまとめたので参考にしていただければ幸いである．

1 短時間作用性吸入β₂刺激薬（SABA）

・ベネトリン®吸入液5％ 0.2〜0.5 mL＋生食2 mL
　20〜30分ごとにネブライザー吸入，2〜3回まで可
・メプチンエアー® 10 μg 1回2吸入（20 μg）を20〜30分ごとに反復吸入，2〜3回まで可
（心拍数を130/分以下に保つようにモニターする）

---

2 アミノフィリン

・ネオフィリン®注250 mg＋生食250 mL 1時間かけて点滴静注

テオフィリン（テオドール®など）内服中の場合は半量（125 mg）あるいはそれ以下に減量して用いる．副作用（頭痛，悪心，嘔吐，頻脈，不整脈など）が出現したら直ちに中止する．

表　本稿で紹介した気管支喘息治療薬の薬価

製品名	規格	薬価
ネオフィリン®注250 mg	2.5％ 10 mL	92 円
ボスミン®注1 mg	0.1％ 1 mL	92 円
ベネトリン®吸入液0.5％	0.5％ 1 mL	22.60 円
メプチンエアー®10μg吸入100回	1キット	844.50 円
水溶性ハイドロコートン注射液	100 mg/2 mL	378 円
	500 mg/10 mL	1,630 円
ソル・コーテフ®静注用	100 mg	308 円
	500 mg	1,249 円
ソル・メドロール®静注用	40 mg	375 円
	125 mg	803 円
デカドロン®注射液 (デキサメタゾンリン酸エステル)	1.65 mg (2 mg) ※/0.5 mL	99 円
	3.3 mg (4 mg) ※/1 mL	174 円
	6.6 mg (8 mg) ※/2 mL	314 円
リンデロン®注 (ベタメタゾンリン酸エステルナトリウム)	2 mg (0.4％) /0.5 mL	178 円
	4 mg (0.4％) /1 mL	294 円
静注用マグネゾール®	20 mL	342 円

※カッコ内はデキサメタゾンリン酸エステルとして.

各種治療でも改善しない場合，ネオフィリン®注250 mg＋生食250 mLの持続静注（0.6〜0.8 mg/kg/時）も併用する．血中濃度のモニタリングが必須でトラフ値8〜20μg/mLを目標値とする．

ちなみにアミノフィリン250 mgを1時間で点滴投与するとその血中濃度は約8μg/dL上昇する．またオフィリン徐放製剤400 mg/内服していると平均血中濃度は10μg/dL前後といわれているので，前述の点滴と合わせると18μg/dL前後となることは知っておきたい．

3 全身ステロイド

> ・水溶性ハイドロコートン注射液 200〜500 mg＋生食100 mL
> ・ソル・メドロール®静注用 40〜125 mg＋生食100 mL
> ・デカドロン®注射液 3.3〜6.6 mg＋生食100 mL
> ・リンデロン®注 4〜8 mg＋生食100 mL
> 以上のうちいずれかを30分〜1時間かけて点滴静注する
> 以降は必要に応じて4〜6時間ごとに反復投与する
> 7〜14日あるいは症状の改善まで継続する

アスピリン増悪呼吸器疾患（アスピリン喘息）の患者ではコハク酸エステル型製剤による発作誘発の可能性があることに留意する[1]．既往が不明な場合もコハク酸エステル型製剤は避ける．その際にはリン酸エステル型製剤であるデキサメタゾン，ベタメタゾンなどを使用する．コハク酸エステル型製剤には，ヒドロコルチゾン（ソル・コーテフ®），メチルプレドニゾロン（ソル・メドロール®），プレドニゾロン（水溶性プレドニン®）などがある．

4 ボスミン®（0.1％アドレナリン）

・ボスミン®注 0.1〜0.3 mL 皮下注射　20〜30分間隔で反復投与
　（心拍数を130/分以下に保つようにモニターする）

5 硫酸マグネシウム[4]（JGLに記載なし）

・静注用マグネゾール® 2 g＋生食100 mL 20分かけて点滴静注
　（静注用マグネゾール®は現時点で子癇にのみ保険適応あり）

　硫酸マグネシウムは，カルシウムが平滑筋に流入するのを阻害する働きがあり，結果，気道平滑筋の収縮を抑制し，相対的に弛緩させることで発作を軽減する．ほかの薬剤と比較すると効果は相対的に弱く，**通常の喘息治療に反応しない場合にのみ投与を検討する**．腎不全を合併している場合や，高マグネシウム血症の症例には投与できない．

文献・参考文献

1) 「喘息予防・管理ガイドライン2018」（日本アレルギー学会喘息ガイドライン専門部会/監），協和企画，2018
2) Gupta D, et al：A prospective randomized controlled trial on the efficacy of noninvasive ventilation in severe acute asthma. Respir Care, 55：536-543, 2010
3) Lim WJ, et al：Non-invasive positive pressure ventilation for treatment of respiratory failure due to severe acute exacerbation of asthma. Cochrane Database Syst Rev, 12：CD004360, 2012
4) 「気管支喘息バイブル」（倉原 優/著），日本医事新報社，2016

プロフィール

緒方嘉隆（Yoshitaka Ogata）
八尾徳洲会総合病院 集中治療部
人工呼吸管理中の筋弛緩薬の使用症例を蓄積しています．重症ARDSをはじめ，気管支喘息重積発作の人工呼吸管理中にも使用するケースがあります．本稿では触れることができませんでしたが，機会があればお話ししたいと思います．

第7章 その他

2. 消化器用薬

遠藤文司

Point

- 嘔気／嘔吐，便秘，下痢はあくまで臨床症状であることに注意して，原因を探る習慣をつける
- 救急・ICUにおけるPPIの代表的な適応は消化性潰瘍の治療とストレス潰瘍の予防だが，予防的投与については適応を慎重に判断する
- 肝性脳症の治療では，薬物治療と合わせて誘発因子の診断と治療を並行して行う
- 処方する際には，薬剤の効果だけでなく，リスク，アドヒアランス，コストを総合的に考えて必要性や妥当性を検討し，投与する場合には漫然とした継続はしない

はじめに

　嘔気，便秘，下痢，腹痛は頻繁に遭遇する訴えで，制吐薬，下剤，止痢薬，消化性潰瘍治療薬を安易に処方してしまいがちである．しかし，これらはあくまで**臨床症状**であって**最終診断ではない**．これらの薬剤は基本的に**対症療法薬**であり，原因治療には必ずしも直結しない．また，軽微に見える症状や肝性脳症の背景には，緊急の介入を要する重篤な病態が隠れていることもある．したがって，臨床症状に対して**反射的に投薬を行うのではなく，常に原因を考察する**姿勢が重要となる．本稿では救急・ICUでの適応に的を絞って基本的な消化器用薬について解説する．

1. 消化性潰瘍治療薬 〜プロトンポンプ阻害薬（PPI）を中心に

1 適応

　消化性潰瘍治療薬の代表的な適応は① **消化性潰瘍（胃・十二指腸潰瘍）の治療**と② **ストレス潰瘍の予防**であり，どちらも酸分泌抑制効果の高いプロトンポンプ阻害薬（proton pump inhibitor：PPI）が頻用される．ストレス潰瘍予防の適応となるリスク因子を**表1**に示す[1〜3]．

2 副作用，投与の際の注意点

　PPIは酸分泌抑制により胃酸の殺菌能を低下させるため，*Clostridium*（*Clostridioides*）*difficile*感染症（CDI）や院内肺炎のリスクを高める可能性がある[4]．ストレス潰瘍予防はあくまで「予防」であり，これらのリスクとストレス潰瘍の発症頻度（約1〜3％と高くない）を考慮して[1, 2]，

表1　ストレス潰瘍のリスク因子

人工呼吸器管理（48時間以上）	熱傷（体表面積35％＜）
凝固障害*1	敗血症
3つ以上の併存疾患*2	手術（肝部分切除術，肝・腎移植術）
慢性肝疾患	外傷（Injury Severity Score ≧ 16）
腎代替療法の実施	アルコール乱用
多臓器不全	*Helicobacter pylori* 感染
消化管潰瘍・出血既往（過去1年以内）	1週間以上のICU収容
頭部外傷（Glosgow Coma Scale ≦ 10）	6日以上持続する顕性・不顕性出血
脊髄損傷	薬剤（NSAIDs・低用量アスピリン・高用量の糖質コルチコイド*3）

＊1 血小板数＜50,000/μL，INR＞1.5，APTT＞正常の2倍
＊2 慢性肺疾患，心筋梗塞既往，慢性心不全，肝硬変・肝不全，慢性腎不全，悪性疾患，免疫不全，凝固障害
＊3 ヒドロコルチゾン250 mg/日以上
文献1〜4を参考に臨床的意義がある出血を引き起こすストレス潰瘍のリスク因子をまとめた．特に重要な因子と思われるものは赤字で示す．

ルーチンに予防策を講じるのではなく高リスクの患者に適応を限定すべきである．なお，ストレス潰瘍予防へのPPI投与は保険適用がない．

3 類似薬と使い分け

1）ヒスタミンH_2受容体拮抗薬

ヒスタミンH_2受容体拮抗薬（H_2RA）はPPIと比べ治癒率が劣るため消化性潰瘍の第一選択薬にはならないが[5]，アレルギーや併用禁忌薬の服用のため，PPIの使用が難しい場合にH_2RAが適応となる．

救急外来では，消化性潰瘍が疑われる患者を診療しても確定診断にまでは至らないことも多い．このような症例にPPIを投与し，後日 *Helicobacter pylori* に対する尿素呼気試験などの感染診断を行うと偽陰性率を高める[6]．このため症状が軽微で，数日内に専門外来を再受診できるのであれば，PPIではなくH_2RAの処方に留めておくのも一方法となる．また，H_2RAは急性胃炎に対する症状緩和にも適応がある．なお，腎機能低下（が示唆される）患者にH_2RAを用いる場合，用量調節が不要なラフチジン（プロテカジン®）が使用しやすい[7]．

2）スクラルファート

防御因子増強薬であるスクラルファートは消化性潰瘍治療薬として一般的ではないが，H_2RAと同等の潰瘍治癒率を有するとされる[5]．本剤は胃内のpHを変化させないため，CDIや院内肺炎のリスクは上昇せず，低リスク患者へのストレス潰瘍予防として使用可能である（保険適用外）[4]．

4 超具体的な投与方法

消化性潰瘍の治療について，それぞれの薬剤の使用法を特徴とともに表2に示す．

表2　消化性潰瘍治療薬の使い分け

分類	薬剤名	投与ルート	具体的な投与方法	特徴・注意点	禁忌
PPI	オメプラゾール	静注	オメプラール® 20 mg 1A＋生食20 mL 静注（1日2回）	・消化性潰瘍に対する治療，ストレス潰瘍予防の第一選択薬 ・PPIによるストレス潰瘍の予防はルーチンに実施すべきではない 〈注射薬〉 ・出血性消化性潰瘍に対する急性期治療では静注投与を選択する ・ほかの輸液との混合は行わず単独投与を行う 〈内服薬〉 ・ボノプラザンは従来のPPIとは作用機序が異なる新規の酸分泌抑制薬で，胃酸による活性化が不要かつ胃酸に対して安定で，即効性と高い効果が期待されている	併用禁忌として抗HIV薬であるアタザナビル（レイアタッツ®）およびリルピビリン（エジュラント®）がある
PPI	エソメプラゾール	経口	ネキシウム® 20 mg，1回1カプセル，1日1回，夕食後あるいは就寝前		
PPI	ボノプラザン	経口	タケキャブ® 20 mg，1回1錠，1日1回，夕食後あるいは就寝前		
H₂RA	ファモチジン	静注	ガスター® 20 mg 1A＋生食20 mL 静注（1日2回）	・侵襲ストレス（ICU管理を含む）による上部消化管出血の抑制に保険適用がある ・腎機能に応じて減量の必要がある	－
H₂RA	ラフチジン	経口	プロテカジン® 10 mg，1回1錠，1日2回，朝夕食後	・急性胃炎に対する症状緩和効果がある ・ラフチジンは腎機能障害に対する用量調節が不要	－
防御因子増強薬	スクラルファート	経口	アルサルミン® 内用液10％ 10 mL，1回1包，1日3回	・消化性潰瘍の治癒効果はH₂RAと同等とされる ・胃内pHは変化させないため，CDIや院内肺炎のリスクは上昇しない ・アルミニウム製剤なので腎障害患者への長期処方は注意	透析療法中の患者

投与方法・投与量は消化性潰瘍の治療に対する用法・用量を示す．各薬剤の添付文書を参考に筆者が作成した．
PPI：プロトンポンプ阻害薬，H₂RA：ヒスタミンH₂受容体拮抗薬

2. 制吐薬・蠕動促進薬

1 適応

嘔気・嘔吐や胃内容物排出遅延に対して頻用されるのはドパミンD_2受容体拮抗薬であるが，前庭神経を介する動揺病（乗り物酔い）にはヒスタミンH_1受容体拮抗薬が用いられる．

2 副作用，投与の際の注意点

嘔気・嘔吐の原因は必ずしも消化管疾患とは限らず，**急性膵炎，脳血管障害，心筋梗塞**などの**重篤な疾患が隠れていることがある**．また，腸閉塞に対して蠕動促進作用がある制吐薬を用いると病状を悪化させる危険性があり，原因を考えて適切な薬剤を選択する．

ドパミンD_2受容体拮抗薬は錐体外路症状をきたすことがあり，高齢者やParkinson病患者，ドパミン受容体作用薬服用患者などで特に注意を要する．ヒスタミンH_1受容体拮抗薬は眠気を誘発するため，運転などの注意が必要な行為を禁止する．

3 類似薬と使い分け

上述のようにドパミンD_2受容体拮抗薬は，中枢への作用により錐体外路症状をきたす可能性が

表3　ドパミン D_2 受容体拮抗薬の使い分け

分類	薬剤名	主に作用する受容体	適応となる病態	具体的な投与方法	特徴・注意点	禁忌
ベンザミド	メトクロプラミド	中枢・末梢	・さまざまな病態に対して最も頻用される制吐,蠕動促進薬	・注射薬:プリンペラン®10 mg,1A 静注,頓用 ・内服薬:プリンペラン® 5 mg,1回1錠,1日3回,毎食前.あるいは1回1錠,頓用	・蠕動促進作用がある ・錐体外路症状の出現の可能性がある ・錐体外路症状のリスクが高い場合は投与を避け,ドンペリドンを選択する ・注射薬は生食に溶解し15分以上かけて投与すると制吐作用は保ちながら錐体外路症状を減少させる[10]	・授乳婦(母乳移行性) ・褐色細胞腫(疑い)の患者ではクリーゼを引き起こす可能性があるため投与しない[11] ・消化管の機械的な閉塞,穿孔,出血のある患者(蠕動促進作用があるため)
	ドンペリドン	末梢	・急性胃腸炎などによる消化管への刺激に伴う嘔気,嘔吐が良い適応	・内服薬:ナウゼリン®10 mg,1回1錠,1日3回,毎食前.あるいは1回1錠,頓用 ・坐剤:ナウゼリン® 60 mg,1回1個,1日2回,直腸内.あるいは1回1個,頓用	・血液-脳関門を薬剤がほとんど通過せず,錐体外路症状が出現しにくい ・蠕動促進作用がある ・不整脈の誘発リスクがあり,QT延長の場合に注意する[12]	・妊婦(催奇形性) ・消化管の機械的な閉塞,穿孔,出血のある患者(蠕動促進作用があるため) ・プロラクチノーマの患者
フェノチアジン	プロクロルペラジン	中枢	・機械的消化管閉塞(腸閉塞)に伴う嘔気,嘔吐 ・内分泌疾患・電解質異常や薬剤性の嘔気,嘔吐 ・オピオイド開始の際の嘔気,嘔吐の予防	・内服薬:ノバミン® 5 mg,1回1錠,1日3回,毎食後.あるいは1回1錠,頓用 ・注射薬:ノバミン® 5 mg 1A+生食100 mL 点滴静注,頓用	・蠕動運動の促進作用が乏しい ・錐体外路症状の出現の可能性がある ・注射薬の保険適用は術前/術後の悪心,嘔吐に対して筋注での投与のみ	・昏睡状態,循環虚脱状態にある患者 ・バルビツール酸誘導体・麻酔薬などの中枢神経抑制薬の強い影響下にある患者 ・アドレナリン使用中の患者 ・皮質下部の脳障害(脳炎・脳腫瘍,頭部外傷後遺症など)の疑いのある患者

文献8〜12と各薬剤の添付文書を参考に筆者が作成

あるほか,末梢の受容体(消化管)への作用として蠕動運動促進作用をもつ.このため,ドパミン D_2 受容体拮抗薬は,中枢・末梢双方の受容体に作用するものと,おのおのの受容体に選択的に作用するものに分けて考えるとよい.

4 超具体的な投与方法

1) ドパミン D_2 受容体拮抗薬

それぞれの薬剤の使用法を特徴とともに表3に示す[8〜12].

2）ヒスタミンH₁受容体拮抗薬

> ジメンヒドリナート（ドラマミン®）
> 内服薬：50 mg，1回1錠，1日3回，毎食後
> （＊悪心・嘔吐・めまいの予防には，30分〜1時間前に1回1〜2錠内服）

3. 下剤

1 適応

ICU患者では便秘は3日以上の排便停止を基準とする報告が多いが[13]，一般的に便秘は排便の**頻度だけで判断せず**，硬便，残便感，腹部膨満感などの愁訴を含めて総合的に判断する[14]．救急・ICUでは汎用性と即効性から，浸透圧性下剤・刺激性下剤が好まれる．

2 副作用，投与の際の注意点

下剤を投与する際には，消化管の器質的疾患や，内分泌代謝性疾患，神経疾患，薬剤による**続発性便秘の鑑別が大切**になる[15]．特に**警告症状**（血便・発熱・体重減少・急な排便状況の変化など）がある場合には，大腸癌や炎症性腸疾患を鑑別にあげる[16]．

浸透圧性下剤として頻用される**酸化マグネシウム**は，高齢者，腎機能低下患者では長期投与で**高マグネシウム血症**を生じうることや，キノロン系など一部の抗菌薬や高カリウム血症改善イオン交換樹脂製剤（アーガメイト®やケイキサレート®）の効果減弱など**併用注意薬が多い**ことに注意する．

3 類似薬と使い分け

ICUでは臥床や消化管血流の減少，オピオイドやカテコラミンなどの使用に伴って腸管の運動障害を生じやすいため[13, 15]，刺激性下剤が好んで用いられる．刺激性下剤はアントラキノン系とジフェニルメタン系に大別されるが，**ジフェニルメタン系薬は刺激性下剤で問題となる連用による耐性や習慣性が生じにくい**とされる[17]．

4 超具体的な投与方法

1）浸透圧性下剤

> 塩類下剤：酸化マグネシウム（マグミット®）250 mg，330 mg，500 mg/錠，1回1〜2錠，
>   1日3回，毎食後（総投与量は2 g/日以下として便通に応じて適宜増減）

※ラクツロース（モニラック®）も糖類下剤として使用可能だが，保険適用は高アンモニア血症の症状改善および産婦人科術後のみ（**5. 肝性脳症治療薬**を参照）

2）刺激性下剤

> ジフェニルメタン系
> 内服薬：ピコスルファートナトリウム（ラキソベロン®内用液0.75％）1回10〜15滴，1日1
>   回，就寝前
> 坐剤：ビサコジル（テレミンソフト®）10 mg，1日1〜2回，直腸内

> アントラキノン系
> 内服薬：センノシド（プルゼニド®）12 mg，1回1～2錠，1日1回，就寝前

4. 止痢薬・プロバイオティクス

1 適応

　下痢を呈する患者へのアプローチとして，まず，**基礎疾患**（慢性膵炎や炎症性腸疾患，短腸症候群，内分泌疾患など）**に続発するものや，薬剤性**（抗菌薬やPPI，下剤など）**・栄養性**（経管栄養など）**・感染性**などの下痢の原因診断と特異的治療の可能性を評価してから，**非特異的治療としての止痢薬やプロバイオティクスの適応**を考える[18]．

2 副作用，投与の際の注意点

　細菌性腸炎，CDIや潰瘍性大腸炎の患者への止痢薬の投与は，症状の遷延と重篤化を招く場合があるため原則として行わない．また，**下痢の原因が，本人がそれと知らずに服用している下剤であることは珍しくなく**，薬歴の確認も重要である．

3 類似薬と使い分け

　プロバイオティクスはCDIの予防に貢献する可能性が示されている[19]．感染性下痢症については罹病期間の短縮を示す報告もあるが[20]，米国のガイドラインではエビデンス不足を理由に推奨されていない[21]．また，製剤ごとに有効成分の含有量や組成が異なるため（表4），特定の製剤を推奨することはできない．しかし，有害事象の可能性は低く，低コストなので抗菌薬使用患者や下痢症患者に対してプロバイオティクスの使用を考えてよい．

4 超具体的な投与方法

1）止痢薬

> ロペラミド（ロペミン®カプセル）1 mg，1回1カプセル，1日2回，朝夕食後 あるいは 1回1カプセル，頓用

2）プロバイオティクス（表4）

> 酪酸菌製剤（ミヤBM®細粒）1回1包（1 g），1日3回，毎食後

5. 肝性脳症治療薬

1 適応

　肝性脳症は軽微なものから昏睡まで幅広い精神神経障害をきたしうるが，ここでは肝臓内科医へ診療をバトンタッチするまでに必要な**脳症からの覚醒を目的とした薬物治療**として，合成二糖

表4 主なプロバイオティクスの特徴

分類	商品名	菌種	含有量	備考
ビフィズス菌製剤	ビオフェルミン®錠剤 ①ラックビー®錠 ②ラックビー®微粒N	Bifidobacterium bifidum Bifidobacterium longum Bifidobacterium infantis	12 mg/錠 ①10 mg/錠 ②10 mg/g	-
酪酸菌製剤	①ミヤBM®細粒 ②ミヤBM®錠	Clostridium butyricum	①40 mg/g ②20 mg/錠	Clostridium属は芽胞形成菌であるため抗菌薬の影響を受けにくいとされる
ラクトミン製剤（合剤）	ビオフェルミン®配合散	(a) Streptococcus faecalis (b) Bacillus subtilis	(a) 6 mg + (b) 4 mg/g	-
	①レベニン®S配合錠 ②レベニン®S配合散	(a) Streptococcus faecalis (b) Lactobacillus acidophilus (c) Bifidobacterium longum	① (a+b) 2 mg + (c) 4 mg/錠 ② (a+b) 2 mg + (c) 4 mg/g	-
	①ビオスリー®配合散 ②ビオスリー®配合錠/配合OD錠	(a) Streptococcus faecalis (b) Clostridium butyricum (c) Bacillus mesentericus	①(a)10 mg+(b)50 mg+(c) 50 mg/g ②(a)2 mg+(b)10 mg+(c) 10 mg/錠	配合散1gが配合錠/配合OD錠2錠とほぼ等しい生菌数となるように調製されている
抗菌薬耐性乳酸菌製剤	①ビオフェルミン®R錠 ②ビオフェルミン®R散	Streptococcus faecalis	①6 mg/錠 ②6 mg/g	・エンテロノン®-Rおよびラックビー®Rは牛乳アレルギーに対して禁忌である ・多くの耐性乳酸菌製剤の添付文書上の効能・効果は，「ペニシリン系，セファロスポリン系，アミノグリコシド系，マクロライド系，テトラサイクリン系，ナリジクス酸の使用時における腸内菌叢の異常による諸症状の改善」である．ただし，ラックビー®R散はテトラサイクリン系に対する適応はない ・薬剤の発売開始後に新規発売された抗菌薬に対する耐性の有無について，多くの場合不明である
	エンテロノン®-R散	Streptococcus faecalis	100 mg（$10^{6～9}$個の生菌）/g	
	①レベニン®散 ②レベニン®錠	Bifidobacterium infantis Lactobacillus acidophilus Streptococcus faecalis	①18 mg/g ②18 mg/錠	
	ラックビー®R散	Bifidobacterium longum	10 mg/g	

各薬剤の添付文書を元に作成．

類，難吸収性抗菌薬，分岐鎖アミノ酸（branched-chain amino acids：BCAA）輸液製剤の使用法について述べる．

2 副作用，投与の際の注意点

肝性脳症の治療では，感染，消化管出血，利尿薬の過量投与，電解質異常，便秘といった誘因の制御が重要で，これらの病態が併存していれば並行して治療を行う[22]．

薬物治療について，合成二糖類[23, 24]，難吸収性抗菌薬[25]は脳症の改善に有効とされている．これに加えて本邦ではBCAA輸液製剤も推奨されているが[26]，欧米ではBCAA輸液製剤の使用には消極的で[22]，最近のシステマティック・レビューでも輸液製剤の有効性は明らかにされていない[27]．また，BCAA輸液製剤はアミノ酸製剤であるゆえに窒素負荷となることは避けられず，急

性肝不全の場合にはかえって病状を悪化させる可能性があり**使用しない**．なお，いずれの薬物治療を行っても患者の状態によっては覚醒が得られるとは限らないことに留意する．

3 類似薬と使い分け

肝性脳症に対する薬物治療は，その病態から①**主要な脳症惹起物質であるアンモニアの排泄促進・合成抑制**と，②**Fischer比（分岐鎖アミノ酸/芳香族アミノ酸）の低下（アミノ酸インバランス）の改善**が主な目標となる．①に対して合成二糖類と難吸収性抗菌薬が，②についてはBCAA輸液製剤が用いられる．

1）合成二糖類

合成二糖類は治療だけでなく予防にも用いることができ，低コストで長年の実績があるため第一選択薬となる．作用機序は大腸内のpH低下作用によるアンモニア吸収抑制やアンモニア産生菌の抑制，緩下作用による腸管内容物の排泄促進などである．合成二糖類には，ラクツロース（モニラック®）およびラクチトール（ポルトラック®）があり，両者の効果は同等である．忍容性の面では，強い甘さと下痢，腹痛，腹部膨満感が問題となり，この点でラクチトールが優るとされるが，その差異については十分なエビデンスはない[22, 28]．

2）難吸収性抗菌薬

本邦では従来，カナマイシンなどのアミノグリコシド系抗菌薬の経口投与がアンモニア産生菌の抑制目的で使用されてきたが，保険適用外であることに加えて長期使用に伴う副作用の懸念があった．しかし，最近になって本邦でもリファキシミン（リフキシマ®）が使用可能となった．本剤は合成二糖類に劣らない効果があり，忍容性については優れている可能性があるが[29]，高価である．このため合成二糖類に不応の場合に追加するか，不耐の場合に用いる．また，この薬剤は**グラム陰性菌・嫌気性菌に有効だが，難吸収性であり腸管以外への効果は期待できない**．

3）BCAA輸液製剤

脳症からの覚醒効果について，BCAA輸液製剤は即効性があるが，BCAA経口製剤（経腸栄養製剤：アミノレバン®EN・ヘパンED®，顆粒製剤：リーバクト®顆粒）には即効性はなく，経口製剤は脳症からの覚醒効果ではなく栄養療法を目的として用いる[30]．つまり，**BCAA製剤は経口製剤と輸液製剤により使用目的が異なることに注意が必要**である．

4 超具体的な投与方法

それぞれの薬剤の使用法を特徴とともに表5に示す[28〜30]．

おわりに

消化器用薬は概して安価で安全性が高いため，適応の吟味や効果判定が十分なされずに漫然とした処方がされがちである．臨床的な有効性はもちろん，アドヒアランスや相互作用，コスト（表6）などを考えて適正な処方を行うように日々心がけるべきである．

表5 肝性脳症治療薬の使い分け

分類	薬剤名	具体的な投与方法	特徴・注意点	禁忌
合成二糖類	ラクツロース	〈内服〉モニラック®・シロップ65％、1回10～20 mL、1日3回内服 〈緊急時における浣腸・注腸〉・モニラック®・シロップ65％ 100 mL＋微温湯100 mLを浣腸、1日1～2回 ・モニラック®・シロップ65％ 300 mL＋微温湯700 mLを注腸（1時間後に排液）、4～6時間おき	・肝性脳症に対する第一選択薬 ・1日2～3回の軟便となるように投与量を調整する ・下痢、腹痛、腹部膨満感が生じうる（ラクチトールがラクツロースより忍容性の観点から優れている可能性がある） ・緊急時には浣腸・注腸として使用を考慮する（保険適用外）	・ガラクトース血症
	ラクチトール	ポルトラック®原末、1回1～2包（6～12 g）、1日3回内服		
難吸収性抗菌薬	リファキシミン	リフキシマ®錠200 mg、1回2錠、1日3回、毎食後	・合成二糖類に不応・不耐の場合に使用を考慮する（合成二糖類に比して忍容性は優れている可能性がある） ・抗菌薬であり耐性菌発生リスクも考えて長期投与は慎重に行う ・難吸収性抗菌薬であり消化管以外への効果は期待しない	－
BCAA輸液製剤	肝性脳症改善アミノ酸注射液	アミノレバン®点滴静注 500 mL＋50％ブドウ糖液60 mL、3時間程度で点滴静注	・即効性が期待できる ・BCAAの負荷による低血糖のリスクがあり、ブドウ糖液を混和して使用する ・栄養・電解質輸液を目的としては使用しない ・経口製剤と点滴製剤でその投与目的は異なることに注意する	・急性肝不全の場合には窒素負荷により病態悪化の可能性があり使用しない（添付文書上も「慢性肝障害時における脳症の改善」が効能となっている） ・重篤な腎障害 ・アミノ酸代謝異常症

文献22～30と各薬剤の添付文書を参考に筆者が作成. BCAA：分岐鎖アミノ酸

文献

1) Cook DJ, et al：Risk factors for gastrointestinal bleeding in critically ill patients. Canadian Critical Care Trials Group. N Engl J Med, 330：377-381, 1994
2) Krag M, et al：Prevalence and outcome of gastrointestinal bleeding and use of acid suppressants in acutely ill adult intensive care patients. Intensive Care Med, 41：833-845, 2015
3) Barletta JF, et al：Stress ulcer prophylaxis. Crit Care Med, 44：1395-1405, 2016
4) 日本集中治療医学会重症患者の栄養管理ガイドライン作成委員会：日本版重症患者の栄養療法ガイドライン. 日本集中治療医学会雑誌, 23：185-281, 2016
5) 「消化性潰瘍診療ガイドライン2015 改訂第2版」（日本消化器病学会/編）, 南江堂, 2015
6) 「H. pylori感染の診断と治療のガイドライン2016改訂版」（日本ヘリコバクター学会ガイドライン作成委員会/編）, 先端医学社, 2016
7) 「CKD診療ガイド2012」（日本腎臓学会/編）, 東京医学社, 2012
8) Longstreth GF, et al：Characteristics of antiemetic drugs. UpToDate
   https://www.uptodate.com/contents/characteristics-of-antiemetic-drugs（2018/08/16閲覧確認）
9) Longstreth GF, et al：Approach to the adult with nausea and vomiting. UpToDate
   https://www.uptodate.com/contents/approach-to-the-adult-with-nausea-and-vomiting（2018/08/16閲覧確認）.
10) Tura P, et al：Slow infusion metoclopramide does not affect the improvement rate of nausea while reducing akathisia and sedation incidence. Emerg Med J, 29：108-112, 2012
11) Leow MK & Loh KC：Accidental provocation of phaeochromocytoma：the forgotten hazard of metoclopramide? Singapore Med J, 46：557-560, 2005

表6 本稿で紹介した消化器用薬の薬価一覧

薬剤名	価格（円）	規格	備考
オメプラゾール（オメプラール®）20 mg/A	405	注射	
エソメプラゾール（ネキシウム®）20 mg/カプセル	121.8	内服	
ボノプラザン（タケキャブ®）20 mg/錠	201.6	内服	
ファモチジン（ガスター®）20 mg/A	211	注射	
ラフチジン（プロテカジン®）10 mg/錠	30.9	内服	
スクラルファート（アルサルミン®内用液10%）10 mL/包	30/10 mL	内服	通常の1回用量
メトクロプラミド（プリンペラン®）10 mg/A	57	注射	
メトクロプラミド（プリンペラン®）5 mg/錠	6.4	内服	
ドンペリドン（ナウゼリン®）10 mg/錠	14	内服	
ドンペリドン（ナウゼリン®）60 mg/個	121.8	坐剤	
プロクロルペラジン（ノバミン®）5 mg/錠	9.6	内服	
プロクロルペラジン（ノバミン®）5 mg/A	58	注射	
ジメンヒドリナート（ドラマミン®）5 mg/錠	11.2	内服	
酸化マグネシウム（マグミット®）250 mg/錠，330 mg/錠，500 mg/錠	5.6	内服	用量が異なっても薬価は同一
ピコスルファートナトリウム（ラキソベロン®内用液0.75%）	226/10 mL	内服	1回用量とは異なる（液剤のため）
ビサコジル（テレミンソフト®）10 mg/個	20	坐剤	
センノシド（プルゼニド®）12 mg/錠	5.6	内服	
ロペラミド（ロペミン®）1 mg/カプセル	42	内服	
酪酸菌製剤（ミヤBM®細粒）1 g/包	6.2	内服	
ラクツロース（モニラック®・シロップ65%）	64/10 mL	内服	1回用量は10〜20 mL
ラクチトール（ポルトラック®原末）6 g/包	38.4	内服	1回用量は1〜2包
リファキシミン（リフキシマ®錠）200 mg/錠	201.6	内服	
肝性脳症改善アミノ酸注射液（アミノレバン®点滴静注）500 mL/袋	702	点滴	

薬価は2018年4月現在

12) Camilleri M, et al：Clinical guideline：management of gastroparesis. Am J Gastroenterol, 108：18-37, 2013
13) Oczkowski SJW, et al：The Use of Bowel Protocols in Critically Ill Adult Patients：A Systematic Review and Meta-Analysis. Crit Care Med, 45：e718-e726, 2017
14) Lacy BE, et al：Bowel disorders. Gastroenterology, 150：1393-1407, 2016
15) Reintam Blaser A, et al：Abdominal signs and symptoms in intensive care patients. Anaesthesiol Intensive Ther, 47：379-387, 2015
16)「機能性消化管疾患診療ガイドライン2014－過敏性腸症候群（IBS）」（日本消化器病学会/編），南江堂，2014
17) Wald A, et al：Constipation：Advances in Diagnosis and Treatment. JAMA, 315：185-191, 2016
18) Reintam Blaser A, et al：Diarrhoea in the critically ill. Curr Opin Crit Care, 21：142-153, 2015
19) Goldenberg JZ, et al：Probiotics for the prevention of Clostridium difficile-associated diarrhea in adults and children. Cochrane Database Syst Rev, 12：CD006095, 2017
20) Allen SJ, et al：Probiotics for treating acute infectious diarrhoea. Cochrane Database Syst Rev,（11）：CD003048, 2010
21) Riddle MS, et al：ACG Clinical Guideline：Diagnosis, Treatment, and Prevention of Acute Diarrheal Infections in Adults. Am J Gastroenterol, 111：602-622, 2016
22) Vilstrup H, et al：Hepatic encephalopathy in chronic liver disease：2014 Practice Guideline by the American Association for the Study of Liver Diseases and the European Association for the Study of the Liver. Hepatology, 60：715-735, 2014
23) Gluud LL, et al：Nonabsorbable disaccharides for hepatic encephalopathy：A systematic review and meta-analysis. Hepatology, 64：908-922, 2016

24) Gluud LL, et al：Non-absorbable disaccharides versus placebo/no intervention and lactulose versus lactitol for the prevention and treatment of hepatic encephalopathy in people with cirrhosis. Cochrane Database Syst Rev, (5)：CD003044, 2016
25) Kimer N, et al：Systematic review with meta-analysis：the effects of rifaximin in hepatic encephalopathy. Aliment Pharmacol Ther, 40：123-132, 2014
26) 「肝硬変診療ガイドライン2015（改訂第2版）」（日本消化器病学会/編），南江堂，2015
27) Gluud LL, et al：Branched-chain amino acids for people with hepatic encephalopathy. Cochrane Database Syst Rev, 5：CD001939, 2017
28) 第XVI章 1.肝性脳症の治療．「肝臓専門医テキスト（改訂第2版）」（日本肝臓学会/編）pp466-469，南江堂，2016
29) Jiang Q, et al：Rifaximin versus nonabsorbable disaccharides in the management of hepatic encephalopathy：a meta-analysis. Eur J Gastroenterol Hepatol, 20：1064-1070, 2008
30) 第XII章 3.分岐鎖アミノ酸療法．「肝臓専門医テキスト（改訂第2版）」（日本肝臓学会/編）pp389-391，南江堂，2016

参考文献・もっと学びたい人のために

1) 「Dr.竜馬のやさしくわかる集中治療 内分泌・消化器編～内科疾患の重症化対応に自信がつく！」（田中竜馬），羊土社，2017
　↑ICU・救急領域における消化器疾患マネジメントの入門書としてお勧めの1冊．
2) 宮崎岳大：消化管疾患で使用する薬物Prokineticsのエビデンス．Hospitalist, 2：770-780, 2014
　↑prokineticsの臨床的有用性と副作用について，エビデンスに基づいて網羅的に記載されている．

プロフィール

遠藤文司（Bunji Endoh）
（医）成仁会 成仁会病院 内科/国立病院機構 京都医療センター 消化器内科・感染制御部・臨床研究センター/京都情報大学院大学 非常勤講師
専門は消化器内科・消化器内視鏡．京都医療センター消化器内科は，「こだわりの内視鏡，攻める肝臓」をモットーにスタッフ全員奮闘中です！ 医局見学希望など，ご興味のある方はこちらまで（shoukaki@kyotolan.hosp.go.jp）．

miyarisan ミヤリサン製薬株式会社（製造販売元）

生菌製剤
ミヤBM® 細粒
MIYA-BM® FINE GRANULES

生菌製剤
ミヤBM® 錠
MIYA-BM® TABLETS

酪酸菌（宮入菌）製剤

Clostridium butyricum MIYAIRI 株

効能・効果、用法・用量、使用上の注意等については添付文書をご参照ください。

薬価基準収載

資料請求先：[学術部] 東京都北区上中里 1-10-3　TEL: 03-3917-1191　FAX: 03-3940-1140

第7章 その他

3. 経腸栄養剤

鈴木　慶，志馬伸朗

Point

- 重症患者に対して，早期から経腸栄養を開始する
- 蛋白投与量を意識する
- 栄養状態の改善には栄養療法のみならず，原疾患治療と臓器障害へのサポートを含む全身管理が必要である

1. 救急・ICUにおける栄養療法

　腸管が使用できる状況下では，経静脈栄養（parenteral nutrition：PN）よりも経腸栄養（enteral nutrition：EN）が優先される．ENの優位性の根拠として，腸管粘膜のバリア・吸収機能の維持と，それによる感染症合併の減少，入院期間短縮，医療費抑制などが報告されている[1]．栄養領域において質の高いエビデンスは少ないが，日本版重症患者の栄養療法ガイドラインにおいてENを優先することについては比較的強い推奨がなされている[1]．投与経路をENと決定した後には，経腸栄養剤を選択する．経腸栄養剤はその特徴，例えば，窒素源の形態，医薬品か食品かなどにより分類される．

●ここがポイント

重症患者に投与する経腸栄養剤の選択における重要なポイントとして，①蛋白含有量，②糖質濃度（エネルギー量）があげられる．重症患者に対する蛋白投与量の強化が近年推奨されており，具体的な蛋白の目標投与量は1.2〜2.0 g/kgである[1]．しかし，標準的な経腸栄養剤（MA-8プラスなど）は蛋白のエネルギー比率が少ない．

例えば，理想体重50 kgの患者にMA-8プラスを1,200 mL投与した場合，エネルギー・蛋白投与量はそれぞれ1,200 kcal・48 gとなり，蛋白投与量は約1.0 g/kgにすぎない．蛋白含有率の高い経腸栄養剤（ペプタメン®AFなど）を投与することによりこの問題点は解決される．

また，標準的な栄養剤は1.0 kcal/mL程度である．重症患者においては過剰な水分投与量は呼吸状態悪化や人工呼吸器からの離脱遅延につながる可能性があり，水分負荷を軽減しつつ十分なエネルギー量を投与したい場合には，1.5 kcal/mLの高濃度製剤（ペプタメン®AFなど）を選択する．

表1 MA-8プラス，ペプタメン®AF，ペプタメン®インテンスの組成比較

商品名		MA-8プラスアセプバッグ	ペプタメン®AF	ペプタメン®インテンス
窒素源		半消化態	消化態	消化態
エネルギー量（kcal/mL）		1.0	1.5	1.0
三大栄養素含有量・エネルギー比率				
蛋白	（g/100 kcal）	4.0	6.3	9.2
	（％）	16	25	37
脂質	（g/100 kcal）	3.0	4.4	3.7
	（％）	27	40	33
炭水化物	（g/100 kcal）	14.7	8.8	7.5
	（％）	57	35	30
浸透圧（mOsm/L）		260	440	310
1個あたりの価格		約390円/300 mL	（オープン価格）	（オープン価格）

ペプタメンシリーズの特徴として，標準的な経腸栄養剤と比較して蛋白のエネルギー比率が強化されている．ペプタメン®AFは水分投与量を制限して目標エネルギー・蛋白量の投与が可能である．ペプタメン®インテンスは蛋白のエネルギー比率がさらに強化され，過剰なエネルギー投与を回避しつつ蛋白投与量の増量が可能である．価格は筆者調べによるものを記載した．ペプタメン®は比較的高価であるが，自施設での経腸栄養剤の納入価格は要確認．

表2 病態別経腸栄養剤の特徴

病態	経腸栄養剤名	特徴	1個あたりの価格
腎不全	リーナレン®MP，リーナレン®LP	尿毒症と電解質異常の発症の予防を目的としている．特徴として，①低蛋白（蛋白のエネルギー比率はMP：14％，LP：4％），②電解質（Na，K，P）の減量，③高濃度（1.6 kcal/mL）があげられる．	MP，LP共に約600円/250 mL
呼吸不全	プルモケア®-EX	高二酸化炭素血症の是正を目的に，炭水化物を減量し代わりに呼吸商の低い脂質を増量（それぞれエネルギー比率は29，55％）し，かつ水分過剰投与に配慮し高濃度（1.5 kcal/mL）とした製剤である．	約300円/250 mL
耐糖能異常	グルセルナ®-REX	基礎疾患にある糖尿病，あるいは侵襲による耐糖能異常による高血糖と血糖変動を是正することを目的に，炭水化物を減量（エネルギー比率は33％）し，かつ吸収の穏やかな糖質（二糖類）・食物繊維を含有している．	約440円/400 mL

価格は筆者調べによるものを記載した．自施設での経腸栄養剤の納入価格は要確認．

2. 救急・ICUでよく使用する経腸栄養剤

1 高蛋白経腸栄養剤（ペプタメン®AF）

ペプタメン®AFは高いエネルギーと高用量蛋白投与を実現するための製剤である．標準的な経腸栄養剤であるMA-8プラスとの組成比較表を表1に示す．ペプタメン®AFの特徴として，①蛋白のエネルギー比率が高いこと，②1.5 kcal/mLと高濃度であること，③窒素源として乳清ペプチドを使用した消化態栄養（窒素源がタンパク質である半消化態栄養よりも消化吸収が容易）であること，④脂質として中鎖脂肪酸（長鎖と比較して消化吸収がすみやか）を多く含むこと，などがあげられる．ただし，浸透圧が高く，**下痢の原因となる**ことがあるため注意が必要である．

2 病態別経腸栄養剤

腎機能障害，呼吸不全，耐糖能異常などの病態にあわせて三大栄養素の組成などを変更した製剤の特徴を表2に示す．ただし，いずれの製剤もその使用による転帰改善の傍証には乏しい．

●病態別経腸栄養剤の例
① 腎不全用：リーナレン®MP，リーナレン®LP
② 呼吸不全用：プルモケア®-EX
③ 耐糖能異常時用：グルセルナ®-REX

3. 適応

1 ICUに入室する重症患者に対して

原疾患の内因・外因問わず，腸管が使用できるならば，早期より経腸栄養を開始する．「早期」の定義は，**治療開始後24時間以内，遅くとも48時間以内**とされる[1]．循環不全患者においては，より少量（例えば持続投与10 mL/時など）からの開始を考慮する．

2 臓器不全の発症時に対して

呼吸不全，急性腎障害，肝機能障害，耐糖能異常などの急性多臓器不全に対して，病態別経腸栄養剤を使用することにより予後を改善するという明確なエビデンスは存在しない[2]．そのため，病態別経腸栄養剤に拘らず，蛋白量，エネルギー量をおのおの考えるべきである．例えば，腎機能障害患者に腎代替療法を回避するまたは開始を遅らせる手段としての，蛋白投与量制限は行わない．一方で，高カリウム血症，高リン血症には，腎不全用の経腸栄養剤（K濃度，P濃度）を使用することは理にかなっている．

重症患者の病態は常に複雑かつ複合的であるので，単一の臓器不全のみに固執せず，全身的・総合的な評価に基づいて経腸栄養剤を使い分ける．

4. 副作用，投与の際の注意点

1 誤嚥・胃内容物逆流への対策

誤嚥のリスク（鎮静・筋弛緩薬の投与，胃残量＞500 mL，腹臥位療法など）がある場合には，①頭高位30〜45°，②持続投与，③幽門後（十二指腸）への栄養チューブ留置，④腸管蠕動促進薬（メトクロプラミドなど）の使用を考慮する[1]．重症患者においては常に誤嚥のリスクがあり，**ENの開始時点**で可能な限り上記事項を実行する．

2 血糖管理

重症患者においてはインスリン抵抗性や内因性カテコラミンの動員により，経腸栄養の開始に伴って血糖が上昇しやすく，高血糖状態は酸化ストレス・炎症反応を増強する．そのため，血糖値140〜180 mg/dLを目標にインスリン投与を開始する（「5章-2．その他の内分泌系の薬剤」参照）．より低めの血糖を目標とした強化インスリン療法（目標血糖80〜110 mg/dL）は，死亡率を改善せず，逆に低血糖が増加したため，使用しない[1]．

高血糖を呈している重症患者においては，血糖の変動を抑制することも重要であり，栄養剤および短時間作用型インスリンの持続投与を考慮する．

5. 超具体的な投与方法

【症例】
　65歳の女性．身長160 cm，体重52 kg．
　既往歴は糖尿病．発熱，意識障害で救急外来を受診．受診時のバイタルサインは血圧68/50 mmHg，脈拍数110回/分，SpO$_2$ 96％（空気呼吸下），呼吸数28回/分，腋窩体温36.5 ℃，GCS12（E3V3M6）であり，quick SOFA（qSOFA）3点であった．腹部エコーにて左水腎症を認め，腎盂腎炎からの敗血症が疑われた．
　等張晶質液2 Lを投与されたが，血圧72/45 mmHg，乳酸値は3.5 mmol/Lと高値であり，敗血症性ショックと診断された．血液・尿培養採取後に経験的抗菌薬治療が開始された．また，ノルアドレナリン持続投与を開始し，気管挿管・人工呼吸器管理とした．
　CTでの精査の結果，左尿管結石による腎盂腎炎を認め，左尿管ステント挿入術が施行された．
　処置後ICUに入室した時点で，ノルアドレナリン0.3 µg/kg/分投与下で血圧80/60 mmHg，脈拍数100回/分であった．

●処方例
ICU入室24時間以内にENを開始．
→ペプタメン®AF 持続投与10 mL/時
以後24～48時間おきに徐々に増量し，入室1週間以降に下記の目標投与量とする
→ペプタメン®AF 持続投与40 mL/時あるいは間欠投与1回300 mL 1日3回

　尿路感染による敗血症性ショックでICU入室した患者である．重症患者への栄養投与は重要であるものの，診断4時間以内の超急性期は原疾患への介入，気道・呼吸・循環管理による酸素需給バランスの適正化がまず優先される．

1 栄養投与の計画を考える

　ICU入室し全身状態が安定した後に，栄養投与の計画を立てる．本患者は腸管の使用が可能であるため，ENを選択する．ENはICU入室の24時間以内に開始することとし，循環が比較的安定し輸液・ノルアドレナリンを減量しはじめたあたりから開始する．重症患者では消化管蠕動低下が懸念されること，糖尿病合併患者での間欠投与による血糖変動が懸念されるため，栄養チューブを幽門後留置とし持続投与とする．初期蘇生における輸液負荷により水分過剰状態であり，高蛋白・高濃度製剤であるペプタメン®AFを選択する．

2 投与エネルギー量を考える

　投与エネルギー量の算出については，本患者の標準体重は約56 kg（≒1.60×1.60×22）であり，エネルギー消費量の推定のための簡易式（体重×25～30 kcal/kg）を用いると56 kg×25 kcal/kg≒1,400 kcal/日となる．ここで，重症患者の投与エネルギー量について注意すべき点として，「急性期は推定エネルギー消費量よりも少なめのエネルギー量投与を許容する（permissive underfeeding）」ことがあげられる．前述したとおり，急性期は侵襲により内因性エネルギーが動員されるため，ENにより目標エネルギー量を充足した場合にはエネルギー量過剰（overfeeding）

となる．Overfeedingによって，高血糖からの炎症反応増強，カロリー過剰からautophagy障害などの有害事象が起こり得る．単施設のランダム化比較試験では，underfeedingにより死亡率低下，人工呼吸期間短縮が報告されており[3]，急性期の栄養はエネルギー消費量よりも少なく投与することが望ましいが，至適な投与量は未確定である[1]．

以上をふまえて本症例では，ペプタメン®AFを10 mL/時で開始し，問題なければ数日後に20 mL/時とし徐々に増量するが，具体的な増量方法は定まっていない．入室1週間以降を目安に1,400 kcal/日，蛋白量88 g（約1.6 g/kg）まで増量するが，この際，投与量のみならず，経腸栄養への不耐性，血糖値，水分出納にも留意する．

6. 類似薬と使い分け

上記で紹介したペプタメン®AFに続き，2017年10月に新たに「ペプタメン® インテンス」が発売された．

■ ペプタメン® インテンス

ペプタメン®AFと比較して蛋白のエネルギー比率が37％と高く，エネルギー投与が過剰になることなく高用量蛋白投与が可能である（表1）．急性期から比較的多めの蛋白投与が可能で，蛋白の目標投与量1.2〜2.0 g/kgをより早期に達成できる．ただし，重要臨床転帰に及ぼす影響は定まっていない．

7. 研修医からよく聞かれる質問

「入院患者に対して栄養療法を行っているのだが，一向に栄養状態が改善しない」という相談が栄養サポートチームにしばしば寄せられる．このような際に気をつけることとして，下記の事項があげられる．

1 エネルギー投与量が十分かどうか

目標のエネルギー量，蛋白投与量を正しく推定する方法はない．したがって，投与エネルギー量が本当に充足しているかどうかを厳密に確かめる術はない．

消費エネルギー量を推定する方法として，4.-2で言及した簡易式（体重×25〜30 kcal/kg）以外にも安静時エネルギー消費量を算出するHarris-Benedictの式がある．しかし，いずれの式もエビデンスレベルは低く[4]，あえてHarris-Benedictの式を使用する根拠はない．計算式で算出する方法以外に，間接熱量測定計を使用する方法がある．間接熱量測定により，患者の酸素消費・二酸化炭素排出量をもとに，呼吸商，消費エネルギー量，三大栄養素比率などを測定することができる．実際には，患者状態の変動によって測定データが不正確となり信頼性が高くない場合がある．最近では比較的小型化され，操作も簡便な機種も発売されている（CCM Express®，パシフィックメディコ）．自施設で間接熱量測定計が使用可能かどうか確認をしておこう．

2 下痢・吸収障害がないか

　下痢が頻回である場合，ENによる投与エネルギー量は十分吸収できていない可能性があり，下痢の原因検索と対応を行う必要がある．下痢の原因として，①抗菌薬関連性下痢〔*Clostridium* (*Clostridioides*) *difficile* 感染症を含む〕，②高浸透圧な経腸栄養剤の使用，③吸収不良症候群などがあげられる．

3 侵襲は適切にコントロールできているか

　侵襲により身体は異化（身体の筋蛋白など貯蔵エネルギーを動員・消費すること）亢進状態となり，侵襲により引き起こされた炎症が持続する限りにおいて異化作用は持続するため，栄養状態を改善することは困難となる．したがって，同化（投与された栄養素を吸収し，生体構成成分を合成すること）優位の方向へ導き全身の栄養状態を改善するためには，医療者が栄養療法を行うことのみでは不十分であり，侵襲を制御することが必須である．栄養療法によっても栄養状態が改善しない場合には，侵襲・炎症の制御ができているかどうか，つまり原疾患治療が適切かどうか再検討する．

おわりに

　重症患者に対する栄養療法では，早期から経腸栄養を開始する．ただし，栄養療法はあくまで重症患者治療のエッセンスの1つに過ぎない．患者予後改善に寄与するためには，原疾患への治療介入と臓器不全に対するサポート，水分・血糖管理などの全身管理とともに栄養療法を行う必要がある．

文献・参考文献

1) 日本集中治療医学会重症患者の栄養管理ガイドライン作成委員会：日本版重症患者の栄養療法ガイドライン．日本集中治療医学会雑誌，23：185-281，2016
2) 日本集中治療医学会重症患者の栄養管理ガイドライン作成委員会：日本版重症患者の栄養療法ガイドライン：病態別栄養療法．日本集中治療医学会雑誌，24：569-591，2017
3) Krishnan JA, et al：Caloric intake in medical ICU patients：consistency of care with guidelines and relationship to clinical outcomes. Chest, 124：297-305, 2003
4) McClave SA, et al：Guidelines for the Provision and Assessment of Nutrition Support Therapy in the Adult Critically Ill Patient：Society of Critical Care Medicine (SCCM) and American Society for Parenteral and Enteral Nutrition (A.S.P.E.N.). JPEN J Parenter Enteral Nutr, 33：277-316, 2009
5) 「臨床で役立つ経腸栄養アドバンスドコース　経腸栄養の構造」（丸山道生，上坂英二/著），真興交易医書出版部，2016
6) 「Surviving ICUシリーズ　重症患者の治療の本質は栄養管理にあった！きちんと学びたいエビデンスと実践法」（真弓俊彦/編），羊土社，2014
7) 「ER・ICU 100のスタンダード」（志馬伸朗/編著），中外医学社，2017

プロフィール

鈴木　慶（Kei Suzuki）
広島大学大学院医歯薬保健学研究科医学講座 救急集中治療医学
私は昨年から栄養サポートチームに参加し，栄養療法の奥深さを実感しています．しかし，"栄養に詳しい人たちが集まった栄養サポートチーム"だからといって，栄養療法のみにとらわれてしまうと，その効果は不十分かつ患者さんにとって負担にしかなりません．本文で述べたことを基本として，患者さん個々の病態や病状経過をしっかりと把握し，それに相応しい栄養計画を立てることを目標にしてください．

志馬伸朗（Nobuaki Shime）
広島大学大学院医歯薬保健学研究科医学講座 救急集中治療医学

第7章　その他

4. 小児における処方・投与量設定の考え方とコツ

黒澤寛史

> **Point**
> - 小児への薬物投与量は成人投与量を体重換算しただけでは決められない
> - 頻用薬の小児における投与量をすぐに参照できるように，常日頃から準備しておく
> - 持続静注薬の組成や投与方法は，ミスを防ぐために，施設内で統一しておく

はじめに

体重10 kgの小児への薬物投与量は，成人投与量を50 kgあたりの量と仮定し，単純に体重換算して成人投与量の1/5，とはならない．薬剤投与量を考えるうえで，成人と小児の違いは体重だけではない．分布容積や代謝能など多くの要素が加わり，体重あたり投与量に換算すると，成人よりも相対的に過大であったり，過小であったりする．そこで，本稿では特に頻度が高い薬について小児における投与量の目安を解説する（表）．

1. 心肺蘇生に使用する薬剤，抗不整脈薬

蘇生時の薬物投与経路は重要な問題である．小児の場合は静脈路確保に難渋することが多く，**早めに骨髄路確保を選択する**．静脈内投与ができる薬はすべて骨髄路からも投与でき，投与量は静脈内投与量と同じである．

1 アドレナリン（ボスミン®）

1）適応
　心停止，CPR（Cardiopulmonary resuscitation）で改善しない徐脈，アナフィラキシーショック．

2）具体的な投与方法
　0.01 mg/kgを静注．
　例：ボスミン®注1A（1 mg/1 mL）を9 mLの生理食塩液などで溶解して計10 mLとし，そのうち0.1 mL/kg（体重10 kgならば1 mL）投与する．

3）注意点
　アナフィラキシーに用いる場合は0.01 mg/kg**筋注**．

表　本稿で紹介した薬剤一覧

分類	一般名	商品名	適応	投与量	薬価
心肺蘇生に使用する薬剤, 抗不整脈薬	アドレナリン	ボスミン®	心停止, 徐脈, アナフィラキシーショック	0.01 mg/kg	92円
	アミオダロン	アンカロン®	心室細動/無脈性心室頻拍, 上室性頻拍, 心室性頻拍	2.5〜5 mg/kg（最大300 mg）	3,154円
	リドカイン	キシロカイン®	心室細動/無脈性心室頻拍	1〜1.5 mg/kg（最大3 mg/kgまで）	92円
	グルコン酸カルシウム	カルチコール	症候性低カルシウム血症, 高カリウム血症, カルシウム拮抗薬過剰投与	グルコン酸カルシウム：60〜100 mg/kg	60円（5 mL）
	塩化カルシウム	大塚塩カル		塩化カルシウム：20 mg/kg	92円
	硫酸マグネシウム	硫酸Mg補正液	torsades de pointes, 症候性低マグネシウム血症	25〜50 mg/kg（最大1回量2 g）	93円
	ATP製剤	アデホス-Lコーワ	上室性頻拍	初回0.1〜0.3 mg/kg. 2回目以降0.2〜0.3 mg/kg（最大1回量10 mg）	59円
鎮痛・鎮静薬	フェンタニルクエン酸塩	フェンタニル	麻酔時の鎮痛, 激しい疼痛に対する鎮痛	処置時の鎮痛：1〜2 μg/kg 気管挿管患者の持続鎮痛：0.5〜2 μg/kg/時	279円（0.1 mg）
	モルヒネ塩酸塩水和物	モルヒネ塩酸塩	フェンタニルと同じ	気管挿管患者の持続鎮痛：20〜80 μg/kg/時	299円（10 mg）
	ケタミン塩酸塩	ケタラール®	処置時の鎮痛・鎮静	1〜2 mg/kg	287円（50 mg）
	ミダゾラム	ドルミカム®	処置時の鎮静, ICUでの持続鎮静	処置時の鎮静：0.1 mg/kg 気管挿管患者の持続鎮静：0.05〜0.2 mg/kg/時	116円
	デクスメデトミジン塩酸塩	プレセデックス®	ICUでの持続鎮静	0.2〜0.7 μg/kg/時	5,098円
筋弛緩薬	ロクロニウム臭化物	エスラックス	気管挿管や全身麻酔時の筋弛緩	0.6 mg/kg	473円（25 mg）
抗痙攣薬	ジアゼパム	セルシン®, ホリゾン®	痙攣時の第一選択	0.3〜0.5 mg/kg	88円（10 mg）
	ミダゾラム	ドルミカム®		0.1〜0.3 mg/kg（総量0.6 mg/kg以内）	116円
	ブドウ糖	大塚糖液	低血糖	0.5 g/kg	66円（20％糖）
	ホスフェニトイン水和物	ホストイン®	痙攣時の第二選択	22.5 mg/kg	6,361円
	フェニトイン	アレビアチン®		15〜20 mg/kg	125円
	フェノバルビタールナトリウム	ノーベルバール®		15〜20 mg/kg	2,119円
	レベチラセタム	イーケプラ®		10 mg/kgを1日2回	1,972円

2 アミオダロン（アンカロン®）

1）適応
心室細動/無脈性心室頻拍，上室性頻拍，心室性頻拍．

2）注意点
QT時間を延長させる薬物と併用不可．投与時は心電図と血圧を厳重に監視する．

3） 具体的な投与方法
2.5〜5 mg/kg（最大300 mg）を30〜60分かけて緩徐に点滴静注．心停止時には静注．
例：アンカロン®注（150 mg/3 mL）3 mLを7 mLの5％ブドウ糖液で溶解して計10 mLとし，5 mg/kg投与ならそのうち0.33 mL/kg（体重10 kgならば3.3 mL）を投与する

3 リドカイン（キシロカイン®）
1） 適応
心室細動/無脈性心室頻拍．
2） 注意点
中枢神経系副作用（痙攣など）に注意．小児においてはアミオダロンと同等に有効とされている．
3） 具体的な投与方法
1〜1.5 mg/kg（最大3 mg/kgまで）を静注．
例：キシロカイン®（100 mg/5 mL）5 mLを5 mLの5％ブドウ糖液で溶解して計10 mLとし，そのうち0.1〜0.15 mL/kg（体重10 kgならば1〜1.5 mL）を投与する

4 カルシウム（カルチコール，大塚塩カル）
1） 適応
症候性低カルシウム血症，高カリウム血症，カルシウム拮抗薬過剰投与．
2） 注意点
徐脈，心停止に注意（**急速静注しないこと**）．
3） 具体的な投与方法
① **グルコン酸カルシウム**：原液60〜100 mg/kg（8.5％製剤として0.7〜1.2 mL/kg）を**緩徐に静脈内投与**．
② **塩化カルシウム**：原液20 mg/kg（2％製剤として1 mL/kg）を**緩徐に静脈内投与**．

5 マグネシウム（硫酸Mg補正液）
1） 適応
torsades de pointes，症候性低マグネシウム血症．
2） 具体的な投与方法
25〜50 mg/kg（最大1回量2 g）を10〜30分かけて緩徐に投与．ただし心停止時にはより急速に投与．

6 ATP（アデホス-Lコーワ）
1） 適応
上室性頻拍．
2） 注意点
投与後**直**ちに5〜10 mL程度生理食塩液で後押しする（2シリンジテクニックによる急速静脈内投与）．
※2シリンジテクニック：三方活栓にATPのシリンジと後押し用の生理食塩液のシリンジをつけた状態とする．こうすることでシリンジを付け替える時間をなくし，すみやかに後押しできる．

3）具体的な投与方法
初回0.1〜0.3 mg/kgを静注．2回目以降0.2〜0.3 mg/kg（最大1回投与量10 mg）．
例：アデホス-Lコーワ注20 mgの場合
アデホス-Lコーワ（20 mg/2 mL）2 mLを18 mLの5％ブドウ糖液で溶解して計20 mLとし，そのうち0.1〜0.3 mL/kg（体重10 kgならば1〜3 mL）を投与する

7 ベラパミル
乳児には低血圧と心停止の可能性があるため使用しない．

2. 鎮痛・鎮静・筋弛緩薬

施設によって溶解・投与方法が異なるが，ここでは当科での使い方を紹介する．持続点滴で用いる薬剤は下記組成を1 mL/時で投与開始し，症状に合わせて調整することが多い．

1 フェンタニル
1）適応
麻酔時の鎮痛や激しい疼痛に対する鎮痛．

2）注意点
呼吸抑制，血圧低下，悪心嘔吐．幼少乳児では特に呼吸抑制に注意が必要．新生児は効果が非常に遷延することがある．

3）具体的な投与方法
① 気管挿管時や気管挿管下処置時の鎮痛：フェンタニル1〜2 μg/kg静注．原液では0.1 mL単位での微調整となるため，希釈して用いることもある．
例：フェンタニル注射液0.1 mg 1A（＝100 μg/2 mL）を生理食塩液などで希釈して計10 mL（10 μg/mL）として用いる．
② ICUでの気管挿管患者における持続鎮痛：フェンタニル0.5〜2 μg/kg/時．1 mL/時＝1 μg/kg/時となるように，体重ごとに組成を変えて用いる．
例：体重10 kgの場合，フェンタニル注射液10 mLを生理食塩液などで計50 mLに希釈して用いる（1 mL/時＝1 μg/kg/時）．

2 モルヒネ
1）適応
フェンタニルと同様．

2）注意点
フェンタニルと同様．

3）具体的な投与方法
● ICUでの気管挿管患者における持続鎮痛：20〜80 μg/kg/時．1 mL/時＝20 μg/kg/時となるように，体重ごとに組成を変えて用いる．
例：体重10 kgの場合，モルヒネ塩酸塩注射液（10 mg/1 mL）1 mLを生理食塩液などで計50 mLに希釈して用いる（1 mL/時＝20 μg/kg/時）．

3 ケタミン（ケタラール®）

1）適応
処置時の鎮痛・鎮静．

2）注意点
唾液分泌物が増えるため気道管理に注意．

3）具体的な投与方法
● 気管挿管時や処置時の鎮痛・鎮静：1〜2 mg/kg 静注．

4 ミダゾラム（ドルミカム®）

1）適応
処置時の鎮静，ICU での持続鎮静．

2）注意点
ショックの患者では血圧低下や呼吸抑制を起こしやすいので減量して慎重に投与する．

3）具体的な投与方法
① 気管挿管や処置時の鎮静：0.1 mg/kg 静注．ドルミカム®注射液 10 mg 1A（＝10 mg/2 mL）を生理食塩液などで希釈して計 10 mL（1 mg/mL）として，0.1 mL/kg 投与．
② ICU での気管挿管患者における持続鎮静：0.05〜0.2 mg/kg/時．1 mL/時＝0.1 mg/kg/時となるように，体重ごとに組成を変えて用いる．
例：体重 10 kg の場合，ドルミカム®注射液（10 mg/2 mL）10 mL を生理食塩液などで計 50 mL に希釈して用いる（1 mL/時＝0.1 mg/kg/時）．

5 デクスメデトミジン（プレセデックス®）

1）適応
ICU での持続鎮静．

2）注意点
呼吸や循環への影響が比較的少ないが，幼少児（特に乳児）では呼吸抑制や徐脈に注意が必要．

3）具体的な投与方法
ローディングはせずに，0.2〜0.7 μg/kg/時．1 mL/時＝0.5 μg/kg/時となるように，体重ごとに組成を変えて用いる．
例：体重 10 kg の場合，プレセデックス®静注液（250 μg/2 mL）2.5 mL（250 μg）を生理食塩液などで計 50 mL に希釈して用いる（1 mL/時＝0.5 μg/kg/時）．

6 ロクロニウム（エスラックス®）

1）適応
気管挿管や全身麻酔時の筋弛緩．

2）具体的な投与方法
0.6 mg/kg 静注．

3. 抗痙攣薬

1 最初に試みるべき治療

1) ジアゼパム（セルシン®，ホリゾン®）
   - 具体的な投与方法：0.3〜0.5 mg/kgを緩徐に静脈内投与．発作が収束しない場合は5分後に同量を投与できる．
2) ミダゾラム（ドルミカム®）
   - 具体的な投与方法：0.15 mg/kgを1 mg/分の投与速度で静脈内投与．追加投与は0.1〜0.3 mg/kgの範囲内で，総量0.6 mg/kgを超えない．
3) ブドウ糖（大塚糖液）
   血糖値を迅速測定し，低血糖があればすみやかにブドウ糖の補充を行う．
   - 具体的な投与方法：ブドウ糖0.5 g/kg静注．10％ブドウ糖液なら5 mL/kg，25％ブドウ糖液なら2 mL/kgとなる．

2 第2選択薬

1) ホスフェニトイン（ホストイン®）
   - 注意点：使用承認が得られているのは2歳以上．フェニトインのプロドラッグ．
   - 具体的な投与方法：22.5 mg/kgを，3 mg/kg/分を超えない速度で投与．つまり約8分以上かけて投与する．
2) フェニトイン（アレビアチン®）
   - 具体的な投与方法：15〜20 mg/kgを，1 mg/kg/分で静脈内投与．つまり15〜20分かけて投与する．
3) フェノバルビタール（ノーベルバール®）
   - 具体的な投与方法：15〜20 mg/kgを，10分以上かけて静脈内投与する．
4) レベチラセタム（イーケプラ®）
   - 注意点：使用承認が得られているのは4歳以上．
   - 具体的な投与方法：10 mg/kgを1日2回投与．1 mL/kg以上の生理食塩液などで希釈し，15分かけて静脈内投与する．ただし体重50 kg以上の小児では成人と同じ用法・用量を用いる．

参考文献

1) 「改訂5版 救急蘇生法の指針2015 医療従事者用」（日本救急医療財団心肺蘇生法委員会/監），へるす出版，2016
2) 「小児けいれん重積治療ガイドライン2017」（日本小児神経学会/監，小児けいれん重積治療ガイドライン策定ワーキンググループ/編），診断と治療社，2017

プロフィール

黒澤寛史（Hiroshi Kurosawa）
兵庫県立こども病院 小児集中治療科
当科では小児集中治療に興味がある仲間を随時募集しています．ぜひ一度見学にいらしてください．
（hikurosawa_kch@hp.pref.hyogo.jp）

第7章 その他

5. 救急・ICUでの使用に議論のある薬剤

岸原悠貴, 山本良平, 安田英人

●Point●

- すべての薬剤にはメリット/デメリットがあり, *in vitro* の結果や病態生理による機序のみを根拠として患者に投与することには危険が伴う場合がある
- ランダム化比較試験（RCT）を含めて現時点でのエビデンス, 利益と害のバランス, 患者の価値観や好み, 全体の利益とコストや資源のバランスを考慮して薬剤を使用する

はじめに

　医療現場には数多くの薬剤が存在しているが, どんな薬剤にも必ずメリット・デメリットがある. 特に重症患者を管理する救急・ICU領域では多種多様な薬剤があり, それらの選択が重症患者の予後を左右する. ICUに入室する重症患者にその予後を改善させる可能性のある治療・薬剤を施したいと思うのは医療従事者にとって当然のことである. 事実, これまでにさまざまな薬剤が重症患者に投与され, その効果が検証されてきた. しかし, 病態生理学的に有効にみえる薬剤であっても実は害の方が大きいこともあり, われわれ医療従事者はそのバランスを見極めながら慎重に使用の可否を判断しなければならない. 事実, 過去の臨床研究において, 心筋梗塞後の死亡原因の1つである不整脈を薬剤で抑制することで, 死亡が減るのではないかという疑問から, 二重盲検RCTが実施された[1]. その結果は, 死亡がむしろ増加していたという驚くべきものであった. 人体はブラックボックスであり測定できない因子を多数含む. ある介入により, 良くなる因子と悪くなる因子があり, 全体として予後が良くなるかどうかは科学的に検証してみないとわからないのである.

　薬剤だけに限らず, 治療の効果を検証するためには, RCTや前向きおよび後ろ向き観察研究に代表される臨床試験が必須である. エビデンスピラミッドが示すように, 現時点における最も有効な科学的検証手段がRCTであるため, 使用する薬剤がきちんとデザインされたRCTで検証されているならば, それをもとに薬剤の使用を考えることが推奨される. しかしながら, RCTはコスト, 時間のかかる臨床試験であり, またRCTで効果を検証できない状況も多々ある. そのため, RCT・観察研究を含めて現時点でのエビデンス, 患者の利益と害のバランス, 患者の価値観や好み, 全体の利益とコストや資源のバランスを考慮して薬剤を使用すべきである.

　本稿では上記の考えに基づいて, 救急・ICU領域においてかつては病態生理学的に有用であると考えられて使用されていたがコストや害などを考慮した結果, 近年ではあまり推奨されなくなった薬剤に関してRCTやRCTを対象とした系統的レビュー, メタ解析を用いながら全体の利益と

表　本稿で紹介する薬剤価格一覧

商品名 （二段目以下は後発品）	価格	容量	保険適用量 （体重50 kg換算時の価格）	副作用
①エラスポール® ②シベレスタットナトリウム	①4,187円 ②1,605円	100 mg/1 V	4.8 mg/kg/日 ①（12,561円） ②（4,815円）	呼吸困難 白血球減少 血小板減少 肝機能障害
①エフオーワイ® ②ガベキサートメシル酸塩 メクロセート® レミナロン®	①373円 ②143円	100 mg/1 V	・急性膵炎：1～6 V/日 　①（373～2,238円） 　②（143～858円） ・DIC：20～39 mg/kg/日 　①（3,730～7,460円） 　②（1,430～2,860円）	アナフィラキシー 注射部位の潰瘍・壊死 無顆粒球症 白血球減少 血小板減少 出血傾向 高カリウム血症
ミラクリッド	908円	2万5千単位/1 A	・急性膵炎：1～6 A/日 　（908～5,448円） ・ショック：4～12 A/日 　（3,632～10,896円）	アナフィラキシー 呼吸困難 白血球減少 肝機能障害
①イノバン® ②イブタント® カコージン ツルドパミ　など	①325円 ②130円	50 mg/1 A	1～20 μg/kg/分 ①（602～12,045円） ②（241～4,818円）	不整脈 麻痺性イレウス 四肢の虚血 注射部位の潰瘍・壊死
①強力ネオミノファーゲンシー® ②アスファーゲン® キョウミノチン®　など	①123円 ②56円	20 mL/1 A	2～5 A/日 ①（246～615円） ②（112～280円）	アナフィラキシー 低カリウム血症 血圧上昇 偽性アルドステロン症
GFO®	2,730円	15 g×21包/1箱	3包/日 （390円）	悪心 嘔吐 下痢

害のバランスを考えたうえで投与すべきか否かの解説を行う．各薬剤のコストおよび副作用は表に記載する．

1. シベレスタットナトリウム

1 適応

　救急・ICU領域では現時点で使用が推奨される疾患なし．

2 特徴

　感染などにより活性化した好中球は，蛋白分解酵素の1つである好中球エラスターゼを産生する．好中球エラスターゼは微生物を殺菌する役割をもつが，過剰産生されると自身の組織にも作用する．重症病態では好中球が肺に集積し，好中球エラスターゼを遊離する結果[2]，肺胞の血管透過性亢進・浮腫・出血，急性呼吸促迫症候群（acute respiratory distress syndrome：ARDS）が起きる．シベレスタットナトリウム（エラスポール®）は，この好中球エラスターゼを選択的に阻害[3]しARDSを治療することを目的として日本で開発された薬剤である．

3 推奨されない理由

　ARDSに対するシベレスタットナトリウム投与のRCTでは，人工呼吸期間やICU滞在期間など

の短縮[4]が報告されたが，死亡を改善した報告はない．海外の多施設二重盲検プラセボ対照群RCT（STRIVE）[5]では，人工呼吸期間，ICU滞在，短期死亡に有意差はなく，むしろ180日死亡を増やすことが報告されている．これらのRCTを組み入れた系統的レビュー，メタ解析では[6, 7]，短期死亡，重篤な合併症，人工呼吸器装着期間のいずれにおいても有意差はないと報告された．

以上から，シベレスタットナトリウムはARDSの予後を改善せず，むしろ長期には有害である可能性があるというのが世界の認識である．さらにコスト（表）も高く，利益と害のバランスを考慮しても現時点でARDSへの使用は推奨されない．

2. ガベキサートメシル酸塩

1 適応

救急・ICU領域では現時点で使用が推奨される疾患なし．

2 特徴

*in vitro*において，ガベキサートメシル酸塩（エフオーワイ®）に下記の3点の作用が認められている[8]．
① 蛋白分解酵素阻害作用：トリプシン，プラスミンなどへの阻害作用
② 血液凝固因子阻害作用：血液凝固線溶系酵素（特にトロンビン）への阻害作用
③ 血小板凝集抑制作用

以上から，①急性膵炎（膵酵素の活性化が発症に関与），②播種性血管内凝固症候群（disseminated intravascular coagulation：DIC，全身の凝固系の活性化が原因），を適応として日本で開発された薬剤である．

3 推奨されない理由

1）急性膵炎に関して

急性膵炎に対するガベキサートメシル酸塩投与の効果を検証したRCTは複数あるが，生命予後を改善した報告はない[9]．これらの研究を組み入れた系統的レビュー・メタ解析[10〜13]でも死亡率に差はないことが報告されている．重症急性膵炎においては，ガベキサートメシル酸塩の投与が合併症の頻度・死亡率を低下させる可能性が小規模RCTで示唆されている[14]が，仮説の段階にすぎない．この研究[14]では，死亡という真のアウトカムを改善させるに至らずとも，患者中心のアウトカムである疼痛を軽減させるという効果が報告されており，この点においては今後の検討価値が残っている．

以上から，この薬剤の使用を考慮するにはさらなるデータの蓄積が必要であり，急性膵炎診療ガイドライン[15]でも，「現時点で明確な推奨度を決定できない」と記述されている．

2）DICに関して

DICに対するRCTの報告は少数ながら存在するが[16〜18]，いずれの研究においてもガベキサートメシル酸塩の投与の有無で死亡率に差はない．これらの研究は対象症例数も少なく，DIC scoreなどの代用アウトカムは検証されているが，死亡を主要評価項目としてデザインされていない．なお海外では検証すらされていないためか，系統的レビュー・メタ解析は検索できなかった．

以上から，急性膵炎やDICに対するガベキサートメシル酸塩は検証不十分の薬剤であり，出血傾向亢進の副作用（表）もあることから，現時点での使用は推奨されない．

3. ウリナスタチン

1 適応
救急・ICU領域では現時点で使用が推奨される疾患なし．

2 特徴
*in vitro*で，ウリナスタチン（ミラクリッド）は蛋白分解酵素（トリプシン，リパーゼなど）を阻害することが示されている．また詳細な機序は不明だが，動物実験において，各種ショックに対する投与で生存率が改善したというデータが報告されている[19]．以上より，
① 急性膵炎（膵酵素の活性化が発症に関与していると考えられている）
② 血液分布異常性ショック
③ 循環血漿量減少性ショック
に対して効果があると考え日本で開発された薬剤である．

3 推奨されない理由
1）急性膵炎に関して
ウリナスタチン投与の効果を検証したRCTは複数あるが[20, 21]，短期死亡を改善した報告は認められず，コクランによる系統的レビュー・メタ解析[22]でもその効果は見出されていない．

2）血液分布異常性ショック・循環血漿量減少性ショックに関して
血液分布異常性ショックに対するウリナスタチン投与の効果を検証したRCTは複数あるが，結果は研究により異なる．そもそも，これらの研究で投与されている投与量が日本と異なること，ウリナスタチン単独の研究ではないこと（Thymosin α 1との併用）から，これらのエビデンスは日本の臨床に応用しづらい．単剤かつ日本の保険適用量の投与でのRCT[23]もあるが，死亡率の差を検出するには不十分な研究である．系統的レビュー・メタ解析でもウリナスタチン単独では死亡率に差がない[24]．

循環血漿量減少性ショックに対するウリナスタチン投与のエビデンスも非常に限られている．心原性ショック以外のショック患者に対するRCT[25]で，死亡率に有意差はないと報告されており，死亡率を主要評価項目としてデザインされたRCT自体が存在しない．

以上のように効果の検証は不十分で，さらにコスト・害を上回る投与のメリットは現時点ではないと考えられる．少なくとも日本の保険適用量で投与する科学的根拠は乏しいと言わざるを得ない．

4. ドパミン

1 適応
救急・ICU領域では現時点で使用が推奨される疾患なし．

2 特徴
カテコラミンと呼ばれる副腎髄質ホルモンの一種である．カテコラミンには大きく分けてα作用（末梢血管収縮），β作用（心収縮力増大・心拍数上昇・末梢血管拡張）があるが，種類ごとにどちらの作用が強いかが決まっており，ドパミン（イノバン®など）はα作用，β作用を併せもっている．

ドパミンのα作用（末梢血管収縮→末梢血管抵抗上昇→血圧の上昇），β作用（心拍出量の増加）が病態の改善に有効と考えられる，①血液分布異常性ショック，②心原性ショック（急性心不全）に対して使用されてきた．

なおドパミンはドパミン受容体（D_1〜D_5）に対する作用もあり，低容量ドパミンによるD_1受容体（腎臓に存在する）刺激は腎血流量を増やし，利尿効果をもつと考えられてきた．しかし，さまざまな研究でこの作用は根拠がないと結論づけられている．

3 推奨されない理由

1）血液分布異常性ショック（敗血症性ショック）に関して
ドパミンは敗血症性ショックに対して経験的に使用されてきた歴史がある．しかし，血管透過性亢進→循環血漿量減少および末梢血管拡張が主病態の敗血症に対し，β作用は必要なのか，むしろ不整脈のリスクがあり有害ではないのか，という疑問があり，ほぼ純粋なα作用をもつ（β作用も皆無ではないことに注意）ノルアドレナリンとの比較がなされた．代表的なRCTとしてSOAP II試験[26]があげられ，両群間で死亡率に差は認めず，かつ不整脈の発生率がドパミン使用群で有意に上昇した．その後に系統的レビュー・メタ解析[27, 28]がなされ，死亡率・不整脈の発生率ともにノルアドレナリンの方が有意に低いと報告された．敗血症治療の世界的なガイドラインである「Surviving Sepsis Campaign Guideline 2016」（SSCG 2016）[29]でも，敗血症性ショックに対するカテコラミンの第一選択はノルアドレナリンが推奨されており，ドパミンの使用は限定的にすべきとされている．

2）心原性ショックに関して
心原性ショックに関して，作用機序を考えると理想的に思えるドブタミンは，ほぼ純粋なβ作用から，血圧は変化なし〜低下するため単剤では使用が難しい．ドパミンとノルアドレナリンを直接比較したRCT[26]が報告され，心原性ショックを対象としたサブグループ解析でドパミン使用群において死亡率および不整脈が増えると報告された．AHA，ESCガイドラインでも推奨は低いもののノルアドレナリンが心原性ショックの第1選択とされており，近年の系統的レビュー・メタ解析でも死亡率を有意に下げるとされる[30]．

以上のように，敗血症性ショック，心原性ショックのいずれに対しても，ドパミンの使用は害の可能性が高く，現状のところ推奨される根拠は薄い．

5. グリチルリチン・グリシン・システイン配合剤

1 適応
救急・ICU領域では現時点で使用が推奨される疾患なし．

2 特徴
甘草にも含まれるグリチルリチン酸は，ラットの肝細胞に対して，肝細胞障害を抑制する可能性および増殖促進作用の可能性が示されている．さらに，マウス肝炎ウイルスに感染したマウスに投与することで，生存期間の延長が示唆されている[31]．強力ネオミノファーゲンシー®はこれらの基礎研究をもとに，慢性肝疾患や急性肝炎における肝機能異常の改善を期待して日本で開発された薬剤である．

3 推奨されない理由
ウイルス性肝硬変に対し，グリチルリチン・グリシン・システイン配合剤の線維化抑制作用を組織学的に検討した研究はなく，さらに肝硬変に対する庇護作用を検討した研究も存在しない[32]．肝硬変とは異なり，B型肝炎，C型肝炎患者や，胆汁鬱滞患者に対する使用でAST，ALT，T-Bilを下げる可能性があると報告しているRCTや系統的レビュー・メタ解析は存在する[33, 34]が，予後との関連は直接検討されていない．AST，ALT，Bilなどのマーカーが下がった後に患者が結局どうなるのかは不明である．さらに，急性肝炎やICUで遭遇する肝障害に対する使用は検証すらされていない．また，全身の恒常性が非常に不安定なICU患者では，グリチルリチン酸による電解質異常，血圧上昇などの副作用も懸念される（表）．したがって，ICU患者の肝障害に対する投与を推奨する根拠は乏しい．

6. グルタミン・ファイバー・オリゴ糖配合飲料

1 適応
救急・ICU領域では現時点で使用が推奨される疾患なし．

2 特徴
- グルタミン：リンパ球の栄養および小腸絨毛上皮細胞の構造維持に必要とされ，また，腸管保護・腸内細菌叢の維持に有用と考えられている
- ファイバー：腸管内の水分保持に有用である．また，腸内細菌による代謝で一部が短鎖脂肪酸となり，腸管粘膜細胞のエネルギーとして利用されるとともに，腸管内のpHを調整することで腸管の免疫系を賦活する可能性が考えられている
- オリゴ糖：腸内細菌叢の維持のほか，ファイバーと同様，腸内細菌による代謝で一部が短鎖脂肪酸となり，腸管に作用する可能性が考えられている

厳密な適応は定まっていないが，重症病態で経腸栄養の投与がうまくいかないが腸管を使用したい場合や，絶食後に腸管の使用を開始する際の栄養剤として日本で開発された（GFO®）．

3 推奨されない理由

　特殊な病態（腸管イレウス，腹部手術後など）を除き，なるべく早期の腸管の使用が死亡率および感染の合併を低下させる可能性がこれまでに示唆されてきた．しかし，グルタミンに関して，大規模なRCT[35, 36]で，ICU患者への過量使用は感染の合併・死亡率を低下させず，そればかりか予後が悪化する可能性が報告された．米国の栄養ガイドライン[37]でもグルタミンのルーチンの使用は推奨していない．GFO®に含有されるグルタミンはこれらの報告と比較すると少量であり，有害ではないかもしれないが，メリットもまた不明である．また，ファイバーに関しても同ガイドラインではルーチンの使用を推奨していない．オリゴ糖に関しては少なくとも有害ではないが，有用性が現在のところは示されていない．

　以上のように，グルタミン，ファイバー，オリゴ糖配合飲料の使用が有用である科学的な根拠が乏しく，ICUにおいて投与するメリットは小さい．

おわりに

　読了して日本産の高価でかつ科学的検証が不十分な薬剤がずいぶん存在することに驚いたかもしれない．例えば，重症急性膵炎でショック＋ARDSになった患者に，上記薬剤を全部使うとしたらどうなるだろうか．予後は変わらず，コストが増加し，おまけに有害事象の可能性まで高めることになるかもしれない．

　薬剤に限らず，すべての医療行為は諸刃の剣であり，研修医であっても医師であり科学者である限りは，科学的検証が不十分な薬剤は利益と害のバランスを考えて使用すべきであることを改めて認識する．"念のために"や"投与しても損はないでしょう"などの上級医の甘いお誘いに屈することなく，科学的根拠をもった医療行為を心がけてほしい．

文献・参考文献

1) Echt DS, et al：Mortality and morbidity in patients receiving encainide, flecainide, or placebo. The Cardiac Arrhythmia Suppression Trial. N Engl J Med, 324：781-788, 1991
2) 中村茂樹，他：重症肺炎に伴う急性肺障害に対するシベレスタットナトリウム（エラスポール®）の有用性の検討．日本呼吸器学会雑誌，46：793-797，2008
3) Aikawa N & Kawasaki Y：Clinical utility of the neutrophil elastase inhibitor sivelestat for the treatment of acute respiratory distress syndrome. Ther Clin Risk Manag, 10：621-629, 2014
4) 玉熊正悦，他：好中球エラスターゼ阻害剤；ONO-5046・Naの全身炎症反応症候群に伴う肺障害に対する有効性と安全性の検討―第III相二重盲検比較試験．臨床医薬，14：289-318，1998
5) Zeiher BG, et al：Neutrophil elastase inhibition in acute lung injury：results of the STRIVE study. Crit Care Med, 32：1695-1702, 2004
6) Iwata K, et al：Effect of neutrophil elastase inhibitor（sivelestat sodium）in the treatment of acute lung injury（ALI）and acute respiratory distress syndrome（ARDS）：a systematic review and meta-analysis. Intern Med, 49：2423-2432, 2010
7) 「ARDS診療ガイドライン2016」（3学会合同ARDS診療ガイドライン2016作成委員会／編），総合医学社，2016
8) エフオーワイ®添付文書，小野薬品工業
9) Yang CY, et al：Controlled trial of protease inhibitor gabexelate mesilate（FOY）in the treatment of acute pancreatitis. Pancreas, 2：698-700, 1987
10) Andriulli A, et al：Meta-analysis of somatostatin, octreotide and gabexate mesilate in the therapy of acute pancreatitis. Aliment Pharmacol Ther, 12：237-245, 1998
11) Seta T, et al：Treatment of acute pancreatitis with protease inhibitors：a meta-analysis. Eur J Gastroenterol Hepatol, 16：1287-1293, 2004

12) Seta T, et al：Treatment of acute pancreatitis with protease inhibitors administered through intravenous infusion：an updated systematic review and meta-analysis. BMC Gastroenterol, 14：102, 2014
13) Moggia E, et al：Pharmacological interventions for acute pancreatitis. Cochrane Database Syst Rev, 4：CD011384, 2017
14) Chen HM, et al：Prospective and randomized study of gabexate mesilate for the treatment of severe acute pancreatitis with organ dysfunction. Hepatogastroenterology, 47：1147-1150, 2000
15)「急性膵炎診療ガイドライン2015」（急性膵炎診療ガイドライン2015改訂出版委員会/編），金原出版，2015
16) Nishiyama T, et al：Is protease inhibitor a choice for the treatment of pre- or mild disseminated intravascular coagulation? Crit Care Med, 28：1419-1422, 2000
17) Hsu JT, et al：Efficacy of gabexate mesilate on disseminated intravascular coagulation as a complication of infection developing after abdominal surgery. J Formos Med Assoc, 103：678-684, 2004
18) 神前五郎，他：DICに対するFOYの治療効果に関する研究－多施設比較臨床試験．医学のあゆみ，124：144-154, 1983
19) ミラクリッド注射液添付文書，持田製薬
20) Abraham P, et al：Efficacy and safety of intravenous ulinastatin versus placebo along with standard supportive care in subjects with mild or severe acute pancreatitis. J Assoc Physicians India, 61：535-538, 2013
21) 本庄一夫，他：膵炎に対するMR-20の臨床効果－多施設二重盲検試験による検討．医学のあゆみ，129：70-83, 1984
22) Phillip V, et al：Early phase of acute pancreatitis：Assessment and management. World J Gastrointest Pathophysiol, 5：158-168, 2014
23) Wu TJ, et al：［The effect of ulinastatin on disbalance of inflammation and immune status in patients with severe sepsis］. Zhonghua Wei Zhong Bing Ji Jiu Yi Xue, 25：219-223, 2013
24) Feng Z, et al：Ulinastatin and/or thymosin α1 for severe sepsis：A systematic review and meta-analysis. J Trauma Acute Care Surg, 80：335-340, 2016
25) 玉熊正悦，他：各種ショック患者に対するMR-20の臨床的研究．救急医学，8：619-624, 1984
26) De Backer D, et al：Comparison of dopamine and norepinephrine in the treatment of shock. N Engl J Med, 362：779-789, 2010
27) De Backer D, et al：Dopamine versus norepinephrine in the treatment of septic shock：a meta-analysis＊. Crit Care Med, 40：725-730, 2012
28) Avni T, et al：Vasopressors for the Treatment of Septic Shock：Systematic Review and Meta-Analysis. PLoS One, 10：e0129305, 2015
29) Rhodes A, et al：Surviving Sepsis Campaign：International Guidelines for Management of Sepsis and Septic Shock：2016. Crit Care Med, 45：486-552, 2017
30) Rui Q, et al：Dopamine versus norepinephrine in the treatment of cardiogenic shock：A PRISMA-compliant meta-analysis. Medicine（Baltimore），96：e8402, 2017
31) 強力ネオミノファーゲンシー® 添付文書，ミノファーゲン製薬
32) Fukui H, et al：Evidence-based clinical practice guidelines for liver cirrhosis 2015. J Gastroenterol, 51：629-650, 2016
33) Manns MP, et al：Glycyrrhizin in patients who failed previous interferon alpha-based therapies：biochemical and histological effects after 52 weeks. J Viral Hepat, 19：537-546, 2012
34) Chen J, et al：［Efficacy and safety of Stronger Neo-Minophagen C for treatment of chronic hepatitis B：a meta-analysis of randomized controlled trials］. Nan Fang Yi Ke Da Xue Xue Bao, 34：1224-1229, 2014
35) Andrews PJ, et al：Randomised trial of glutamine, selenium, or both, to supplement parenteral nutrition for critically ill patients. BMJ, 342：d1542, 2011
36) Heyland D, et al：A randomized trial of glutamine and antioxidants in critically ill patients. N Engl J Med, 368：1489-1497, 2013
37) McClave SA, et al：Guidelines for the Provision and Assessment of Nutrition Support Therapy in the Adult Critically Ill Patient：Society of Critical Care Medicine（SCCM）and American Society for Parenteral and Enteral Nutrition（A.S.P.E.N.）. JPEN J Parenter Enteral Nutr, 40：159-211, 2016

プロフィール

岸原悠貴（Yuki Kishihara）
武蔵野赤十字病院 救命救急センター
東京医科歯科大学卒業後，同大学で初期研修を修了し，武蔵野赤十字病院救命救急センターで後期研修医3年目（医師5年目）として勤務している．

山本良平（Ryohei Yamamoto）
亀田総合病院 集中治療科
東京医科歯科大学卒業後，同大学で初期研修を修了．亀田総合病院で後期研修を修了し，医師6年目として同病院に勤務している．

安田英人（Hideto Yasuda）
亀田総合病院 集中治療科
慶應義塾大学医学部卒業後，武蔵野赤十字病院で初期・後期研修を修了．武蔵野赤十字病院で救急・集中治療専門医として勤務後，現在は亀田総合病院集中治療科に勤務している．

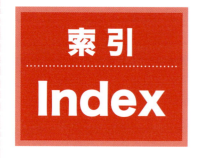

数字

- 1号液 ······ 95
- 3号液 ······ 95
- 5％アルブミン製剤 ······ 97
- 5％ブドウ糖液 ······ 93, 95

欧文

A〜F

- A群溶血性連鎖球菌 ······ 131
- A群溶血性連鎖球菌感染症 ······ 130
- ABK ······ 147
- ABPC ······ 130, 131
- acute respiratory distress syndrome ······ 180
- AERD ······ 119
- AKI ······ 75
- anti-thrombin ······ 101
- ARDS ······ 180
- aspirin exacerbated respiratory disease ······ 119
- AT ······ 31
- ATP ······ 29, 31
- AVNRT ······ 29
- AVRT ······ 29
- β遮断薬 ······ 29
- βラクタマーゼ阻害薬配合剤 ······ 130, 131
- BCAA輸液製剤 ······ 161
- CA-MRSA ······ 142
- CCB ······ 23
- CIRCI ······ 117
- Clostridioides (Clostridium) difficile 関連下痢症 ······ 144
- convulsive status epilepticus ······ 45
- COPD ······ 117
- critical illness-related corticosteroid insufficiency ······ 117
- CSE ······ 45
- DAP ······ 146
- diabetic ketoacidosis ······ 124
- DIC ······ 181
- DKA ······ 124
- DOACs ······ 106
- enteral nutrition ······ 166
- FFP ······ 105, 110, 114
- fresh frozen plasma ······ 105, 110

G〜P

- GFO ······ 184
- GI (glucose insulin) 療法 ······ 87
- HELLP症候群 ······ 51
- heparin-induced thrombocytopenia ······ 102
- HES ······ 97
- HHS ······ 124
- HIT ······ 102
- H_2RA ······ 155
- hyperglycemic crisis ······ 126
- hyperosmolar hyperglycemic syndrome ······ 124
- KCL ······ 82
- L-アスパラギン酸カリウム ······ 83
- LZD ······ 145
- MRSA ······ 142
- NCSE ······ 48
- non-convulsive status epilepticus ······ 48
- NSAIDs ······ 38
- NSAIDs不耐症 ······ 119
- ODS ······ 85
- parenteral nutrition ······ 166
- PC ······ 110, 113
- PCCs ······ 105
- PCG ······ 130, 131
- PDE Ⅲ ······ 23
- PIPC ······ 130, 131
- Platelet Concentrate ······ 110
- PPI ······ 154
- PRIS ······ 40
- propofol-related infusion syndrome ······ 40
- prothrombin complex concentrates ······ 105
- proton pump inhibitor ······ 154
- PSVT ······ 29

Q〜V

- QT延長 ······ 15
- QT延長症候群 ······ 12
- RBC ······ 109
- red blood cells ······ 109
- red neck (red man) 症候群 ······ 143
- refeeding syndrome ······ 88
- refractory SE ······ 46
- RFS ······ 88
- Rhoキナーゼ阻害薬 ······ 71
- RSE ······ 46
- rt-PA ······ 69
- SABA ······ 151
- SBT ······ 131
- SBT/ABPC ······ 130, 131
- SE ······ 45
- status epilepticus ······ 45
- T&S ······ 110
- TACO ······ 111
- TAZ/PIPC ······ 130, 131
- TEIC ······ 144
- torsade de pointes ······ 12, 15
- TRALI ······ 111
- transfusion associated circulatory overload ······ 111
- transfusion-related acute lung injury ······ 111
- type & screen ······ 110
- VA-ECMO ······ 29
- VCM ······ 142
- VCM耐性腸球菌感染症 ······ 145
- VSE療法 ······ 15

和文

あ行

アーガメイト	158
アクチノマイセス症	131
アクチバシン	71
アコアラン	104
アシデミア	16
アスパラギン酸カリウム注	83
アスピリン	100
アスピリン喘息	119
アスピリン増悪呼吸器疾患	119
アセタゾラミド	80
アセトアミノフェン	38
アデホス-Lコーワ	29, 31, 175
アドレナリン	11, 21, 153, 173
アナフィラキシー	12, 117
アナペイン	57
アピキサバン	106
アピドラ	125
アミオダロン	14, 29, 33, 174
アミノフィリン	151
アミノペニシリン	130, 131
アミノレバンEN	161
アルテプラーゼ	69
アルドステロン拮抗薬	79
アルブミン-ベーリング	98
アルブミン製剤	97
アルベカシン	147
アレビアチン	47, 178
アンカロン	14, 33, 174
アンスロンビンP	104
安静	35
アンチトロンビン	101
アンピシリン	130
胃・十二指腸潰瘍	154
イーケプラ	47, 178
異型輸血	111
維持液	95
イソゾール	47
痛み	35
イダルシズマブ	106
遺伝子組換えAT	104
イノバン	19, 183
インスリングラルギン	125
インスリン製剤	124
ウイルス性肝硬変	184
ウリナスタチン	182
ウロキナーゼ	71
エスラックス	41, 177
エダラボン	71
エドキサバン	106
エノキサパリン	103
エピネフリン	11, 14
エフィエント	101
エフェドリン	25
エフオーワイ	181
エラスポール	180
エリル	73
塩化カリウム	82
塩化カルシウム	86
塩化カルシウム注	86
塩酸ファスジル	71
嘔気	154
嘔吐	154
横紋筋融解症	88
大塚塩カル	175
大塚糖液	178
オザグレル	73
オノアクト	29, 32
オルガラン	103
オルプリノン	24

か行

開始液	95
外傷性てんかん	48
下垂体性甲状腺機能低下症	127
カテコラミン類	18
ガベキサートメシル酸塩	181
カリウムチャネル	28
カルシウム受容体拮抗薬	23
カルシウムチャネル	29
カルチコール	175
カルチコール注射液	86
カルペリチド	78
緩衝剤添加リンゲル液	96
肝性脳症	159
肝性脳症治療薬	159
感染性心内膜炎	131, 146
乾燥濃縮ヒトAT	104
カンレノ酸カリウム	79
気管支喘息	149
キシロカイン	14, 55, 56, 175
拮抗薬	100
急性胃炎	155
急性肝炎	184
急性冠症候群	100
急性呼吸促迫症候群	180
急性症候性発作	45
急性腎障害	75
急性心不全	75, 183
急性膵炎	181, 182
キュビシン	146
経静脈栄養	166
強力ネオミノファーゲンシー	184
局所浸潤麻酔	54
局所麻酔薬	54
局所麻酔薬中毒	59
菌血症	146, 147
筋弛緩薬	35, 41, 176
クエチアピン	63
くも膜下出血	71
グラム陰性桿菌	147
クリアクター	71
グリセオール	68
グリチルリチン・グリシン・システイン配合剤	184
グリチルリチン酸	184
グルコン酸カルシウム	86
グルセルナ-REX	168
グルタミン・ファイバー・オリゴ糖配合飲料	184
グルトパ	70
クレチン病	127

クロストリジウム症	131	
クロピドグレル	101	
ケイキサレート	158	
軽症胃腸炎関連痙攣	48	
ケイセントラ	106	
経腸栄養	166	
経腸栄養剤	166	
ケイツー	105	
経皮的体外循環	29	
痙攣	45	
痙攣性てんかん重積状態	45	
ケーワン	105	
下剤	158	
ケタミン	40, 177	
ケタラール	40, 177	
血液製剤	109	
血液分布異常性ショック	182, 183	
血管収縮薬	128	
血漿浸透圧	92	
血漿増量剤	97	
血小板濃厚液	110	
血栓溶解薬	69	
ケフレックス	137	
下痢	154, 159	
献血ノンスロン	104	
コアテック	24	
抗MRSA薬	142	
抗うつ薬	64	
抗凝固薬	101	
抗菌薬	130, 135, 142	
抗痙攣薬	45, 178	
抗血小板薬	100	
抗血栓薬	100	
高血糖	124	
抗酸化薬	71	
甲状腺機能低下症	127	
甲状腺クリーゼ	118	
甲状腺ホルモン	127	
抗精神病薬	61	
合成二糖類	161	
合成ペンタサッカライド	103	
高蛋白経腸栄養剤	167	
高ナトリウム血症	95	
抗不整脈薬	27, 173	
興奮	35	
硬膜外麻酔	54	
抗緑膿菌活性	130, 131	
抗緑膿菌活性をもつペニシリン	131	
抗緑膿菌ペニシリン	130	
呼吸器感染症	144	
骨髄路	11	
古典的ペニシリン	130, 131	

さ行

細動	27	
ザイボックス	145	
酢酸リンゲル液	97	
サクシゾン	15, 120	
サクシニルコリン	42	
サムスカ	80	
酸化マグネシウム	158	
サンリズム	31	
ジアゼパム	39, 46, 178	
子癇	51	
時間依存性	130	
ジギタリス中毒	86	
止痢薬	159	
市中感染型MRSA	142	
シベレスタットナトリウム	180	
重症感染症	130	
重炭酸ナトリウム	16	
重炭酸リンゲル液	97	
循環血漿量減少性ショック	182	
循環作動薬	18	
消化器用薬	154	
消化性潰瘍	154	
消化性潰瘍治療薬	154	
硝酸イソソルビド	23	
硝酸薬	22	
上室性頻拍	29	
小児	173	
静脈炎	83	
食道静脈瘤出血	128	
ショック	182	
徐脈	24	
神経救急疾患	67	
心原性ショック	183	
人工呼吸器離脱プロトコル	118	
心室細動	13, 33, 83	
心室頻拍	13, 33	
新鮮凍結血漿	105, 110	
浸透圧性脱髄症候群	84	
浸透圧利尿薬	67	
浸透圧療法	67	
心肺蘇生	11, 173	
心肺停止	11	
シンビット	15, 28, 33	
心不全	88	
腎不全	86	
心房細動	32	
心房心室リエントリー性頻拍	29	
心房性ナトリウム利尿ペプチド	78	
心房頻拍	31	
睡眠薬	61	
水溶性ハイドロコートン	152	
水溶性プレドニン	120	
スガマデクス	41	
スキサメトニウム	42	
スクラルファート	155	
ステロイド	15, 116, 152	
ストレス潰瘍	154	
スボレキサント	65	
スルバクタム/アンピシリン	130	
制吐薬	156	
生理食塩水	93, 96	
赤血球液	109	
セファゾリン	137	
セファメジン	137	
セファレキシン	137	
セフェピム	140	
セフェピム脳症	140	
セフェム系薬剤	135	
セフォタキシム	138	

項目	ページ
セフォタックス	139
セフォチアム	137
セフカペン	139
セフジトレン	139
セフジニル	139
セフタジジム	139
セフトリアキソン	138
セフメタゾール	138
セフメタゾン	138
セリンプロテアーゼ阻害薬	103
セルシン	39, 47, 178
セレネース	63
セロクエル	63
蠕動促進薬	156
センノシド	159
せん妄	61
相対的副腎不全	117
創部痛	55
ゾシン	132
粗動	27
ソル・コーテフ	15, 120
ソル・メドロール	15, 119, 120, 152
ソル・メルコート	119, 120
ソルダクトン	79
ソルビトール	87

た行

項目	ページ
ダイアモックス	80
代謝性アルカローシス	76
耐性グラム陽性球菌感染症	142
タイプアンドスクリーン	110
大量輸血	113
タゾバクタム／ピペラシリン	130
脱水	93
ダナパロイド	103
ダビガトラン	106
ダプトマイシン	146
ダルテパリン	103
炭酸脱水酵素阻害薬	80
短時間作用性吸入β2刺激薬	151
チアミラール	46
チエノピリジン系抗血小板薬	101
チオペンタール	46
チカグレロル	101
チクロピジン	101
遅発性脳障害	71
中枢性尿崩症	128
腸内細菌科細菌	137
チラーヂン	128
チロナミン	128
鎮静薬	35, 38, 176
鎮痛薬	35, 36, 176
低アルドステロン状態	86
低カリウム血症	82
テイコプラニン	144
低ナトリウム血症	84
ディプリバン	47
低分子ヘパリン	103
テオドール	151
テオフィリン	151
デカドロン	152
デクスメデトミジン	41, 177
テレミンソフト	158
電解質異常	82
電解質補正	82
てんかん	45
てんかん重積状態	45
電気的除細動	12, 13
伝達麻酔	54
等張晶質液	93
疼痛	37
糖尿病性ケトアシドーシス	124
トスパリール	37
ドパミン	18, 183
ドブタミン	19
ドブトレックス	20
トラゾドン	64
トラマール	37
トラマドール	37
トラムセット	37
トルバプタン	80
ドルミカム	38, 47, 177, 178
トレシーバ	125
トロンボモジュリン	104
ドンペリドン	157

な行

項目	ページ
ナトリウムチャネル	28
ナファモスタット	103
ナファモスタットメシル酸塩	103
ナロキソン	37
難吸収性抗菌薬	161
難治性てんかん重積	46
ニカルジピン	23
ニトロール	23
ニトログリセリン	22
ニフェカラント	15, 28, 33
乳酸リンゲル液	97
ネオシネジンコーワ	25
ネオフィリン	151
ノイアート	104
脳圧降下薬	67
脳虚血	67
濃グリセリン	68
脳梗塞	69
脳損傷	67
脳浮腫	67
脳ヘルニア	67
脳保護薬	69
ノーベルバール	47, 178
ノボラピッド	125
ノボリンN	125
ノボリンR	125
ノルアドレナリン	20

は行

項目	ページ
バイアスピリン	100
肺炎	145, 147
肺炎球菌	131
肺炎球菌感染症	130
肺炎球菌性髄膜炎	131
肺炎球菌性肺炎	131
敗血症	169

敗血症性ショック	117, 128, 183	
梅毒	131	
播種性血管内凝固症候群	181	
バソプレシン	16, 21, 128	
バソプレシン受容体拮抗薬	80	
抜管後喉頭浮腫	117	
パナルジン	101	
バファリン	100	
ハベカシン	147	
パルス療法	121	
ハロペリドール	62, 64	
バンコマイシン	142	
パンスポリン	138	
反応性徐脈	24	
ハンプ	78	
ビクシリン	133	
非痙攣性てんかん重積状態	48	
非ケトン性高浸透圧性症候群	124	
ピコスルファートナトリウム	158	
ビサコジル	158	
ヒスタミンH₂受容体拮抗薬	155	
ビタミンK製剤	105	
ピトレシン	16, 22, 129	
ヒドロキシエチルスターチ	97	
ヒドロコルチゾン	15, 120	
皮膚軟部組織感染症	145, 146	
ピペラシリン	130	
ヒューマリンN	125	
ヒューマリンR	125	
ヒューマログ	125	
表面麻酔	56	
ピルシニカイド	31	
頻拍	27, 28	
頻脈	28	
頻脈性不整脈	27	
不安	35	
フェニトイン	46, 178	
フェニレフリン	24	
フェノチアジン	157	
フェノバルビタール	46, 50, 178	
フェンタニル	36, 176	
フォンダパリヌクス	103	
副腎クリーゼ	118	
副腎不全	118	
フサン	103	
浮腫	91	
不適合輸血	111	
ブプレノルフィン	37	
フラグミン	103	
プラスグレル	101	
プリズバインド	106	
ブリディオン	41	
ブリリンタ	101	
プルゼニド	159	
フルマゼニル	39	
プルモケア-EX	168	
プレセデックス	41, 177	
プレドニゾロン	120	
プロクロルペラジン	157	
フロセミド	75	
プロタミン	104	
プロテカジン	155	
プロトロンビン複合体製剤	105	
プロトンポンプ阻害薬	154	
プロバイオティクス	159	
プロポフォール	40, 46	
プロポフォール注入症候群	40	
フロモキセフ	138	
ペニシリン	130	
ペニシリンG	130	
ペニシリンGカリウム	132	
ペニシリンアレルギー	132	
ペニシリン耐性肺炎球菌	142	
ベネトリン	151	
ヘパリン	101	
ヘパリン起因性血小板減少症	102	
ヘパリン抵抗性	102	
ヘパンED	161	
ペプタメンAF	167	
ベラパミル	30, 31, 32, 176	
ペルジピン	23	
ベルソムラ	63	
ベンザミド	157
ベンゾジアゼピン系薬剤	50
ペンタゾシン	37
便秘	87, 154, 158
防御因子増強薬	155
房室結節リエントリー性頻拍	29
ホストイン	47, 178
ホスフェニトイン	46, 50, 178
ホスホジエステラーゼⅢ	23
ボスミン	11, 21, 153, 173
ホリゾン	47, 178
ポルトラック	161

ま行

マキシピーム	140
マグネゾール	153
マグミット	158
麻酔	54
末梢循環不全	20
慢性肝疾患	184
慢性閉塞性肺疾患	117
マンニットール	68
マンニトール	67
ミダゾラム	38, 46, 47, 177, 178
ミダフレッサ	47, 50
ミラクリッド	182
ミリスロール	22
ミルリーラ	24
ミルリノン	23
メイロン	16
メチシリン耐性コアグラーゼ陰性ブドウ球菌	142
メチルプレドニゾロン	15, 119, 120
メトクロプラミド	157
メプチンエアー	151
メラトニン受容体作動薬	65
モダシン	140
モニラック	158, 161
モルヒネ	36, 176

や行

輸液	90

輸液製剤 …………………………… 90	リステリア症 ……………………… 131	レプトスピラ病 …………………… 131
輸血 ………………………………… 109	リスパダール ……………………… 63	レペタン …………………………… 37
輸血関連急性肺障害 ……………… 111	リスペリドン ……………………… 64	レベチラセタム …………… 46, 50, 178
輸血関連循環過負荷 ……………… 111	リドカイン ……………… 14, 54, 56, 175	レベミル …………………………… 125
	利尿薬 ……………………………… 75	レボチロキシン …………………… 128

ら行

	リネゾリド ………………………… 145	レボチロキシンナトリウム ……… 127
ラキソベロン ……………………… 158	リバーロキサバン ………………… 106	レボブピバカイン ………………… 58
ラクチトール ……………………… 161	リファキシミン …………………… 161	ロクロニウム ………………… 41, 177
ラクツロース ………………… 158, 161	リフキシマ ………………………… 161	ロセフィン ………………………… 139
ラジカット ………………………… 71	硫酸 Mg 補正液 ……………… 83, 175	ロゼレム …………………………… 63
ラシックス ………………………… 75	硫酸マグネシウム ……… 51, 83, 153	ロピバカイン ……………………… 57
ラフチジン ………………………… 155	リンゲル液 ………………………… 96	ロラゼパム ………………………… 46
ラボナール ………………………… 47	リン酸 2 カリウム注 ……………… 88	
ラメルテオン ……………………… 65	リン酸 Na 補正液 ………………… 88	

わ行

ランジオロール ………………… 29, 32	リン酸水素ナトリウム …………… 88	ワーファリン ……………………… 105
ランタス …………………………… 125	リン酸二水素ナトリウム ………… 88	ワソラン ……………………… 30, 31, 32
リーナレン LP ……………………… 168	リン酸二カリウム液 ……………… 88	ワルファリン ……………………… 105
リーナレン MP ……………………… 168	ループ利尿薬 ……………………… 75	
リーバクト ………………………… 161	レスリン …………………………… 63	

■執筆者一覧

■編 集
志馬伸朗	広島大学大学院医歯薬保健学研究科医学講座 救急集中治療医学

■執筆（掲載順）
大下慎一郎	広島大学大学院医歯薬保健学研究科 救急集中治療医学
青景聡之	岡山大学大学院医歯薬学総合研究科 救命救急・災害医学
西山 慶	国立病院機構 京都医療センター 救命救急センター/京都大学・京都府立医科大学/福井大学
太田浩平	広島大学大学院医歯薬保健学研究科医学講座 救急集中治療医学
山賀聡之	広島大学大学院医歯薬保健学研究科医学講座 救急集中治療医学
志馬伸朗	広島大学大学院医歯薬保健学研究科医学講座 救急集中治療医学
矢田部智昭	高知大学医学部麻酔科学・集中治療医学講座
藤井菜緒	山口大学医学部附属病院先進救急医療センター
古賀靖卓	山口大学医学部附属病院先進救急医療センター
鶴田良介	山口大学医学部附属病院先進救急医療センター
岩﨑祐亮	医療法人社団おると会 浜脇整形外科病院
細川康二	広島大学大学院医歯薬保健学研究科医学講座 救急集中治療医学
大木伸吾	広島大学大学院医歯薬保健学研究科医学講座 救急集中治療医学
京 道人	広島大学大学院医歯薬保健学研究科医学講座 救急集中治療医学
小林靖孟	国立病院機構 呉医療センター 救急部 広島大学大学院医歯薬保健学研究科医学講座 救急集中治療医学
小川 覚	京都府立医科大学大学院 医学研究科 麻酔科学教室
佐和貞治	京都府立医科大学大学院 医学研究科 麻酔科学教室
下戸 学	京都大学医学部附属病院 初期診療・救急科
堤 貴彦	京都大学医学部附属病院 初期診療・救急科
大鶴 繁	京都大学医学部附属病院 初期診療・救急科
石井潤貴	広島大学大学院医歯薬保健学研究科医学講座 救急集中治療医学
江木盛時	神戸大学大学院医学研究科外科系講座麻酔科学分野
小林敦子	宝塚市立病院中央検査室 感染対策室
笠原 敬	奈良県立医科大学感染症センター
川村英樹	鹿児島大学病院 医療環境安全部 感染制御部門
緒方嘉隆	八尾徳洲会総合病院 集中治療部
遠藤文司	(医) 成仁会 成仁会病院 内科/国立病院機構 京都医療センター 消化器内科・感染制御部・臨床研究センター/京都情報大学院大学
鈴木 慶	広島大学大学院医歯薬保健学研究科医学講座 救急集中治療医学
黒澤寛史	兵庫県立こども病院 小児集中治療科
岸原悠貴	武蔵野赤十字病院 救命救急センター
山本良平	亀田総合病院 集中治療科
安田英人	亀田総合病院 集中治療科

編者プロフィール
志馬伸朗（Nobuaki Shime）
広島大学大学院医歯薬保健学研究科医学講座 救急集中治療医学

1963年 京都府福知山市生まれ
1988年 徳島大学医学部医学科卒業
1988〜2015年 京都府立医科大学，国立病院機構京都医療センターなどで勤務
2015年より現職

専門領域：敗血症，人工呼吸，小児集中治療

レジデントノート Vol.20 No.11（増刊）

救急・ICUの頻用薬を使いこなせ！
薬の実践的な選び方や調整・投与方法がわかり、現場で迷わず処方できる

編集／志馬伸朗

レジデントノート 増刊

Vol. 20 No. 11 2018〔通巻267号〕
2018年10月10日発行 第20巻 第11号
2021年 6月15日第2刷発行
ISBN978-4-7581-1615-2

定価5,170円（本体4,700円＋税10%）［送料実費別途］

年間購読料
　定価26,400円（本体24,000円＋税10%）
　　［通常号12冊，送料弊社負担］
　定価57,420円（本体52,200円＋税10%）
　　［通常号12冊，増刊6冊，送料弊社負担］
　※海外からのご購読は送料実費となります
　※価格は改定される場合があります

© YODOSHA CO., LTD. 2018
Printed in Japan

発行人	一戸裕子
発行所	株式会社 羊 土 社 〒101-0052 東京都千代田区神田小川町2-5-1 TEL　03（5282）1211 FAX　03（5282）1212 E-mail　eigyo@yodosha.co.jp URL　www.yodosha.co.jp/
装幀	野崎一人
印刷所	広研印刷株式会社
広告申込	羊土社営業部までお問い合わせ下さい．

本誌に掲載する著作物の複製権・上映権・譲渡権・公衆送信権（送信可能化権を含む）は（株）羊土社が保有します．
本誌を無断で複製する行為（コピー，スキャン，デジタルデータ化など）は，著作権法上での限られた例外（「私的使用のための複製」など）を除き禁じられています．研究活動，診療を含み業務上使用する目的で上記の行為を行うことは大学，病院，企業などにおける内部的な利用であっても，私的使用には該当せず，違法です．また私的使用のためであっても，代行業者等の第三者に依頼して上記の行為を行うことは違法となります．

JCOPY ＜（社）出版者著作権管理機構 委託出版物＞
本誌の無断複写は著作権法上での例外を除き禁じられています．複写される場合は，そのつど事前に，（社）出版者著作権管理機構（TEL 03-5244-5088，FAX 03-5244-5089，e-mail：info@jcopy.or.jp）の許諾を得てください．

乱丁，落丁，印刷の不具合はお取り替えいたします．小社までご連絡ください．

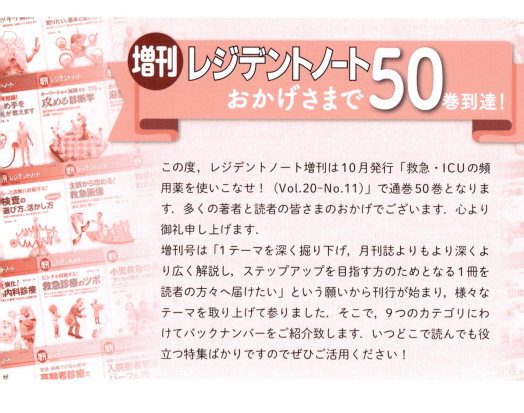

増刊 レジデントノート おかげさまで50巻到達！

この度，レジデントノート増刊は10月発行「救急・ICUの頻用薬を使いこなせ！（Vol.20-No.11）」で通巻50巻となります．多くの著者と読者の皆さまのおかげでございます．心より御礼申し上げます．

増刊号は「1テーマを深く掘り下げ，月刊誌よりもより深くより広く解説し，ステップアップを目指す方のためとなる1冊を読者の方々へ届けたい」という願いから刊行が始まり，様々なテーマを取り上げて参りました．そこで，9つのカテゴリにわけてバックナンバーをご紹介致します．いつどこで読んでも役立つ特集ばかりですのでぜひご活用ください！

次のローテート先にいく前に読む！

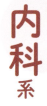

内科系

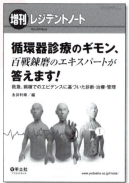

現場でよく出合う循環器診療の疑問にエキスパートが熱く答える！

Vol.20-No.5
定価 4,700円＋税

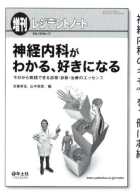

自信をもって診療できる！"神経内科のキモ"を1冊に凝縮

Vol.18-No.17
定価 4,700円＋税

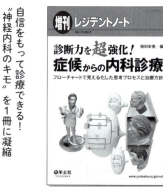

ベテラン医師の"思考プロセス"がフローチャートでわかる！

Vol.19-No.2
定価 4,700円＋税

外科系

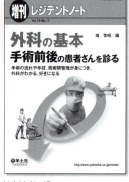

手術の流れや周術期管理の基本がゼロからわかる！

Vol.14-No.17
定価 4,500円＋税

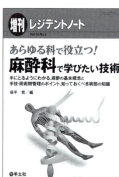

どの科でも役立つ麻酔科の手技や周術期管理などのコツを伝授！

Vol.15-No.5
定価 4,500円＋税

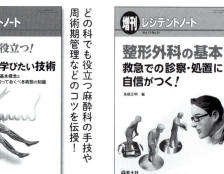

整形外科の苦手意識を吹き飛ばす，これぞ基本の1冊！

Vol.17-No.11
定価 4,500円＋税

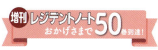

薬の選び方・使い方がわかる！ 膨大な情報を整理！

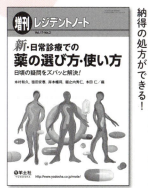

Vol.17-No.2
定価4,500円＋税

新・日常診療での 薬の選び方・使い方

使い分けに迷う頻用薬の処方や疑問を解決！納得の処方ができる！

意外と知らない!? 日常治療薬の基本と新常識

Vol.15-No.14
定価4,500円＋税

よく使う薬の"目からウロコ"の使い方・考え方をやさしく解説！

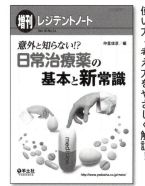

糖尿病薬・インスリン治療 知りたい、基本と使い分け

Vol.19-No.11
定価4,700円＋税

各薬剤の作用機序から、適応・選択・調整など、丁寧に解説！

画像診断で見逃さないためのポイントが満載！

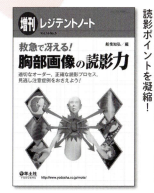

救急で冴える！ 胸部画像の読影力

Vol.14-No.5
定価4,200円＋税

救急外来の第一線で活躍される医師の読影ポイントを凝縮！

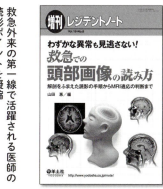

わずかな異常も見逃さない！ 救急での頭部画像の読み方

Vol.16-No.8
定価4,500円＋税

CTやMRIが見逃しなく読め、頭部画像診断に自信が持てる！

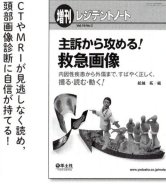

主訴から攻める！ 救急画像

Vol.19-No.5
定価4,700円＋税

とりあえずCT、は卒業！何を撮るかの判断や読影のコツを教えます

救急診療の自信を身につける！

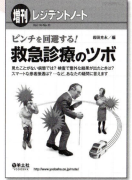

ピンチを回避する！ 救急診療のツボ

Vol.14-No.11
定価4,300円＋税

経験豊富なベテラン医師が伝授する、困った状況の解決策が満載！

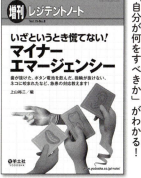

いざというとき慌てない！ マイナーエマージェンシー

Vol.19-No.8
定価4,700円＋税

急患の診療に慣れない症例に対して「自分が何をすべきか」がわかる！

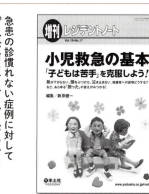

小児救急の基本 「子どもは苦手」を克服しよう！

Vol.19-No.17
定価4,700円＋税

「成人とどこまで一緒でどこから違うか」の境界を意識して解説！

輸液・電解質・栄養療法の苦手意識がなくなる！

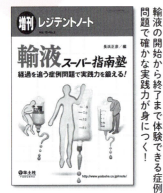

Vol.15-No.2
定価4,200円+税

輸液の開始から終了まで体験できる症例問題で確かな実践力が身につく！

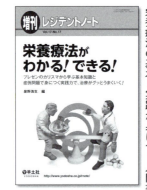

Vol.17-No.17
定価4,500円+税

診療力が確実に上がる！栄養療法の基本と実践が身につく入門書

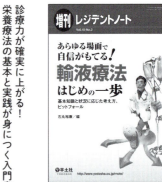

Vol.18-No.2
定価4,500円+税

苦手を克服！適切な輸液の原則，考え方が身につき即実践できる！

ベテラン医師の診断力を身につける！

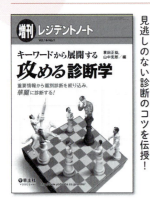

Vol.14-No.1
定価4,200円+税

"キーワードから展開する"見逃しのない診断のコツを伝授！

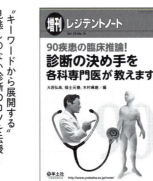

Vol.16-No.14
定価4,500円+税

各科専門医が伝授する診断の決め手で臨床推論に磨きをかける！

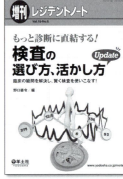

Vol.18-No.8
定価4,500円+税

検査の疑問を解決！的確に選んで解釈するための考え方，教えます

病棟管理に役立つ！

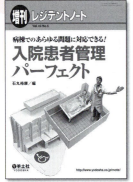

Vol.16-No.5
定価4,500円+税

入院患者に日々生じる主疾患以外の問題を解決する秘訣を伝授！

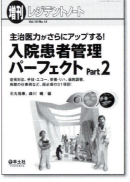

Vol.19-No.14
定価4,700円+税

大好評号の第2弾！入院患者を受け持つなら必須の1冊！

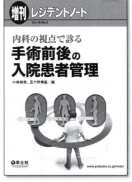

Vol.18-No.5
定価4,500円+税

術前評価や術後合併症の予防など，「内科の視点で」丁寧に解説！

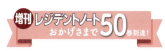

よく出合う疑問をエキスパートが解決！

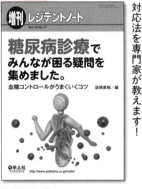

Vol.16-No.17
糖尿病診療でみんなが困る疑問を集めました。
血糖コントロールがうまくいくコツ
坂根直樹／編
定価 4,500円＋税

超具体的！悩ましい場面での考え方・対応法を専門家が教えます！

Vol.17-No.8
呼吸器診療の疑問、これでスッキリ解決！
みんなが困る検査・手技、鑑別診断、治療のコツを教えます
羽白 高／編
定価 4,500円＋税

日常診療でよく出会う呼吸器疾患の疑問にエキスパートが答えます

Vol.18-No.14
救急・病棟での悩み解決！
高齢者診療で研修医が困る疑問を集めました。
関口健二、許 智栄／編
定価 4,500円＋税

現場で特に困ることを重視！もやもやがスッキリわかります！

読み逃しはなし！みんな持っている必携号！

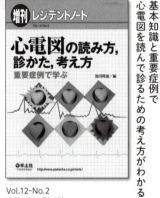
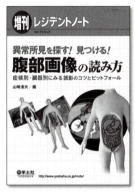

Vol.12-No.2
心電図の読み方，診かた，考え方
重要症例で学ぶ
池田隆徳／編
定価 3,900円＋税

基本知識と重要症例で心電図を読んで診るための考え方がわかる

Vol.13-No.6
異常所見を探す！見つける！
腹部画像の読み方
症候別・臓器別にみる読影のコツとピットフォール
山崎道夫／編
定価 3,900円＋税

専門医はズバリこう読む！読影のコツ、ピットフォールが満載！

Vol.13-No.14
いつもの治療を見直す！
かぜ診療パーフェクト
自信をもって診断・処方、重大疾患を見逃さない、今日から使えるかぜの極意！！
川畑雅照／編
定価 4,200円＋税

この1冊であらゆる"かぜ症状"に対応できる！

ここではすべてのバックナンバーはご紹介できませんが，この他にも様々なテーマをとりあげております，ぜひ書店やホームページでご確認ください．

https://www.yodosha.co.jp/rnote/index.html

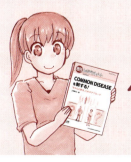

これからもレジデントノート増刊をよろしくお願い致します！

レジデントノート

プライマリケアと救急を中心とした総合誌

月刊 毎月1日発行　B5判　定価（本体2,000円＋税）

日常診療を徹底サポート！

医療現場での実践に役立つ
研修医のための必読誌！

研修医指導にも役立つ！

特徴
1. 医師となって**最初に必要となる"基本"や"困ること"**を とりあげ, ていねいに解説！
2. **画像診断, 手技, 薬の使い方**など, すぐに使える内容！ 日常の疑問を解決できる
3. 先輩の経験や進路選択に役立つ情報も読める！

詳細はコチラ ▶ www.yodosha.co.jp/rnote/

□ **年間定期購読料**（国内送料サービス）
- 通常号（月刊）　　　　　　　　　　　：定価（本体24,000円＋税）
- 通常号（月刊）＋**WEB版**（月刊）　　　：定価（本体27,600円＋税）
- 通常号（月刊）＋増刊　　　　　　　　：定価（本体52,200円＋税）
- 通常号（月刊）＋**WEB版**（月刊）＋増刊：定価（本体55,800円＋税）

総合診療のGノート

患者を診る　地域を診る　まるごと診る

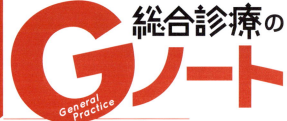

隔月刊 偶数月1日発行　B5判　定価（本体2,500円＋税）

あらゆる 疾患・患者さんを まるごと診たい！

そんな医師のための「**総合診療**」の実践雑誌です

- **現場目線の具体的な解説**だから, かゆいところまで手が届く
- 多職種連携, 社会の動き, 関連制度なども含めた**幅広い内容**
- 忙しい日常診療のなかでも, **バランスよく知識をアップデート**

詳細はコチラ ▶ www.yodosha.co.jp/gnote/

□ **年間定期購読料**（国内送料サービス）
- 通常号（隔月刊 年6冊）　　　：定価（本体15,000円＋税）
- 通常号＋**WEB版**※　　　　　　：定価（本体18,000円＋税）
- 通常号＋増刊（年2冊）　　　　：定価（本体24,600円＋税）
- 通常号＋**WEB版**※＋増刊　　　：定価（本体27,600円＋税）

※WEB版は通常号のみのサービスとなります

発行　**羊土社 YODOSHA**

〒101-0052　東京都千代田区神田小川町2-5-1　TEL 03(5282)1211　FAX 03(5282)1212
E-mail：eigyo@yodosha.co.jp
URL：www.yodosha.co.jp/

ご注文は最寄りの書店, または小社営業部まで